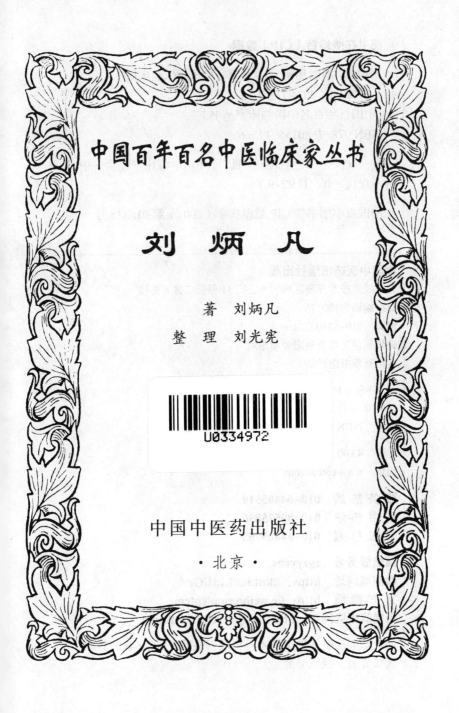

中国百年百名中医临床家丛书

刘炳凡

著　刘炳凡

整理　刘光宪

中国中医药出版社

·北京·

图书在版编目（CIP）数据

刘炳凡 / 刘炳凡著 . -- 北京：中国中医药出版
社，2001.04（2024.11重印）
（中国百年百名中医临床家丛书）
ISBN 978-7-80156-175-6

Ⅰ. ①刘… Ⅱ. ①刘… Ⅲ. ①中医学临床 - 经验 - 中
国 - 现代 Ⅳ. ① R249.7

中国版本图书馆 CIP 数据核字（2001）第 016315 号

中国中医药出版社出版

北京经济技术开发区科创十三街 31 号院二区 8 号楼
邮政编码 100176
传真 010-64405721
廊坊市佳艺印务有限公司印刷
各地新华书店经销

开本 850×1168 1/32 印张 11.875 字数 278 千字
2001 年 4 月第 1 版 2024 年 11 月第 4 次印刷
书号 ISBN 978-7-80156-175-6

定价 43.00 元
网址 www.cptcm.com

服 务 热 线 010-64405510
购 书 热 线 010-89535836
维 权 打 假 010-64405753

微信服务号 zgzyycbs
微商城网址 https：//kdt.im/LIdUGr
官方微博 http：//e.weibo.com/cptcm
天猫旗舰店网址 https：//zgzyycbs.tmall.com

如有印装质量问题请与本社出版部联系（010-64405510）

出版者的话

祖国医学源远流长。昔岐黄、神农，医之源始；汉仲景、华佗，医之圣也。在祖国医学发展的长河中，临床名家辈出，促进了祖国医学的迅猛发展。中国中医药出版社为贯彻卫生部和国家中医药管理局关于继承发扬祖国医药学，继承不泥古、发扬不离宗的精神，在完成了《明清名医全书大成》出版的基础上，又策划了《中国百年百名中医临床家丛书》，以期反映近现代即20世纪，特别是新中国成立50年来中医药发展的历程。我们邀请卫生部张文康部长做本套丛书的主编，卫生部副部长兼国家中医药管理局局长佘靖同志、国家中医药管理局副局长李振吉同志任副主编，他们都欣然同意，并亲自组织几百名中医药专家进行整理。经过几年的艰苦努力，终于在21世纪初正式问世。

顾名思义，《中国百年百名中医临床家丛书》就是要总结在过去的100年历史中，为中医药事业做出过巨大贡献、受到广大群众爱戴的中医临床工作者的丰富经验，把他们的事业发扬光大，让他们优秀的医疗经验代代相传。百年轮回，世纪更替，今天，我们又一次站在世纪之巅，回顾历史，总结经验，为的是更好地发展，更快地创新，使中医药学这座伟大的宝库永远取之不尽、用之不竭，更好地服务于人类，服务于未来。

本套丛书第一批计划出版140种左右，所选医家均系在中医临床方面取得卓越成就，在全国享有崇高威望且具有较高学术造诣的中医临床大家，包括内、外、妇、儿、骨伤、针灸等各科的代表人物。

本套丛书以每位医家独立成册，每册按医家小传、专病论治、诊余漫话、年谱四部分进行编写。其中，医家小传简要介绍医家的生平及成才之路；专病论治意在以病统论、以论统案、以案统话，即将与某病相关的精彩医论、医案、医话加以系统整理，便于临床学习与借鉴；诊余漫话则系读书体会、札记，也可以是习医心得，等等；年谱部分则反映了名医一生中的重大事件或转折点。

本套丛书有两个特点是值得一提的：其一是文前部分，我们尽最大可能收集了医家的照片，包括一些珍贵的生活照、诊疗照，以及医家手迹、名家题字等，这些材料具有极高的文献价值，是历史的真实反映；其二，本套丛书始终强调，必须把笔墨的重点放在医家最擅长治疗的病种上面，而且要大篇幅详细介绍，把医家在用药、用方上的特点予以详尽淋漓地展示，务求写出临床真正有效的内容，也就是说，不是医家擅长的病种大可不写，而且要写出"干货"来，不要让人感觉什么都能治，什么都治不好。

有了以上两大特点，我们相信，《中国百年百名中医临床家丛书》会受到广大中医工作者的青睐，更会对中医事业的发展起到巨大的推动作用。同时，通过对百余位中医临床医家经验的总结，也使近百年中医药学的发展历程清晰地展现在人们面前，因此，本套丛书不仅具有较高的临床参考价值和学术价值，同时还具有前所未有的文献价值，这也是我们组织编写这套丛书的初衷所在。

中国中医药出版社

2000 年 10 月 28 日

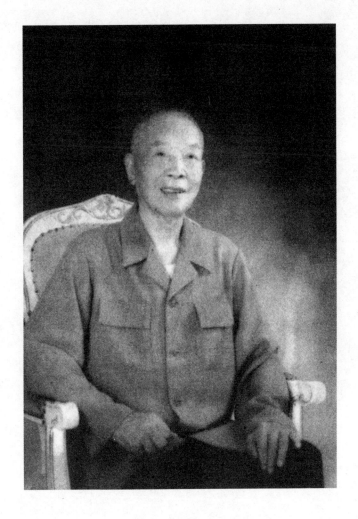

刘炳凡教授（一）

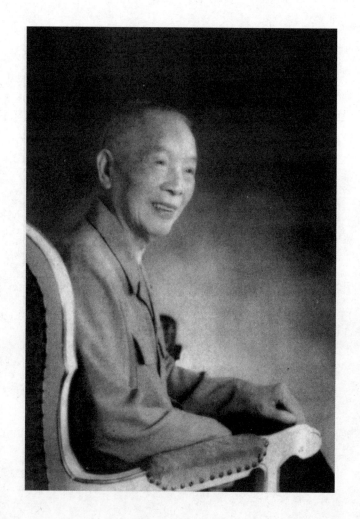

刘炳凡教授（二）

内容提要

　　本书为"中国百年百名中医临床家丛书"之一，介绍了湖南省著名老中医刘炳凡先生的学术思想与临床经验，垂范于后学，启迪于临床。全书共分医家小传、专病论治、诊余漫话、年谐四部分，以对急症、冠心病、胃肠病、虚劳、肿瘤、血吸虫病等临床验案诊疗过程的分析为重点，集中体现了刘先生的学术思想和临床辨证论治的思路，全书脉络明晰，语言流畅，取材于临床，有较强的实用性和可读性。

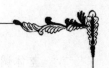

目 录

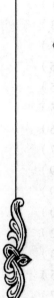

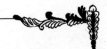

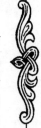

刘炳凡，男，汉族，1910 年出生于湖南省湘阴县（今汨罗市弼时镇），中共党员，湖南省中医药研究院研究员、院学术顾问，著名中医学家，全国名老中医学术经验继承导师，硕士生导师，享受国务院特殊津贴专家，湖南省首届白求恩奖章获得者。

先生的青少年时期是在国难深重、家境贫寒的岁月中熬过来的，以篾工为业的父亲为了不使儿子变成"睁眼瞎"、省吃俭用供他读完了 4 年小学，又念了 3 年"子曰诗云"、四书五经，14 岁即随父学篾匠手艺。但他好学善思，求知若渴，为了不荒废学业，每天在编制竹帘的台桌上摆一本书，边做工边学习，把省吃俭用攒下来的钱全部用来买书，刻苦攻读，未尝有所松懈。历 3 年寒暑，读完了《古文观止》《古文辞类纂》《资治通鉴纂要》《史记精华》等书。左右邻居见他有"文笔功夫"，渐渐地称其为"篾匠秀才"。但他认为"至善至乐，莫过于救人一命"，乃立下了业医的

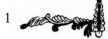

志向。在当时那种"穷莫学医，富莫学艺"的社会，一个贫寒子弟要步入岐黄之道诚非易事。有一次他母亲病了，请了位"大郎中（医师）"诊治，用去十几块光洋，病势仍无转机，后来请了寄居在静乐庵中的名医柳缙庭诊治，仅花几毛钱就治好了母亲的病，此事更坚定了他学医的决心和信心。经亲友的介绍和 3 个月的考验，柳缙庭老中医破例免费收下了这位贫寒的入室弟子。为了坚定他的学医决心，柳缙庭老中医要他写一张"投师字"，其中的内容就是一个"诚"字。其含义是：对医道要诚，终生只为此业，不论任何艰难风险，不得见异思迁；对学问要诚，触疑即询，遇惑即问，不得不懂装懂，浅尝辄止；对师傅要诚，业师乃孤单一人，年老力衰，若四体不用，须朝夕服侍，百年之后，要妥为安葬，立碑为记。就这样，先生在一片赤诚之中开始走上岐黄之道。从此，他与中医事业结下了不解之缘。在老师的指导下，他白天做工以维持家计，夜间在庵中攻读，每隔七八天集中解疑一次。通过勤思苦读，执经问难，并遵师嘱采取一证一得的学与练，随师 5 年（师归道山后，从杨春园老中医临证 1 年），学完了有关方药、脉法、医经以及临床各科近 20 部医著，阅历了许多疑难杂症医案，为以后的深造精研奠定了坚实的基础。22 岁通过考核加入国医公会，获得处方权。1933 年在长沙东长街开业应诊，自题"仲山医社"，取廉洁奉公之意。

　　1934 年滨湖大水，长沙灾民屯集，疾病丛生。目睹这悲惨的情景，先生自动参加义务巡诊，不顾疲劳，早出晚归，奔走于难民营中，细心诊察，并将典型病例记录下来，力求理、法、方、药完备。长沙文夕大火前夕，他被迫仅带部分书籍和读书笔记返回故乡。时家乡 4 次遭日寇蹂躏，老百姓

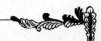

躲进土洞中，多数染上目疾，闭目垂首，乌珠堆翳。他通过详询细察，认为"饮食失节，饥饱失调，久居湿地，导致疳疾害目，湿蒙清窍"，所谓"阴胜阳则盲"，乃根据《雷公药性赋》中"苍术治目盲，燥脾祛湿宜用"的记载，重用苍术配朱砂、蚕砂、苋菜子等治多应验，因此声誉突起，周围数十里延诊无虚日。群众书赠"德种杏林追董奉，春回桃洞属刘郎"以赞誉。

"道之所存，师之所存。"先生平生虚心好学，不耻下问，常言"尊师重道""满招损，谦受益"，不仅向老一辈学，而且向后来者学，不但向同行学，也向群众学，随身带着笔记本，走到哪里学到哪里。他尝谓："为学必须铢积寸累，兼收并蓄，细大不捐"，曾积累了秘方、验方、偏方、单方10余本，后来编成了《民间单方验方选辑》，有许多行之有效的方药，确为医典未载、师道难传的。例如，向湖区老太太学习泥疗退热法、针挑羊毛疗法；向山区一位老大爷学习了火针止痛法；向一位老草医学习了发泡疗法；去云南参观中草药展览时，向老专家请教得到5种秘传白药配方，从中受到启发，援其理法而自制"三藤汤"（常春藤、鸡血藤、鸡矢藤等）。三藤汤对于肿瘤之气滞血瘀疼痛和风湿阻滞的关节剧痛，均能收到良好的止痛效果。先生从一位老草医那里学到了治白喉的经验，推演出用蛞蝓、地虱婆治疗上腭混合瘤及唇癌的方法，免除了病者手术之苦，且疗效巩固。

要在事业上有所作为，关键在于勤奋，先生常引爱迪生的名言"天才是百分之九十九的汗水加百分之一的灵感"来鞭策自己，虽年逾古稀，仍坚持做到三个一点："早起一点，晚睡一点，中午少休息一点"。先生千方百计挤出时间学习，

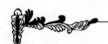
始终贯穿于医学生涯中，常言"自古文章成三上（马上、枕上、厕上）"，他只不过把"马上"改为车上和开会间隙。他强调"五勤"（眼勤、耳勤、口勤、手勤、脑勤），认为脑勤出智慧，耳濡目染能及时获得新知，常以"读书百遍，不如手抄一遍"自勉。据不完全统计，先生关于哲学、史学、文学、教育学、中医各科的读书笔记合计达一千余万言，其中有一部分出自绝版或孤本。由于先生学识宏富，有问必答，在中医界素有"活字典"之美称。

在 70 年的医学生涯中，他始终坚持"临证不忘读书，读书不忘临证"，从不满足理论上的一知半解、临床上的一方一药之效，而是将读书与临证有机地结合起来，反复进行比较鉴别，分析归纳，从中探求真知。为了研究中医学与免疫学的关系，先生在着重探讨《内经》广义的治本思想与治疗原则以后，又精研了李东垣的《脾胃论》、朱丹溪的《格致余论》和赵养葵的《医贯》等中医典籍，查阅杂志登载的有关临床报道并结合自己的长期实践，提出"中医治病，必须治人"，即通过调整机体的功能状态以提高免疫力，发挥自然疗能作用，充分体现了中医学的整体观思想。临床上，先生强调"脾胃为生化之源，肾间动气为人生之本""五脏不足调脾胃"，形成了"以调整脾胃为核心"的学术思想。在处理先后天的关系上，尤重调理脾胃，认为"调理脾胃就是固本，只有资助后天，才能培养先天"，临证处方"必须时时考虑脾胃是否胜药，胃气一败，百病难治"，故"理气慎用刚燥，恐伤胃阴，养阴又慎用滋腻，恐伤脾阳"。他常于平正之中出奇制胜，对于冠心病、肝硬化、乳腺癌、中风后遗症、食道癌、脉管炎、腹主动脉瘤等疑难杂病，在健脾助化、益气养阴的基础上配合活血化瘀、通络散结等方法，

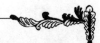

都收到了满意的疗效。对功能性子宫出血，以归脾汤为主加蒲黄炭、五灵脂炭、荆芥炭，经许多临床医师反复验证，确有良好的止血效果，被誉为"刘氏三炭"。先生对于老年病的施治亦有独到之处，他认为老年人多因阴精耗损而呈上盛下虚之候，治疗侧重于养阴以配阳，用药慎辛香燥烈，宜甘凉滋润以培养先天之本，然而，关键又在审证求因，持重察机。

在治疗方法上，先生不但娴熟于内治法，还善于运用各种外治法配合内治。如淋巴肿大、乳腺小叶增生以及各种无名肿块，用生鹿角、黄药子、山慈菇、三七磨汁外搽有软坚散结之效；顽固性腰背痛、冻结肩、关节囊肿、喉痹等采用中草药"地下明珠"贴阿是穴，可止痛消肿；骨碎补、生姜外搽治脱发；鸦胆子捣泥外敷贴扁平疣等。内外同治，整体与局部配合，亦为先生在临证中的又一特点。

在学术成就上，先生首次提出了"治病必须治人"的中医学整体治疗原则。整体观是中医学的特色和方法论，历来强调中医学整体观者往往从人与自然、人与社会的相互关系分析，动态把握人体生理、病理和治疗，这种分析过于宏观，在临床上缺乏针对性。先生总结数十年的临床实践经验，在1972年明确提出了"治病必须治人，治人必须注重素质，整体调节，阴阳平衡"的学术思想。先生认为任何疾病的发生都不是孤立的，常常是机体病理在局部的反映，只有调理复杂的机体，才能治好局部的疾病。"治病必须治人"学术思想的提出，是他对中医学术的贡献，是对"人（疾病）—自然—社会"矛盾运动中以人为核心的高度概括。治病必须治人"是中医学各种治疗方法的总则。

创立了"柔剂养阳"的治疗大法。"柔剂养阳"取类于

"炉中覆灰，火不灭"之自然现象，而其内涵则包括：①养阳慎用刚剂；②益阴以配阳。类似认识，古代医家曾有论述，如张景岳"善补阳者，必于阴中求阳"，尤在泾"温之则浮焰自熄，养之则虚火自除"。"柔剂养阳"作为一条治疗大法，则是先生首先明确提出的。在临床上，凡机体功能低下，阳虚之证，采用"柔剂养阳"之法，皆能于平正之中屡起沉疴。

形成了在脏腑辨证中首重脾胃的诊疗体系。他对脾胃学的研究发挥，主要反映在与李聪甫先生合著的《〈脾胃论〉注释》《金元四大医家学术思想之研究》和晚年所著的《脾胃学真诠》等几部著作中。有学者评价他是"开建国以来研究脾胃学之先河""脾胃学说经典性研究卓有成效"者（《中国中医药报》1995 年 4 月 10 日）。他在脏腑辨证中尤其重视脾胃，认为：①脾胃是人体一切生命活动的原动力；②增强脾胃，有预防疾病、提高免疫力的作用；③凡病用药勿攻伐太过，必须时时考虑脾胃能否胜药。并形成了自成体系的临床诊疗和用药特色，如：①脏腑杂病治从脾胃论；②扶助正气重在脾胃论；③虚实相因先调脾胃论；④祛邪扶正固护脾胃论；⑤调摄善后运化脾胃论；⑥组方用药"病—证—脾胃"三位一体论等。

先生一生致力于培育后学，既传医术，又传医风。从20 世纪 50 年代起即从事教育工作，80 年代湖南省中医药研究院开办研究生班，他担任班主任工作期间，一心把培养中医人才放在首位。在全国尚无研究生统编教材的情况下，不顾 70 多岁高龄，带着学生，足迹遍数省，日夜兼程，了解各地研究生的教育情况，并编著了《伤寒论》《内经》讲稿。为了讲好每一堂课，收集有关资料达 540 余种，他认为自己

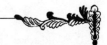

"要传道授业解惑，就必须精通它，要精通它，就必须把每条原文，乃至每一个字的真实含义都要弄清落实"，同时组织、动员、鼓励、支持各科授课老师编著教材，基本上完成了研究生班的教材编著工作，并使之系统配套。

为解决广大农村缺医少药的问题，先生毅然担任光明中医函授大学顾问、湖南省分校校长。为培养合格的函大学生，先生亲临边远辅导站巡视检查教学工作，把抓好教学质量放在首位，对分校的每个环节都亲自过问落实。他常言："我们培养学生就是要能受到社会承认和为社会所欢迎，决不能马虎行事，一步一步都要落在实处。"先生在全省培养出"八五""八六"两期学员共 1 234 人，均获得毕业证书，现都成为农村工矿的医疗骨干。

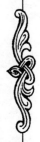

在教学中，先生认为教学、科研、临床是一个有机的整体，脱离临床的教学，必然是教条式的、苍白无力的，就会出现医学博士不能看病的笑话；脱离科研的教学，必然是辑录式、支离破碎的。同时，他主张"教学相长"，在实践中写出了《教与学》一书，启发同学们的自学能力。

先生长期从事中医临床、科研、教学工作，经验丰富，著述颇多，早在 40 年代就著有《医学菁华录》《医案鳞爪》。20 世纪 50 年代初，针对传染病流行，编写了麻疹、痢疾、乙脑、白喉等中医药防治手册。50 年代后期至 60 年代，从事晚期血吸虫病的研究，深入疫区创"复方防己黄芪丸"，总结出"晚期血吸虫病腹水辨证分型"规律，荣获卫生部嘉奖。70 年代从事中医药治疗肿瘤的研究，总结出中医药对肿瘤辨证论治的规律性经验，并襄办全省中草药展览，主编《民间单方、验方》《兄弟省单方、验方选集》，与李聪甫先生合著的《〈脾胃论〉注释》（执笔下卷）荣获 1978 年全

国科技大会奖。80年代主持"抗衰延寿"课题研究，根据马王堆出土文物竹简《养生方》"还精补脑"之秘旨，结合自己的实践经验，研究出抗衰老新药"古汉养生精"，现已成为我国名牌中成药，畅销国内外，荣获湖南省科技进步二等奖。

主要著作有《〈脾胃论〉注释》（合著，人民卫生出版社，1996年版）、《金元四大医家学术思想之研究》（合著，人民出版社，1983年版）、主编《湖南老中医医案选》第一、二、三集（湖南科学技术出版社，1980年版、1981年版、1991年版）、主编高等中医函授教材《中医儿科学》（光明日报出版社，1987年版）、《脾胃学真诠》（古籍出版社）、《黄帝内经临证指要》（湖南科学技术出版社）《养生颐年古今鉴》《杏苑影珠集》（岳麓出版社），发表医学论文50余篇。

在长期的中医药医疗、科研、教学中，先生坚持以医济世，活人无算；以德泽业，惠人无穷。始终不渝地奉献丹心仁术，不倦地耕耘于杏苑科圃。他主持开展天花、霍乱、麻疹、血吸虫病、肿瘤、糖尿病、老年病、脾胃病等疑难疾病的中医药防治研究，多次受到卫生部、省、市级嘉奖，多次被评为优秀党员、劳动模范、先进工作者，被授予"湖南省科技之星"称号并荣获湖南省首届白求恩奖章。三湘四水传颂着他志高行洁的医德医风，人们赞美他是"人民大众的好医生"。全国著名中医学家李聪甫研究员称他"德高可比孙思邈，术精可追滑伯仁"。中央电视台、《湖南日报》《河南日报》《光明日报》分别以"在五光十色的礼品面前""医高德勋的老中医刘炳凡""从不谋私利"为题对他的事迹予以报道，群众来信盛誉"生平拒礼高风格，愧死贪赃受贿人"。他曾风趣地说："我虽不敢谬称'苍生大医'，但决然不做

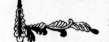

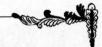

‘含灵巨贼’。”近日，《湖南日报》《中国中医药报》《健康报》均在第一版显著位置刊登了他的先进事迹和精湛的医疗技术。原湖南省委常委、副省长王向天称赞他“不但医学渊深，医技精湛，而且医德高尚，堪为医界楷模。”

先生到晚年牢记华罗庚教授自律名言：“树老易空，人老易松，科学之道，戒之以空，戒之以松，我愿一辈子，从始以终。”并将顾炎武的格言书于笔记之首以自勉：“昔日之成，不足以自矜，今日之获，不足以自限。”

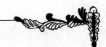

专
病
论
治

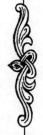

急症论治四要素

中国医药学是一个伟大的宝库，在继承与发展的长河中，不断地总结中医治疗急、重病的经验，是保持和发扬中医特色的重要方面。

以人为本的系统观

中医对于急性病的诊治，有着悠久的历史，积累了极为丰富的宝贵经验。凡在急症治疗上取得成就的医家，都有较高的学术素养，并经过反复实践总结出有效的方剂，如伤寒学家有开通闭塞的三物白散、治疗蛔厥的乌梅丸、用于脉结代、心动悸的炙甘草汤、用于回阳救逆的四逆汤及治疗肠梗阻的备急丸等。温病学家有治疗高热、昏迷、抽搐诸症的牛黄丸、至宝丹、紫雪丹等，都

是古为今用的著名方剂，也都是在前人实践的基础上逐步发展起来的。除《伤寒论》《瘟疫论》《温病条辨》、《温热经纬》等外感热性病名著外，其他如天花、麻疹、痢疾、霍乱、白喉等烈性传染病，特别是在预防和抢救"三衰"方面（中医临床中都属于厥证范围），治案繁多，各有专书，可以作为借鉴者不在少数。但中医处方用药，有如"操舟之工、对敌之将"，宜"随时取中"，忌"刻舟求剑"。其关键在于整体观与辨证论治如何反映中医的特点（含传统理论和诊疗技术）。应回顾到祖国医学起源于自然哲学的"整体时代"，中医的天人相应学说、阴阳五行学说、气化学说、脏腑经络学说、五运六气学说等把人和病（证）、人体与环境视为一个整体，把疾病看作病因（诱因）作用于人体的整体反应。《内经》说"善言天者，必应于人"，并强调为人司命者，应"上知天文，下知地理，中知人事"，可见，《内经》是多学科互相渗透的产物，它体现了人与自然内外环境统一的整体恒动观。

再如元气学说提出"气聚则形成""气散则形亡""人之所生，全赖此气"。"善言气者，必彰于物"，所以《素问·六微旨大论》说："出入废则神机化灭，升降息则气立孤危"。气的升降出入决定着生命机体的正常活动。这种"整体医学把病人看成是一个有机联系的完整人体，它不是把疾病看成是敌人，而是看作人体内部的一种反映和信息"。由于相互之间的联系和影响，医生也时刻影响和改变着病人。罗马名医盖伦说："医生有三件法宝——语言、药石、刀圭"。对自然疗能来说，通过语言暗示，可以提高或挫伤患者对疾病的抵抗力，从而起到一定的精神治疗作用，它可左

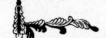

右患者的安危，特别是对急症病人，语言的良性刺激尤关重要。

在整体认识上，中医的辨证论治是以人为核心的，是把疾病过程视为多层次、多因素、多变量、多模式的各部分相互作用的集成。中医的基本理论和方法，包含着深刻的系统理论思想。

周恩来同志多次对医生说："医生应很好地学习《实践论》《矛盾论》，医生最需要辩证法。"因而中医辨证论治理论体系必须遵循三条基本规律：①相关律，就是从宏观角度，运用普遍联系的思维方法，如阴阳五行、藏象经络、六淫七情、八纲辨证等，对人体的生理病理现象进行理论概括，特别是"谨察阴阳所在而调之，以平为期"的阴阳学说；②治则律，主要是治病求本，"必伏其所主，而先其所因，其始则同，其终则异"，李士材说："伏其所主，利病之本也；先其所因，求病之由也；其始则同，言正治也。其终则异，言反治也，明于反治，何病不愈"；③组合律，主要是方剂组成原则，药物的配伍技巧。元·罗知悌说："用古方治今病，正如拆旧屋辏新屋，其材非一，不再经匠氏之手，其可用乎？"他的弟子朱丹溪主张"治病先观形色"，做到"药随病变，病随药愈"。这无非是体现了标本缓急和因时、因地、因人制宜。上述三个规律掌握得好，疗效就会很明显。

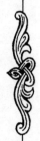

唯变所适的治疗方法

中医历代名家，多数以善治急症著称于医林。中医治疗急症，有上述独特的理论作指导，并积累了丰富的经验。如《史记·扁鹊仓公列传》扁鹊治虢太子尸厥，针三阳五

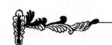

会；后人针人中，刺十宣，醒迷开闭，治晕厥效如桴鼓；近人用针刺止痛，在某些情况下，收效之快不亚于度冷丁。当今，针麻、穴位注射、电针等疗法都显示了中医治疗急症的特色。作者曾路遇一中暑卒倒的病人，要送医院因路远来不及，乃移于阴凉之处，探其头项灼热，两足冰凉，眼睛充血而上戴，颞浅动脉搏动可见。急用针刺足三里（双）以调节升降，再针涌泉、大敦（双）强刺激，上病下取以平其脑部充血，戴眼即下降。历5分钟患者呕出痰涎一碗，人即清醒。不仅是针，灸也如此。如治一女孩，12岁，因黑夜外出受惊，卒哑不能言，静卧3日夜不醒，患者面白神呆，手冷握拳，脉息微弱，呼之不应，口噤不开。从病情分析，此属惊厥，急用艾炷隔姜灸鬼哭穴（在两手大拇指爪甲处如韭叶许，两指并拢用绒线缚之，当两指歧缝中是穴），灸两壮，患者皱眉缩手，灸至三壮，张目呼痛，灸至四壮，汗出起坐，口已开，神色和，给沈氏六神汤（二陈汤加胆南星、炙远志、鲜石菖蒲叶、旋覆花）善后。或云针灸有此捷效，中药恐缓不济急。作者于20世纪50年代初期，诊一例麻疹患儿，8岁，因喉痛声嘶，咽后壁及扁桃体有灰白色假膜成片，边缘清楚，拭之不去，颈淋巴结可扪及，诊为麻疹并发白喉（时当地有白喉流行）。饲入汤药，呛咳不已，顷刻突发口噤，握拳，肢厥面白，口唇发绀，痰鸣气急，此属痰厥。幸病家即药店，速制三物白散（桔梗3分，川贝母3分，巴豆霜1分和匀），给此药一黄豆大化水饲入，患儿摇头挣扎两分钟左右，吐出稠痰稀水半盂，惊厥症状即见缓解，而代替了当时办不到的气管切开手术。三物白散，其主药是巴豆，李时珍说："巴豆气热味辛，生猛熟缓，能吐能下，能行能止，可升可降，乃斩关夺门之药也"，故有开通闭塞之捷效。

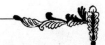

如治一例，突患二便不通，饮食入口则吐，吐出物有粪臭气，腹胀如鼓，按之则剧痛，气喘目张，两手寸关脉洪滑有力，两尺不应，舌质紫暗，苔白滑而厚，诊为关格证（低位肠梗阻），病在肠不在胃，在下不在上，但药入则吐，应避免口腔给药，改用备急丸（巴豆、大黄、干姜组成）绿豆大20粒、麻油30克，混和擂药极匀，装入50毫升注射器内，套上导尿管，注入肛门深处，令患者锐意忍便，直至腹内扰动呈肠鸣声，随即泻下粪、尿半桶，腹胀痛缓解，纳水不吐，病人心烦疲乏。急服参连汤，清心以扶正气。日医和田氏说："巴豆能驱逐病毒"，服后心烦，是巴豆的副作用。从此以后，作者常配备几种随身携带的急救药品。如应邀会诊一白血病患者，男，48岁。患两侧扁桃体肿大，腭垂被挤压下垂，饮水从鼻腔喷出，因血小板只有 4×10^{10}/L 不能手术，院方同意按中医的传统外治法，给以地下明珠敷患侧，外部发泡后，内在的肿胀消失而吞咽无阻。地下明珠就是茅膏菜，能治陈旧伤，故亦名"陈伤子"，治风湿病、骨质增生等有特效，所以又称为"地下明珠"。这不过是民间经验和《理瀹骈文》外治法的点滴反映。

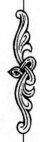

扁鹊说过："人之所病，病疾多；而医之所病，病道少"（《史记·扁鹊仓公列传》）。曾遇一例腭部唾液腺混合瘤低度恶变（湖南医学院附属一院，病例号179502），患者不愿手术，就诊于中医。检查：右侧硬、软腭交界处有肿块4厘米×3厘米×1.3厘米，边界清楚，患者面色紫暗，瘤体质坚硬，棉签刺之不痛，说话与吞咽极端困难，头剧痛，巩膜充血，口干苔黄，便秘尿赤，内服清热解毒，用生地黄、紫草、山豆根、甘草，以大黄通地道，泻热下行。患者求愈心切，日夜服药2剂，2个星期后控制了肿块的发展。局部用药：鼠妇（地虱婆）、蛞蝓（鼻涕虫）2 味烘干、乌梅炭适量共研极细，涂患处。一个月后肿块触之可动，继续涂上方。又一个月后检查，正常组织与肿块组织业已分离，以棉签触之可活动。又 20 天后用针拨出肿块，将上腭表皮牵引缝合，6 天后拆线，局部无疤痕，吞咽进食发音均正常，已 13 年未复发，有前后照片可查，这种用药难道不是"腐朽之中，自有神奇"！而二味虫类药，曾用于唇癌患者亦收到良好效果。但后一例内服药是根据阴虚阳亢，用的是六味地黄汤加皂角刺炭、天葵子。

治未病的预防思想

传统医学抢救急、重病，有"不治已病治未病，不治已乱治未乱"的预防思想。如《金匮要略》云："见肝之病，知肝传脾，当先实脾。"利用整体调节，预防了急、重病的发生和发展。如中风一病，已居我国城市人口死亡原因之首位。"血之与气并走于上，则为大厥，厥则暴死，气复返则生，不复返则死"（《素问·调经论》）。此病多见于卒中，金元医家指出：火升、气逆、痰壅是本病的病因病机；明清医家指出：肝风内动是本病的实质所在。火之升，气之逆，痰之壅，皆肝风煽动，有以载之上浮，是肝风为病之本，而火、气、痰为病之标，火、气、痰所表现之厥症，必须开泄、导下、引吐以治其标；肝风内动，又必须潜镇摄纳，和阳息风以治其本，可见中医治急症，是从整体观念出发的。非但如此，尤重在防患于未然。本病常为食厥诱发，而造成颠仆之疾，如《名医类案·中风门》王节斋治例可证。高血压常为本病的直接因素，如唐高宗病风眩"头重岑岑"，侍医秦鸣鹤为刺百会穴出血适量而风眩缓解，避免了当时的颠

16

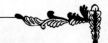

仆（见《名医类案·首风门》）。前人有"见微知著"之训，告诉我们在"微"的里面，往往蕴藏着"著"的因素，如上述"头重岑岑"就潜伏着病机发展的信息，因而针百会穴则病缓解，这是治标；要深思"伐下者必枯其上"，"滋苗者必溉其根"的道理，才能达到治本的目的。

中医治急症，需要研究出退高热、止血、止痛、止喘、解痉、抗惊厥、止闭脱等防患于未然的高效手段。作者曾在醴陵兰桥，集中治疗18例蚕豆黄的小儿病人（男15例，女3例，年龄1~5岁），当地在赴救之前已死亡5例，共同的临床表现是：黄疸显著，眼、睑、唇、舌色俱淡，尿血如苋菜汁，精神疲乏，声低气馁，首用人参、龙眼肉蒸汤分服，以防止功能衰竭，同时采用《金匮要略》黄疸篇的猪膏发煎。因1961年灾害重，猪膏缺，即用乱发涤净，入铜瓢内熬化成水，以驴胶代猪膏，等分烊化和匀，加入少量白糖分饲患者，两方交替使用，3日血尿止，5日尿量增，黄疸开始消退。辨证：舌红烦啼者给犀角地黄汤，舌淡嗜卧者给归脾汤。西医检查，血红蛋白回升，一月渐复，无一例死亡。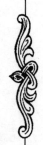《金匮要略》云："诸黄，猪膏发煎主之。"沈明宗云："此黄疸血分通治之方。"原方用猪膏，其作用在润燥滑窍，本方用阿胶，既具猪膏之功，又能养血滋阴，且"精不足者补之以味"，配合消瘀利尿之乱发，共凑止血之功。蚕豆黄病系接触蚕豆花粉而发，20世纪50年代初期才有报导，1700年前的古方能治今之急症，关键在于使用参汤保护心功能，维持了血压，从而预防了衰竭的出现。

在研究晚期血吸虫病肝硬化腹水证治时，有人说，食道静脉曲张破裂大呕血这个急症很难对付，特别是在农村。不错，"渴而掘井，战而铸锥"，措手不及，确实如此。如果摸索出大呕血的“前沿状态”和“临界证”，采取预防措施，出血是可以避免的。出血症的“前沿状态”具有以下4个特点：①有一定的信息量，但不足以确诊为何种证，如内在的食道静脉曲张，必然会有外在腹壁静脉曲张；②若再出现佐证信息，症即形成，如患者近日多吃辛辣刺激品，或情绪激动或感冒发烧；③有活跃的动态变化，如胃脘灼热，烦躁不安；④与边缘证有交叉关系，如腹胀更甚，舌下静脉怒张等。这就是“山雨欲来风满楼”的前沿预兆。赶快采取利尿消胀的“釜底抽薪”措施，疏导得宜，堤防可固。如已出现脉细数（是血离经而心功能弱的反映），其人欲吐，则食道静脉已经破裂，血液流入胃中，胃满则倾囊而呕出，成盆成碗，量在500~1 000毫升，因为出血在胃中逗留，多是瘀紫凝块。急救方法是，用注射葡萄糖的针头抢先插入血管，做输液、输血准备，不然出血过多，血管收缩就要做静脉切开手术了。中医止血方是按《本草纲目》飞罗面粉止血原理，用白及、山药、蛤蚧粉炒鱼鳔珠、猪血浸透丝棉制炭、炒蒲黄、三七，预制成粉状，凉开水调和糊状小量呷服（制剂与服法是有效的关键）。

在出血刚止的时候，西医主张禁食72小时，恐食入影响出血点的血痂形成；中医不主张绝对禁食，恐因饥饿感引起胃气上逆而再呕吐。实践证明，安卧、禁食24小时后，渐进流汁，是可以收到两全之效的。

瞬息即变的大出血症，如果只注意在“危象医学”的范围内，没有预见性地处理，着着被动是要失败的。大出血的证治如此，抢救“三衰”（急性循环功能衰竭、急性呼吸功能衰竭、急性肾功能衰竭）也是如此。

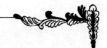

见微知著的辨证手段

急症的主要特点就是急,病变突至,"三衰"单见或兼见。不允许急症医师慢条斯理,而是要求急症医生要有广博的专业知识和丰富的临床经验,必须是应变性很强、全面考虑的思维类型。①宏观的思维,把病(或证和症)与整体的人联系起来,又把人同自然界联系起来全面考虑。②系统的方法,根据一系列人体的整体症状、体征和证候运动规律,采取相应措施而强调机体的动态平衡,注意内环境的自我调节,如"血之与气并走于上,则为大厥,气复反则生"(即自我调节的效应)。③辨证手段,强调治病必须求本。通过现象,寻求本质,判别真假,是求本;分析证候,探索病因,明确病位,是求本;从错综复杂的见症中,分清主次,抓住主要矛盾和矛盾的主要方面,也是求本。

达到上述水平,既反映了中医特色,也反映了医师医德医术的素养。

作者家乡有位老中医,在解放前长于麻痘科,有一年天花流行,他路过土地庙,见一女丐怀抱垂死的小儿啼哭,儿病痘疮灰陷,面如蜂窝而疮隙㿠白,颈软睛迷,将出现衰竭,老医脱下马褂,覆在小儿身上,回家蒸了一只母鸡,并加了党参、黄芪、桂皮,送给患儿的母亲,吩咐她一口一口将鸡汤饲入儿口,3日后复诊,痘陷复起,神志清而疮色转红活,老医已观察到此儿痘疮灰陷,是由于饥疲气乏,"必伏其所主而先其所因",乃用食疗抢救了一条生命。这不仅医术高而医德更高。从而认识到"医有慧眼,眼在局外,医有慧心,心在兆前"(《景岳全书·传忠录》)。若有疾厄来求救者,"不得问其贵贱贫富,长幼妍媸……普同一等"(《千

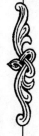

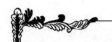

金要方·大医精诚》)。此与借术敛财者，相悬何止天壤。

从上述平凡的衰竭病例中，可以看出每个疾病都有其独自的特点，如代表正虚的"颈软睛迷"之类。但临床上没有一个患者是按照书本生病的，不典型情况程度不等地存在于每个病例中，所以抢救"三衰"更不能按照医生的思维定势（定势是心理学的一个概念）而对号入座。因为运用定势规律在诊断中是必要的，防止由定势导致误诊也是必要的。如阳证似阴、阴证似阳的病例。喻嘉言《寓意草》载："徐国祯伤寒，身寒目赤，索水到前，复置不饮，异常大躁，身卧地上，更求入井，一医急制承气汤，将服，喻诊其脉，洪大无伦，重按无力，喻曰是为阳虚欲脱，外显假热，内有真寒，观其得水不欲咽，而尚可服大黄、芒硝乎？此顷刻一身大汗不可救矣。即以附子、干姜各五钱，人参三钱，炙甘草二钱，煎成冷服，服后寒战曳齿有声，阳微之状始著，再与前药一剂，微汗热退而安"。喻氏抓住"索水到前而不饮"、"脉洪大而重按无力"这两个"独处藏奸"的特点。给以四逆加人参汤，也就是目前中医抢救心衰，回阳救逆的首选方法，如伴阴伤之证即用此方合生脉散。疑证凭"独"，这是条传统经验。20世纪30年代初，先生随师应邀至长沙南门口广货店出诊，时已黄昏，其家人环泣于病榻前，主妇急切求师诊脉。师命燃灯，则见患者昏厥如尸，四肢冰凉，脉伏不见，抉口察舌，舌质赤而苔黑如煤，舌尖起刺，目睛红，唇干而不知索饮，大便泻水而极臭。师按其胸腹，诊其跌阳，俯首若有所思。忽闻室内有药气，询煎何药？主妇即言他医所处方药，可否先服一剂？师检视其方，系四逆汤加人参。师谓曰："此老为肢冷脉伏、大便泻水等假象所惑，而将睛红舌赤、胸腹灼热如焚，尤其小便赤涩，跌阳脉搏动

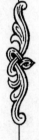

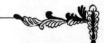

有力等热深厥深、阳极似阴之证断为阴证，诚千虑之一失也！”乃疾书犀连承气汤。尽 1 剂，下溏臭粪 1 盂，人即清醒。续进 1 剂，肢温脉出，口渴知饥，以竹叶石膏汤善后，糜粥自养而愈。本病胸腹灼热如焚，趺阳脉搏动有力是阳证似阴的“独特”见证，系热深厥深，从而确定了治疗方法，可见突出的独特见证，往往提示了疾病的本质所在，透过现象抓住本质，这是中医抢救急症濒于死亡的基本法则。

中医治疗急症，有独特的理论作指导。回顾中医急症发展的历史，早在春秋战国时期就创用了一套简便的针灸治疗技术；六朝后期总结出改进的人工呼吸技术；宋代创用鼻饲术，而金元时期张子和“治中风不省人事，牙关紧闭，粥菜不能下者，煎三圣散（防风、瓜蒂、藜芦）鼻内渗入，吐出涎，口自开也”（《儒门事亲·治病百法》）。但藜芦宜慎用。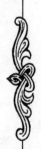明清以降，这些应急手段逐渐充实。近年来中医在辨证论治原则的指导下，运用现代先进技术，将用于急救的传统方药改进剂型，如气雾剂、冲服剂、舌下含片、粉剂、液剂、针剂、大输液等多途径给药，既有中医的特色，又能收敏捷的效果，确能解决中医或西医单方面不能解决的疑难急症，显示了中国医学的独特风格。兹举案例于后。

1. 麻疹并发白喉

【病者】　王某，男，3 岁。于 1951 年初冬患麻疹。

【病名】　麻疹并发白喉。

【来诊原因】　初冬麻疹流行，秋末之白喉尚未绝迹。

【证候】　疹出才 2 日，出现喉痛声嘶，随即麻疹隐伏不现，高烧（39℃），神呆，鼻煽气喘，喉中痰鸣，烦躁不安。舌质红，苔白带黄，脉浮数。检查咽部，见咽后壁及扁桃体有灰白色假膜成片，边缘清楚，拭之不去。颈淋巴结可

扣及。

【辨证】 诊为麻疹并发白喉（时当地有白喉流行）。饲入中药，呛咳不已，从鼻孔溢出。顷刻突发口噤，两手握拳，两眼上戴，四肢厥冷，面色苍白，口唇紫绀，痰鸣气急，呈窒息状。据症征分析，此属痰厥。

【治法】 急则治标，上下分消。

【方药】 幸病家即药店，迅制桔梗白散（桔梗 3 分，川贝母 3 分，巴豆霜 1 分和匀），给此药一黄豆大，化水饲入，患儿摇头挣扎两分钟左右，吐出稠痰稀水半盂，惊厥症状即见缓解，大便泻出涎水 3 次，厥回肢热。

再按上述脉证，辨为热邪内阻，肺气壅遏，治以宣肺透疹，清热解毒之法，方用麻杏甘石汤加味：生麻黄 2.4 克（后下），生石膏 24 克（先煎 30 分钟），杏仁 6 克，生甘草 3 克，鲜芦根 30 克，蝉蜕 3 克。当晚饲药 3 次，每次 20 毫升，半夜以后，麻疹复出，色暗红，次晨汗出，体温降到 38℃以下，能进稀饭汁少许。投原方去麻黄，生石膏减至 15 克，加金银花、连翘、牡丹皮各 6 克，生地黄、天花粉各 9 克，白牛膝 30 克（生用捣汁兑），以养阴清热解毒。外用蛞蝓（鼻涕虫）3 条（冷开水洗涤后入白糖适量化成液体），蛇蜕 3 克（切细焙焦），皂角刺 3 克（焙炭）。将蛇蜕、皂角刺 2 味研极细，以蛞蝓水调成糊状涂咽喉部。

【效果】 经上述治疗后，白膜渐脱，麻疹透达，神志亦清，体温降至 37.5℃，进食渐多，面色转好，舌质红，苔已去，脉细带数。低热未净，肺胃阴伤，改用叶氏养胃汤加减，连服 7 剂后，脉静热退而愈。

医话：本例麻疹并发白喉，窒息出现在麻疹隐伏的危险时刻，根据"急则治标"的原则，先用桔梗白散开关。用本

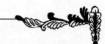

方要先说服小儿的父母，不要害怕，药初下咽，必然出现挣扎反应（摇头伸足，痰涎上涌），这是一种刺激疗法，使蓄积在咽喉的痰涎宿水吐出，余沥从大便泄出，如泻不止者饮冷开水一杯即止。但使用本方要掌握心脏情况，如心悸、气促、脉象细数无伦（132 次/分左右）或见促代者慎用，以免因吐泻导致虚脱而卒死。外用蛞蝓系民间治疗白喉的验方，功能清热解毒，"滑以去着"；蛇蜕去腐脱膜；皂角刺炭透达，吸附腐秽。整体与局部兼治，故收效甚捷。

2. 麻疹并发脑炎

【病者】 李某，男，5 岁。于 1951 年 7 月下旬患麻疹。

【病名】 麻疹并发脑炎。

【病因】 湿温内伏，新凉外加。

【诊疗经过】 经省防疫大队根据患儿临床表现及邻近已有散在性乙型脑炎发生，诊为麻疹合并"乙脑"。

【证候】 体温 39.2℃，面潮红而有垢腻，疹出稀疏，咳声嘶哑，微汗而黏，大便溏稀，尿赤而短，不饮不食，舌质红，苔白带腻，脉濡细数，神昏嗜睡。

【辨证】 湿温症。

【治法】 治宜清宣温化结合透疹。

【方药】 用五叶芦根汤合三仁汤加减：藿香叶 6 克，佩兰叶 5 克，薄荷叶 3 克，鲜石菖蒲叶 3 克，鲜荷叶 1 张，蝉蜕 3 克，薏苡仁 9 克，杏仁 6 克，白豆蔻 2 克，鲜芦根 24 克。水煎服。另用黄连 1 克（取锈铁一块烧红淬水浸泡黄连）兑药服。1 剂后，汗出粘手，麻疹出齐。再服 1 剂呕吐止、便溏减少。3 日后疹渐收靥，仍昏瞀嗜睡，汗虽出而热不退，胸腹热如焚，四肢见抽搐，舌质转深红，苔黄而干。此属湿已化热，热入营分。方用清营汤加减：生地黄 12 克，丹参

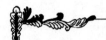

6 克，牡丹皮 6 克，赤芍 6 克，金银花 6 克，连翘 6 克，鲜
石菖蒲叶 3 克，鲜荷叶 1 张，水牛角 60 克（另熬 4 小时兑
药服）。另以牛黄清心丸 1 颗，分 2 次磨汁服。并用深层软
细黄土铺地，垫以凉席，将患儿安卧于上，胸腹部敷以水调
黄泥饼，干则再调再敷。约 2 小时后，体温降到 37.6℃。次
日下午体温复又升高达 39℃，仍内服原方结合泥疗，体温
逐日下降，12 天后热已退清，虽不嗜睡，但神呆语钝，仍
咳嗽声嘶，息弱气促，幸已开口进食，舌转淡红而干，知渴
喜饮，改用叶氏养胃汤加减：沙参 10 克，麦冬 6 克，玉竹
6 克，甘草 4 克，扁豆 5 克，桑叶 3 克，鲜荷叶 1 张，鲜石
菖蒲叶 3 克。5 剂后咳减声清。

【效果】 热退后食增神旺，皮屑呈秕糠样脱落。3 个月
后，神志复常。

医话："乙脑"属暑温者多，属湿温者少，本例临床表
现属湿温，实与当时气候有关；麻疹多发于冬春，夏秋较
少，麻疹兼湿温者更少。治疗需二者兼顾，以宣透为主（藿
香、佩兰、蝉蜕），辅以醒脑清神（石菖蒲、荷叶）、清热
（芦根、黄连）、化湿（三仁）。疹出 3 天后，高热不退，仍
昏瞀嗜睡，且有抽搐，舌质深红，苔黄而干，示湿已化热，
热入营分，故用清营汤加减，以清营解毒，透热转气；牛黄
清心丸清热解毒，芳香开窍；并结合泥疗（这是透表后，对
高热惊厥比较安全的物理疗法）。农村犀角难觅，可用水牛
角代替，但用量宜增加 10 倍。

3. 麻疹并发肺炎

【病者】 刘某，女，4 岁。于 1952 年春末夏初患麻疹。

【病名】 麻疹并发肺炎。

【病因】 因吹风受凉。

24

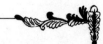

【证候】 麻疹全部隐伏，伴见咳声不扬，气喘鼻煽，高热无汗，手足抽搐，两目上窜。

【辨证】 此属麻毒内陷，热邪壅肺，导致惊厥。

【治法】 首宜渍形以为汗，急用西河柳一斤大锅煎汤倾入盆内，将患儿抱于盆上，围以布幔，留头面在外，让药气熏蒸（勿烫伤皮肤）。约20分钟，患儿全身汗出，皮肤潮红。用毛巾抹干水气，置床上覆盖片刻，隐疹复出，体温由39.6℃降到37.8℃，抽搐即止，人亦清醒，但仍喘促鼻煽，烦躁不安，痰稠难出，口渴引饮。体温又上升至39.2℃，舌质红，苔黄白而干，脉细数，患儿神疲欲睡。此属肺热炽盛，气阴两虚，治宜益气养阴清肺。

【方药】 继用泻白散加味：西洋参3克（另蒸兑），太子参12克，丹参6克，鲜桑白皮120克（捣汁兑服），地骨皮9克，鲜芦根24克，冬瓜子15克，瓜蒌皮（炒黄）6克，川贝母5克，甘草3克。3剂后，喘热渐平，痰由黄稠转为白黏，易咳出，能进稀饭汁少许，但食欲不佳。改用下方继养肺胃之阴：太子参10克，沙参6克，麦冬5克，天花粉5克，石斛5克，杏仁5克，桑叶5克，生谷芽5克，鸡内金3克，连服7剂。

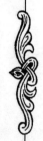

【效果】 前后连服上方10剂，喘定咳轻，身凉食增。

医话：本例麻疹未透，并发肺炎，由高热引起惊厥，并致皮疹全部隐伏，治宜宣肺透疹解热，本应投以麻杏甘石汤之类，但开方购药已来不及，于是急用民间透疹解热的蒸汽疗法，使腠理开而隐疹复现，汗出而体温下降，"表出则里和"，不治惊厥而惊厥自止。发汗透疹后复又高烧，必然导致体力衰弱，神疲欲睡即是其前兆，故用三参益气养阴，兼采民间治麻后喘咳（肺炎）重用新鲜桑白皮捣汁内服之法，

用甘寒轻剂清肺养阴，不用苦寒沉降，以免损伤胃气。

4. 麻疹后并发痢疾

【病者】 任某，男，6岁。于1952年夏末秋初患麻疹。

【病名】 麻疹后并发痢疾。

【病因】 饮食不洁诱发。

【证候】 麻疹收靥后咳嗽，低热不退，复因饮食不洁并发痢疾，大便为红白黏液，日夜20多次（量少），里急后重，面白无神，噤口不食，饮水多则恶心呕吐，舌质淡红，苔薄白而腻，脉濡细带数。

【辨证】 辨为麻疹后痢疾，乃脾胃虚弱，湿热错杂所致。

【治法】 宜益气升清，分化湿热。

【方药】 人参9克，石莲子（打碎）9克，金银花炭6克，荆芥炭3克，藿香叶5克，葛根6克，白头翁6克，黄连2克，木香3克，甘草3克，生谷芽6克，鸡内金3克。另用白炭2块烧红淬水代汤煎药。开始服本方，下咽后随即呕出。嘱用鸡蛋白调面粉1两入白酒少许作成团，反复揉擦胸部，再用锈铁一块烧红入碗内，加黄连1克，同淬水一盅先服数次（每次5毫升），以和胃降逆。经此处理后，呕势稳定，又服本方，则纳而不吐。连服3剂，大便次数减少（5~6次/日），红白黏液已无，里急后重减轻，思饮水，略进稀饭汁，精神好转，舌质红带干，无苔，脉濡细带数。改用下方：人参10克，沙参6克，玉竹6克，山药12克，扁豆5克，石斛5克，甘草3克，生山楂5克，鸡内金3克，煎服7剂。另用民间方以增进食欲：小活鲫鱼七八条，放入香豉、米醋适量，装碗密封，隔汤蒸熟，令患儿先闻其气，然后任意喝汤吃鱼。用后果然思食进餐。后服叶氏养胃汤加

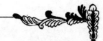

减6剂。

【效果】 先后服中药10剂，咳止痢停，脉和身凉而病愈。

医话：麻疹并发痢疾，治疗既不可过于清利，又不可壅补留邪，在益气升清之中，要寓有"逆流挽舟"之法，才能轻启皮毛，畅通汗腺。又要注意在肠热刚清，肺热又炽的情况下，升药不轻用升、柴。前人认为痢疾噤口较为难治，分析其原因多属热炽津伤影响胃纳。本例首用参、莲开噤就是照顾这一点。其中活鲫鱼对开胃进食有良好的作用，香豉、米醋不仅可以调味，且有增进食欲，帮助消化的作用。

5. 肝风痉厥（乙型脑炎）

【病者】 袁某，男，3岁，郴州地区安仁县平上公社竹塘大队。

【病名】 肝风痉厥。

【病因】 患儿两个月前因感冒高烧不退，抽搐不止，后昏迷5天。

【诊疗经过】 经当地医院诊为"乙型脑炎"抢救治疗，小儿苏醒但神识不清，二便失禁，2个月来不间断地抽搐，日数十次，经中西医治疗，抽搐如故。转来长沙，某医院最后诊断"乙型脑炎后遗症"，要求服中药。

【证候】 就诊时，患儿抽搐不止，日数十次，角弓反张，夜间哭啼不止，烦躁不安，尚能进流汁少量，小便可，大便干结，舌淡红，苔薄白，脉弦细带数。

【辨证】 此乃高热伤津，引动肝风，肝风萌动故抽搐不止，高热灼伤脑络，故神识不清。

【治法】 宜养阴清热，通络息风。

【方药】 拟三参首乌汤加减：太子参10克，沙参10克，

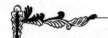

丹参 10 克，制何首乌 12 克，水牛角 30 克，生地黄 12 克，白芍 12 克，炙甘草 5 克，地龙 10 克，蜈蚣 1 条，全蝎 1 只，山药 12 克，夜交藤 12 克，忍冬藤 12 克，桑枝 15 克，牛膝 6 克。

另锈铁一块烧红入黄连 1 克，淬水兑药以平肝息风。

二诊：迭进上方 16 剂，抽搐发作次数明显减少，夜已不啼不吵，能安静入睡，口不干，但仍神识不清，大便干结，3 日未解，舌质红，苔润白，脉弦细数，仍以上方加火麻仁 10 克，草决明 10 克，女贞子 15 克，墨旱莲 10 克养阴通便。

三诊：服上方 7 剂，抽搐偶发，一闪而过，日 2~3 次，大便润通，两脚能站立，喜呵欠，舌淡红，苔润白，脉弦细带数，上方去夜交藤、忍冬藤、桑枝、牛膝，加党参 10 克，茯苓 10 克，远志 3 克，石菖蒲 2 克，另取淡竹沥兑药。

四诊：迭进上方 20 剂，抽搐未发，神识稍清，眼睛活动灵活，面见笑容，能听懂大人说话，能搀扶而行，但脚冷盗汗，精神疲乏，舌淡红，苔薄白，脉弦小。易方：党参 10 克，白术 6 克，茯苓 6 克，炙甘草 5 克，附子切片 3 克，山药 12 克，山茱萸 5 克，远志 3 克，酸枣仁 5 克，石菖蒲 2 克，桑枝 10 克，麦芽 6 克，鸡内金 3 克。

五诊：服上方 14 剂，饮食增进，四肢有力，盗汗已止，神识清楚，舌脉正常，仍上方去附子，加杜仲 6 克，牛膝 6 克，巴戟天 6 克，丹参 10 克，骨碎补 6 克，另用猪脚骨（即猪脚去皮肉）、红枣适量炖汤佐餐，补肾健脾强筋壮骨，继续服用 2 个月。

【效果】 小儿能独立行走，能叫出爸、妈等简单词语，继续坚持治疗，疗效巩固。

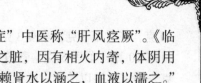

医话：此例"乙脑后遗症"中医称"肝风痉厥"。《临证指南医案》云："肝为风木之脏，因有相火内寄，体阴用阳，其性刚，主动，主升，全赖肾水以涵之，血液以濡之。"本例采用"缓肝之急以息风，滋肾之液以清热"，养阴清热，疏风通络，继之以健脾助运，培中宫以资化源，得为柔和之体，肝风自熄，抽搐自止。语言自出，足能自行，此病与肝肾心脾相关，辨证准确，治疗掌握先后次序，此治人以恢复机体，并非针对病毒以治致病原因也。

6. 暑温偏湿（高热抽搐）

【病者】 刘某，男，8个月。

【病名】 暑温偏湿。

【病因】 感冒感染。

【诊疗经过】 以高热39.5℃住进湖南某医院。初以高热抽搐，用多种抗生素合用或单用滴注，历时1周，热不退，晨起体温38℃，晚上40℃，昏沉抽搐，故邀会诊。

【证候】 视其发育正常，不啼昏睡，已数天未进饮食，勉强给之，则呈呕恶状，靠输液补充营养，头额及胸腹灼热，但足部觉凉，口唇虽干而不索饮，大便溏，日数次，小便少而黄腻。

【辨证】 时当暑热，属暑温症之偏于湿者。诱发原因，是忽视了"暑当与汗俱出不止"的自然规律，过行电风扇吹之，致汗液滞于肌腠之间，郁闭而为热。

【治法】 "体若燔炭，汗出而散"。小儿高烧容易脱水，输液补充营养是对的，但不断增加水分，如同"以水喂之"，体温不能正常发散；指纹淡红微紫，此便溏属于脾虚，热炽由于湿遏。

【方药】 用陈半六君汤（党参6克，白术5克，茯苓

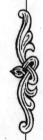

10克，炙甘草3克，半夏3克，陈皮3克）和胃健脾以治本；茵陈10克，藿香5克，薏苡仁12克，杏仁6克，白豆蔻3克，清宣化湿以治标；蝉蜕5克，钩藤10克，以止抽搐。

【效果】 下午开始饲药，预期夜半以后体温渐下降，药后有黏汗，大便次数增多，小便增量则抽搐止而神志清醒矣。次晨果然符合预见。易方，即原方去茵陈、藿香、蝉蜕、钩藤，加砂仁、鸡内金，3剂，大便成形，体温正常出院。

医话：治缠绵性高热难，治哑科高热不退而动风抽搐则更难。医当审证求因，具体分析，抓住本质，不为现象所惑，则不难矣。但"治病必察其下"（视其二便），本例便溏如鸭粪，知属脾虚，高烧而汗腺不透，知暑为湿遏，虽前医曾用发汗药，以辛温宣发，但汗出太速则风去湿不去，方中蝉蜕、钩藤似觉无谓，然民间习用，实有息风镇痉之功。

7. 湿温症（高热惊厥）

【病者】 郭某，男，5岁。住耒阳市。

【病名】 湿温症。

【病因】 因嬉戏扑地，家长恐其脑部受伤，抱往医院治疗。路遇一外伤出血病人，小儿见状大叫而惊厥。

【诊疗经过】 入南阳某医院检查脑部无损伤，而人不醒，高烧40℃，抽搐不止，医用解热镇痉，消炎抗菌药，病情不见好转。

【证候】 其家属告知病情，并反映其舌红目赤。

【辨证】 因时当六月，雨水多，高热不退与梅雨湿遏有关，其惊厥抽搐由于肝风内动。

【治法】 宜清宣温化、镇痉解热息风。

【方药】 遥拟一方：羚羊角2克（另包）久煎，镇痉息

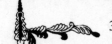

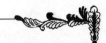

风；以犀角地黄汤（用丹参代牡丹皮，水牛角30克先煎，生地黄12克，白芍12克，丹参12克），针对舌红目赤，血分有热；以钩藤12克，蝉蜕5克，全蝎3克协犀角、羚羊角以镇痉解热；三七3克协丹参以通脑络；高烧不退，由湿遏热伏，重用藿香8克，茵陈15克，清宣化湿从汗腺、二便以分消解热；甘草3克，调和诸药。其母携药乘车返家，时已晚上10时，儿正高烧抽搐，昏迷不醒，眼直视，瞳孔呆滞，上述中药煎成浓缩至100毫升，鼻饲给药1剂。同时，用酒调黄土，做饼5分厚，敷于患儿头额及胸腹灼热之处。约2小时，药已饲完，汗出粘手，体温降至38℃，抽搐止而人清醒。拔去鼻饲管而饮糖开水，并鼾然入睡。次晨口服第二煎药，上午体温正常，认识周围人物。体温虽降，但仍多言好动。嘱用犀角、羚羊角2味药反复煎水代茶服。

【效果】 两周后携来我院作脑电图检查，无特殊发现；智力、行动亦无异常，但食纳不佳，以异功散善后。

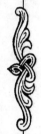

医话：本例高烧的关键在于湿遏，因雾湿之邪感自口鼻，所以夏秋之交，易患此症，从汗黏溲黄之果可以测出受病之因。薛生白《湿热病篇》云："中焦湿热不解…外窜经脉则成痉，内侵膻中则为厥"，正是本例的写照。薛氏又云："正气犹存一线，则气复反而生，胃津不克支持，则厥不回而死矣。"此即本方芍药、甘草酸甘化阴之用意所在。而退高热的关键在清宣温化之藿香、茵陈；其辅助疗法，尤在于吸热外出之泥疗。

8. 湿温症（重感冒夹感染）

【病者】 颜某，男，64岁。

【病名】 湿温症。

【病因】 劳累感冒和感染。因天暑畏热，喜用冷水淋

浴，虽取快一时，实拂逆其生理蒸发，入秋受凉。

【诊疗经过】 西医院诊为重感冒夹感染。医给感冒退烧针药后，高烧不退，服中药辛温、辛凉解表及板蓝根之属，虽出汗而热减，旋即郁闭而体温上升。

【证候】 来我院就诊时，面色淡黄，眼胞微浮，头重昏瞀，四肢酸疼。近 1 周来，每日体温，早晨 38℃，下午39.3℃，晚上 40℃，夜半汗稠体温减而入睡，不饮不食，口干不引饮，胸闷有恶心感，大便微溏，小便黄短而气臊，舌质淡红，苔白腻如糊，脉弦小。

【辨证】 查其原因，析其症状，乃属"湿遏热伏"之湿温症而偏于湿重者。服辛温则增其热伏，服辛凉则增其湿遏，针对病毒而用板蓝根，则治病未能治人，徒以苦寒伤胃。宜从吴鞠通、王孟英湿遏热伏之湿温症治。

【治法】 宜清宣温化。

【方药】 用三仁汤与甘露消毒汤加减。以高烧多日，面色淡黄，而神疲气馁，用陈半六君子汤（党参 12 克，苍术12 克，茯苓 12 克，炙甘草 3 克，半夏 5 克，陈皮 5 克），健脾和胃，以安受病之本；去白术嫌其壅滞，加苍术利其宣发；取杏仁 10 克，白豆蔻 5 克，薏苡仁 15 克，化气以宣三焦之湿；重用藿香 12 克，茵陈 20 克，清宣化湿，以撤除上下内外湿遏之热，使从汗腺、小便排除；稍佐防风 10 克，协同苍术、薏苡仁渗肌肉之湿以止酸痛；更用鸡内金 5 克助化，甘草和中，使邪去而人不伤，津留而气不馁。

【效果】 服 1 剂，汗出黏稠而馊臭，体温下降到 38℃。服第二剂，汗不粘手，体温正常，肌肉酸痛除而身体轻快。复诊，察其口仍不渴，二便调，舌质淡红而润，脉弦缓。以六君子汤加黄芪 18 克，桑叶 12 克，荜澄茄 5 克，鸡内金 5

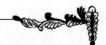

克，固表止汗，健脾助化以善其后。

医话：治单纯感冒易，治复杂感冒难；治单纯感染易，治复杂感染难。用辛温、辛凉而表不解，用各种抗生素及抗病毒药而热不退，本案就是这样一个治而不治的例子。根据因、症、舌、脉而详析之，感冒是其复合诱因，感染是其复合依附。"湿遏热伏"，既是病理生理变化的主要因素，亦是临床病机反应。必"伏其所主而先其所因"，是指"诱因"而更重要的是"素因"。故治此病，要不为感冒、感染的现象所惑，而抓住"湿遏热伏"的病机本质，治病必须治人，必须注意脾胃虚这一本质。从内外环境整体观察，才能达到目的。

9. 湿温症（重感冒夹感染）

【病者】 陈某，男，25岁。住汨罗桃花洞。

【病名】 湿温症。

【病因】 患者先因农作忙碌，不避雨湿，又兼感风寒，遂突发寒热。

【证候】 周身胀痛沉重，烦躁无汗，反复颠倒，入夜不寐，大便溏泻，小便黄赤，口渴饮水，水停不化，胸痞欲呕，口吐涎水，昏眩不支，目睛带有水光，舌质红，苔白腻，左手脉浮紧，右洪滑。

【辨证】 此系湿温症初起，兼风寒并发重证

【治法】 宜宣表化湿，清营泄热。

【方药】 苏叶10克，藿香10克，苍术15克，薏苡仁15克，杏仁10克，白豆蔻3克，伏毛铁棒锤5克，半夏5克，陈皮5克，犀角5克（水牛角50克代，先煎2小时），连翘12克，茵陈15克，泽泻15克，黄连3克，蚕砂12克。

连服3剂，汗出粘手而带馊气，寒热退而身痛缓解。再

33

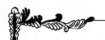

服 2 剂，汗出不粘手，身轻神爽，胸痞消失，泻止而呕恶不作，易方以异功散加焦三仙 7 剂调理脾胃，以巩固疗效。

【效果】 治愈两周后，恢复田间劳作。

医话：此症在春夏之交或夏秋之交最多，医者不识，每用单纯表药或单纯清凉药，致越治越剧，发热不退。余治此症，认为是湿遏热伏，治宜轻宣温化。其方源于《张氏医通》生犀饮，用以清营中伏热，加芳香以化浊，三仁以化湿，淡渗以利尿，使湿遏热伏之邪从轻宣温化上下分消而迅解。《内经》所谓"必伏其所主（热）而先其所因（湿）"是也。其外夹风寒者，加苏叶以启皮毛，收到协同作用的疗效。此即姜春华之截断疗法，从而大大地缩短了病程。

10. 湿温症（肺炎）

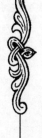

【病者】 舒某，女，60 岁，省委宿舍。

【病名】 湿温症。

【病因】 感冒夹湿。

【诊疗经过】 经某医院检查诊为肺炎，白细胞 $1.8 \times 10^4 mm^3$，中性粒细胞 0.75，体温 39.6℃，已 1 周，输液用抗生素、庆大霉素等热降而复升，下午晚上高烧达 39.8℃。因而就诊于中医。

【证候】 下午低热，晚上高热，汗出热退而复起，胸闷气喘，语不成声，恶心作呕，水入即吐，全身酸痛，大便微溏，小便黄短。舌质淡红，苔白腻浊。脉濡滑而数。

【辨证】 湿遏热伏的上焦湿温症。

【治法】 清宣温化，渗利分消。

【方药】 党参 12 克，苍术 12 克，土茯苓 15 克，半夏 6 克，陈皮 6 克，藿香 10 克，白豆蔻 4 克，薏苡仁 15 克，杏仁 12 克，茵陈 15 克，防己 10 克，蚕砂 12 克，鸡内金 5 克，

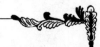

黄连 1 克, 锈铁 1 块烧红 (入黄连勿焦) 用开水同淬, 待冷, 每取 1 小酒杯兑药服。

外用面粉 50 克、鸡蛋白 1 枚, 调入加白酒适量做成圆球, 顺揉胸部, 拔出白毛如丝 (俗称羊毛痧)。药宜呷服。

复诊: 按法内外兼治, 服药 2 剂呕吐即止, 饮水不吐, 汗出粘手, 体温降至 38.5℃, 服完 4 剂后, 胸闷而喘及全身酸痛消失。体温降至正常, 能知饥进食, 但气乏无力, 大便仍溏, 小便淡黄而长。舌质淡红, 苔腻浊已去, 原方去防己、藿香、茵陈, 苍术易白术, 土茯苓易茯苓, 加人参 5 克, 黄芪 15 克, 再服 10 剂。

【效果】 热退汗止后, 精神恢复, 3 周后复查, 肺部炎症消失而疗效巩固。

医话: 此例"湿遏热伏"全身病变在局部的反应, 故见胸闷而喘 (肺), 恶心呕吐 (胃), 湿温多汗 (其汗粘手), 汗虽出热不退而反复, 这是本病的特点, 知病初起仍在气分, 故重用苍术、藿香宣湿于皮毛, 茵陈、土茯苓渗湿与热于下, 再用三仁、黄连、锈铁和其肺胃, 则汗出尿利而病解。但气乏无力, 大便仍溏, 此素质表现, 故善后方健脾益气, 遵治病必须治人之旨。

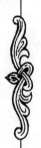

11. 湿温症（亚急性败血症）

【病者】 姚某, 男, 70 岁, 离休干部。

【病名】 湿温症。

【病因】 体弱感冒感染。

【诊疗经过】 有震颤麻痹、冠心病史。近因前列腺炎, 小便有时癃闭, 住入某院; 又因褥疮感染, 高烧 39.6～40℃, 下午晚上更甚, 讲糊话, 神志昏沉, 用药体温稍降而复升; 根据血常规检查诊为"亚急性败血症", 已下

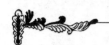

病危通知。

【证候】 邀中医治疗时（1992 年 8 月 17 日），病人正在输氧、输液，诊其面色烟浮，瞳孔大小对等，运转不灵活。按其心前区作皱眉痛苦状。家人代诉：已 1 周未进食，大便不能自控，近 3 天大便未行，小便靠导尿管排出。常诉心痛。尾骶近肛部有褥疮。醒则手足震颤，入睡则宁。给水则咽，不给不索。

【辨证】 按其腹有灼热感，察其舌质淡红带紫而尖部破碎，苔白微黄而腻，其脉弦小（80 次／分）。认为是素体阴虚，湿遏热伏所引起的高烧。不能排除与过用空调，有时室温过低，郁闭汗腺，阻碍皮肤蒸发有关；几度反复则汗水形成湿气，与外因之湿是相同的。其特点是，面色淡黄而烟浮，其首如裹而昏沉，表情淡漠，午后发热至夜加剧，状若阴虚，胸闷不饥，渴而不饮，有时恶心作呕。其病机是湿遏热伏。

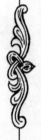

【治法】 宜清宣化湿。但应具体分析，本例舌干而破碎属气阴两虚而兼血热，心前区作痛必有瘀阻，便秘腹热属"地道"不通，其治疗的关键在于宣其气机，从上下分消湿热。

【方药】 重用藿香 10 克，茵陈 20 克，薏苡仁 15 克，杏仁 10 克，白豆蔻 5 克，芳香淡渗，以化其湿，湿化则热自解；太子参 15 克，沙参 12 克，丹参 15 克，以养其气阴；远志 3 克，酸枣仁 12 克，五灵脂 12 克，蒲黄 12 克，以定志宁心，通其瘀阻；生地黄 15 克，白芍 15 克，水牛角 30 克（先煎），清血热以凉营，分治合击，共奏疗效。

【效果】 上药煎成鼻饲，1 剂而黏汗，热降至 39℃，再剂汗不粘手而热降至 37.8℃，3 剂体温正常，人清醒而大小便已畅通，知饮索食。复诊易方调理，用黄芪 18 克，桔梗 5 克，土茯苓 15 克，炙甘草 5 克，托毒生肌以治其褥疮，解除特护而安。

医话：此例不是一般急症，而是疑难急症，既具有湿遏热伏证候，又具有阴虚血热体征，既有冠心病心前区痛，又有前列腺炎排尿困难，其震颤麻痹有多年病史可以存而不论。因而首先针对主要矛盾——"湿遏热伏"的高热不退，必须化湿清热不关门。此方重用藿香、茵陈，即王孟英甘露消毒丹之要药也。再按照《伤寒论》麻黄升麻汤原理，多角度，多层次，注意体质，调节用药，使与本证有相关因素的次要矛盾亦迎刃而解。体温因汗解至正常后，疗效巩固。

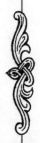

12. 湿温高热吐泻（急性胃肠炎）

【病者】王某，女，年 46 岁。

【病名】湿温高热吐泻。

【病因】患者于旅游途中因天热恣饮冷泉水，旋即汗不出而身体不适。

【诊疗经过】当晚，恶寒发热，上呕下泻，住入某医院，诊为急性胃肠炎。水入则吐，日泻 20 次左右，5 天未进饮食，高烧 40.6℃。反复输入氨苄青霉素、柴胡注射液及补液等，体温降而复升，每日下午、晚间发热加剧。1 周后体温又升至 40.6℃，而神识昏糊，吐泻仍不止，遂转我院就诊。

【证候】诊其面色淡黄而有油光，眼眶微陷；仍饮水即呕，作喷射状；日夜腹泻 10 余次，量少肛红；诉头昏脑重，胸闷不饮，粘汗腹胀，小便黄短而臊；体温 39.6℃，但两足不热。

【辨证】口虽干不引饮，试与水则随即吐出；腹虽泻而

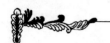

仍鼓胀灼热，以手按之则软；舌质淡红，苔黄白而腻；脉弦小。此属湿遏热伏之上呕下泻。

【治法】 药食不能进，解决入水则吐是关键。

【方药】 用面粉 30 克，调入鸡蛋白，白酒和匀做团，顺手揉胸脯，数十转后，将面团扯碎，中见白色丝状物如羊毛，此清代隋万宁所发明之羊毛疔也。拟方党参 15 克，苍术 12 克，茯苓 12 克，炙甘草 3 克，半夏 5 克，陈皮 5 克，此吐泻中气受损，扶正以固本；藿香 10 克，茵陈 20 克，薏苡仁 15 克，杏仁 10 克，白豆蔻 5 克，此针对湿遏热伏之邪，以寓清宣化湿之法；水牛角 30 克（先煎），锈铁 1 块烧红入黄连 1 克同淬水兑服，以降胃平肝，止其呕逆。

【效果】 患者治后回家，当晚仍以小量多次喂服中药即受而未吐，半夜汗出稠黏，体温渐退，晨起索粥，纳而不吐。连服 3 剂，汗出不粘手，小便利而腹泻止，热退后未反复。

医话：此例湿遏热伏而高烧，受病因素既非雨袭，又非水淋，而是由于恣饮泉水，可见湿遏热伏引起高热，其起因是多方面的。当然首先考虑的是感冒、感染，如用一般抗毒、抗菌解表药治疗体温降而复升者，就要考虑外因的复杂性和内因的素质问题。本例吐泻由于中虚，高热由于湿热郁遏，法用健脾和胃，以治其本，藿香、茵陈清宣化湿以治其标。"食不得入是有火也"，以水牛角、黄连、锈铁降胃平肝，与揉胸法协调取效，在于临证察机，不为现象所惑。

13. 湿温症发斑（血栓性血小板减少出血性紫癜）

【病者】 李某，女，46 岁，住衡阳市卫生局宿舍。

【病名】 湿温症发斑。

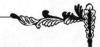

【病因】 有家族出血病史，近因劳累受热卧地淋水而诱发高烧。

【诊疗经过】 全身出现斑点而住入衡阳市某医院。确诊为"血栓性血小板减少出血性紫癜"。先后输血 2 100 毫升，并配合使用血浆蛋白、激素等。仍全血下降，血红蛋白 5 克 / 升，血小板 $9 \times 10^3/mm^3$，白细胞 $5 \times 10^3/mm^3$，网织红细胞 0.146，黄疸指数 28 单位，尿蛋白（＋＋），尿素氮正常，二氧化碳结合力 1.03mmol/L。因为病情危急，市卫生局邀余会诊。

【证候】 初诊，证见发热（38.9℃），胸背手足紫癜，新旧相间，散在出现，巩膜及皮肤黄染。其夫代诉：头部眩晕重胀，胸闷不饥，恶心作呕，不能进食已 1 周，口苦不欲饮水，出汗见于上身齐颈而还，腹胀肢重，午后发热，傍晚神志昏糊，甚至昏厥（见何廉臣主编的《湿温时疫治疗法》云"昏厥一症最为急候"）。大便微溏，小便黄短，舌质淡胖，苔黄白相兼而腻，脉濡带数。

【辨证】 据脉证分析，属湿重于热的湿温症发斑、发黄。

【治法】 宜清宣温化，渗湿除黄，解毒化斑。

【方药】 人参 5 克，苍术 10 克，土茯苓 15 克，半夏 5 克，陈皮 5 克，藿香 10 克，薏苡仁 15 克，白豆蔻 5 克，杏仁 10 克，茵陈 30 克，丹参 20 克，水牛角片 50 克（先煎 1 小时），山楂 10 克，鸡内金 5 克。服 2 剂体温下降（37.8℃），呕止进食，服 7 剂热全退，未再出现新的紫癜，黄疸下降至 10 个单位，汗止尿利，腹胀亦消，神志清醒，语言正常。查血红蛋白 7.5 克 / 升，血小板 $2.8 \times 10^4/mm^3$。脉仍带数。复诊，以原方加炙远志 3 克，丹参减为 15 克，服 7 剂。三诊，由该院主任医师以电话代诉：体温正常，黄疸已退，紫癜完

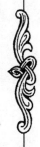

全消失未再出现，眠食及二便均正常，尿蛋白（－），但仍口苦，血红蛋白 11.5 克 / 升，血小板 $10.8 \times 10^4/mm^3$，白细胞 $8 \times 10^3/mm^3$，中性粒细胞 0.76，网织红细胞 0.013。据其所述，断为湿去热退后气阴两虚，电话处方：太子参 15 克，沙参 10 克，丹参 15 克，白术 10 克，茯苓 12 克，半夏 5 克，陈皮 5 克，白芍 15 克，女贞子 15 克，山楂 10 克，鸡内金5 克。服此方 10 剂，带药出院。

【效果】 四诊：面色红润，紫癜消退未再出现，眠食俱佳，活动如常，查化验报告单：血红蛋白 11.5 克 / 升，血小板 $12.5 \times 10^4/mm^3$（已稳定 1 个月），白细胞 $9 \times 10^3/mm^3$，中性粒细胞 0.66，肝功能、血压正常。舌质淡红，苔薄白，脉弦缓。予益气养血，健脾助化药善后。1 个月后反映，血红蛋白 13.4 克 / 升，白细胞 $5.4 \times 10^3/mm^3$，血小板 $2.80 \times 10^5/mm^3$，网织红细胞（－）。

医话：本例西医诊断是血栓性血小板减少出血性紫癜，中医辨证是"湿重于热的湿温症发斑，发黄"。按《温病条辨》辨证为"湿遏热伏"，用清宣化湿法，不斤斤于治病的现象——紫癜，而是遵《内经》"必伏其所主而先其所因"，即抓住矛盾的主要方面——湿温。这就是清代温病学家流传下来的宝贵经验。

14. 湿温症发斑（系统性红斑性狼疮，血检阳性）
【病者】 潘某，女，年 27 岁，深圳某公司职工。
【病名】 湿温症（湿遏热伏）。
【病因】 因吃海鲜过敏。
【诊疗经过】 1995 年 2 月上旬忽患恶寒发热，眼眶下及胸部出现红色斑点，并发指关节疼痛，入住福田某医院，实验室检查为系统性红斑狼疮，血检阳性，但未培养出狼疮细

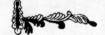

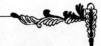

胞。用雷公藤片、激素及输液、抗感染等治疗，红斑虽消，两个月晨低晚高发热不退，有时热甚出现昏厥。转某医院，仍未查出狼疮细胞，因肺部感染，抗感染治疗后，亦用雷公藤片、激素（40毫克/日）及输液治疗，住院1个月热仍反复发作，5月13日来我院就诊。

【证候】 证见发热汗出，体温午后开始上升，晚上39.5℃，夜半出汗逐渐退烧，次晨降至低热形成规律性，呈满月脸有油光，头晕沉重，饱闷不饥，口干不欲饮，大便不畅，小便黄臊，舌尖边红，苔黄白相兼带腻，少气懒言，昏沉嗜睡，有时出现昏厥，脉濡细带数，西医辨病属"系统性红斑狼疮？"。

【辨证】 辨证属湿温症湿遏热伏（似与持久输液有关，《伤寒论·太阳篇》云："病在阳，应以汗解之，反以冷水潠之，若灌之，其热被劫不得去，弥更益烦"，宋本141条）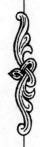

【治法】 宜益气清营，清宣温化。

【方药】 西洋参3克，水牛角50克（先煎4小时），生地黄15克，牡丹皮12克，赤芍12克，苍术12克，土茯苓15克，薏苡仁15克，杏仁12克，白豆蔻4克，藿香10克，茵陈15克，石菖蒲10克，蚕砂12克，炒桑枝15克，鸡内金5克。每日1剂，7剂。5月22日复诊，服上方3剂后，汗出粘手，大便通畅，小便转清，热即下降，指关节痛缓解，服完7剂，神清语出，胃纳亦开，惟汗出口干，疲乏无力，夜卧不宁，此湿遏热伏虽解，气阴两虚明显，易方西洋参5克，沙参12克，丹参12克，黄芪18克，山药15克，薏苡仁15克，白芍12克，炙甘草5克，炙远志3克，炒酸枣仁15克，浮小麦12克，冬桑叶10克，10剂。5月31日三诊，热退后未再反复，自汗、盗汗均止，眠食均可，已能

步行就诊，但脱发仍多，嘱令渐减雷公藤片及激素。

【效果】 在清宣温化、热退正虚的情况下，给归脾汤加减，连服 50 剂，满月脸消失，秀发重生，体重增加 5 公斤，仍以原方加减间服，12 月底复查，血、尿常规检查无特殊，疗效巩固。

医话：治湿温症易，治气阴两虚的湿温症难，一般认为，养阴则滋湿，燥湿则伤阴，因忆清代徐灵胎在其所著《医学源流论》中云："盖药之性，各尽其能，攻者必攻强，补者必补弱……如大黄人参同用，大黄自能逐实，人参自能补虚"，亦离行坎止之义，故本案用西洋参、犀角地黄汤，养其气阴而寓清营通降之法，三仁合甘露消毒丹加减，清宣温化以解其湿遏热伏之邪，养阴与化湿并行不悖，所以速效。但患者临床治愈 8 个月后，放心不下又去西医院检查，其他血常规检查正常，培养仍无狼疮细胞，而血检狼疮仍阳性。患者乃郁郁不乐，顾虑重重而引起血压增高，竟以脑血管病变垂危（病理检查，狼疮细胞阴性）。此为治病治人不治思想者戒。

15. 湿温症坏病（肠热症晚期）

【病者】 聂某，女，25 岁。住长沙市。

【病名】 湿温症坏病。

【病因】 患者阴虚热伏，遇霉雨而发湿温症。

【诊疗经过】 某医院诊断为"肠热症"。西医曾用氯霉素治疗，因白细胞降低停药，已 40 余日，但饮不食，20 余日聋哑不言，回乡准备后事。

【证候】 四肢微厥，头摇目圆手动，与水则咽，不与不需，人事昏沉，便尿遗失，针跌阳、涌泉无痛感，脉细软无神，舌微红光淡，少苔（原来舌苔煤黑枯厚曾剥落 3 次，皆

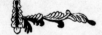

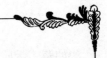

系极坚韧之壳质）。

【辨证】 此系湿温症末期，气液两伤，肝风内动，痉厥危症，幸眼有神，脉未乱，许以可治。

【治法】 宜气液两补，育阴潜阳，和肝息风，兼助消化。

【方药】 人参5克，生地黄15克，山药15克，山茱萸10克，白芍15克，炮姜2克，炙甘草5克，酸枣仁12克，龙骨15克，牡蛎15克，龟板15克，鳖甲15克，石斛20克，五味子2克，鸡内金5克，焦谷芽10克。

连服3剂，痉厥不作，目能转视，口始能言索粥饮。复诊以原方再进2剂，肢体始能活动，人事更清，每次能食稀粥1盅。

三诊：病人性躁而耳聋，颇以为苦，易方以磁朱六味加杞、菊、桑、丹，日服1剂，1个月后，耳聋烦躁渐愈。盖此方能摄气归原，濡养神经故也。以龙眼肉、大枣、山药、莲子、薏苡仁、桔饼、炖猪肚，少量多餐，服之康复。

【效果】 治愈后休养半年，恢复工作。

医话：肠热症属湿温范畴，中医按卫气营血论治。本例病人晚期，气阴两伤，肝风内动，痉厥并至，遵叶薛吴王之法，用三甲复脉汤加减治之，其中以干姜甘草温其四末，芍药甘草解其痉挛，仍仲景法也。综合用之，转危为安。

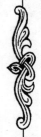

16. 热霍乱（虎疫）

【病者】 杨某，男，28岁，住长沙市原宝南街。

【病名】 热霍乱。

【病因】 烈日下作业，渴饮生水。

【证候】 吐泻交作，吐出如射，泻出臭秽如洗肉水，壮热昏谵，烦渴引饮，目赤足冷，转筋了戾，小便赤涩，头汗

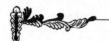

如蒸，舌质深红，苔黄糙，脉洪数。

【辨证】 根据当时的流行情况，此属热霍乱。

【治法】 宜苦辛甘寒直清里热而祛暑邪。

【方药】 葛根 15 克，黄芩 15 克，黄连 6 克，炙甘草 4 克，生石膏 30 克，滑石 15 克，白术 12 克，茯苓 15 克，猪苓 15 克，泽泻 15 克，肉桂 2 克（同煎），日夜连服 2 剂。

【效果】 次晨人事已清，热降而吐泻大减，原方去石膏、肉桂，加西洋参 5 克，陈皮 6 克，厚朴 6 克，藿香 10 克，日服 1 剂，2 剂吐泻止。易方以参苓白术散加白芍、石斛、乌梅健脾养胃而安。

医话：本例体壮而病暴，用《伤寒论》葛根芩连汤泻热以升清，《医学启源》桂苓甘露饮祛暑利尿以降浊。此"邪去正安"之效也。

17. 寒霍乱（虎疫）

【病者】 周某，58 岁。住汨罗南峇。

【病名】 寒霍乱。

【病因】 患者于夏月过食生冷，突然上呕下泻。

【证候】 出现四肢厥逆，手足转筋，声嘶目陷，口渴引饮，喜饮盐汤，舌苔白滑，脉沉微欲绝。

【辨证】 此系虚寒呕泻，因当地有霍乱流行，亦称此病为霍乱。

【治法】 宜先回阳救急。

【方药】 党参 30 克，附子 24 克，炮姜 10 克，茯苓 15 克，酒炒白芍 15 克，炙甘草 5 克。

【效果】 当晚煎服 1 剂，夜半，阳回肢温，呕泻势定，易方用连理汤加乌梅、酒炒白芍、木瓜，津液渐回，转筋即止，继续调理半月全安。

44

医话：本例日夜索饮浓盐开水约 2 000 毫升（含食盐约60克），似与注射生理盐水治霍乱脱水法异而效同。

18. 疟疾夹痰

【病者】 陈某之妻，30 岁。住华容县湖区。

【病名】 疟疾。

【病因】 夏秋之交，湿郁蚊滋。

【诊疗经过】 西医院检查：疟原虫阳性。

【证候】 先寒后热，寒战肢厥，高热 40℃，口渴饮水，汗出热解，每日 1 次，发于下午，历时约 4 小时，连续 3 周后，体力不支，影响眠食，头昏脑涨，恶心吐涎，便滞尿黄，舌质淡红，苔薄白而腻，脉弦小带滑。

【辨证】 疟疾夹痰

【治法】 和解表里，兼治病原。

【方药】 柴胡 18 克，黄芩 12 克，党参 15 克，半夏 10克，炙甘草 5 克，生姜 3 片，大枣 3 枚，常山 10 克（酒炒），草果 6 克，白豆蔻 4 克，鸡内金 5 克。每日 1 剂，煎两次分服。

另用鸦胆子去壳取仁（完整勿碎）用胶囊每囊装 4 粒，每服 3 个胶囊，日 3 次，饭后一刻钟温开水送服。

【效果】 于疟发前两小时，服第一煎，疟发后两小时服第二煎。服第一剂，吐出痰涎量多，疟发即减轻而寒热时间缩短。服第二剂，又吐出痰涎量少，疟发提前而更轻。服第三剂，未见痰涎吐出而头昏止，并服鸦胆子 3 天（共 108粒）。从第四天开始，疟疾已停止。几次检查，也未查出疟原虫。愈后以香砂六君收功，疗效巩固未复发。

医话：小柴胡之用是调整机体，平衡阴阳。语云："无痰不作疟"，常山得甘草则催吐因疟疾影响新陈代谢而蓄积

的痰涎，常山又能助鸦胆子清除疟原虫，亦中药之奎宁也。朱链《新针灸学》记载：于疟发前，针大椎、陶道、间使穴，亦能增强白细胞作用，消灭疟原虫，此治病与调整机体以提高抵抗力，是殊途同归的。

19. 痢疾危证（细菌性痢疾）

【病者】 彭某，男，37岁。住汨罗毛家坊。

【病名】 痢疾危证。

【来诊原因】 患者劳累受寒，新秋患痢。

【诊疗经过】 某医日与泻药治两周，下愈多而完谷不化，噤口不食，其人身热烦躁，欲卧水中。

【证候】 口渴欲饮，得水不能饮，目睛红赤，肛门如烙，舌苔厚起刺，但舌质淡白而滑，脉洪大无力，重按则空。

【辨证】 脐腹轻抚则热，重按则冷，察其上虽热而两足如冰，此乃虚寒痢疾阳欲脱亡之候。

【治法】 宜温中回阳。

【方药】 附子理中汤：党参15克，白术12克，附子6克，炮姜5克，炙甘草5克，加山药15克、益智仁3克。

冷服1剂，热退身安，反引被自盖，口饮沸汤，痢下稀而肛门不灼热；服二剂，能稍进稀食，但目不能交睫，日夜无眠。拟原方去附、术加地黄炭、酒炒白芍炭。服1剂，能稍卧片时，痢虽止而洞泄不止。

原方仍用白术，加茯苓、补骨脂、肉豆蔻霜，泄下渐稀。又一身大肿，原方仍用附子5克，再加黄芪20克，薏苡仁15克，茯苓12克。续服10剂。

【效果】 泻止，遂转疟疾，每发一次，汗出如膏，稠浊粘手，三发而身肿尽消，饮食大进，改服香砂六君调理

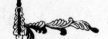

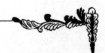

而愈。

医话：阴证似阳，伤寒如此，痢疾亦然，但伤寒易辨，痢疾惑人，阳回痢止而洞泻是其常，泻渐稀而发肿是其变，转疟汗出而肿消，则是变中之变。这里的"疟疾"指发寒热而非真疟，乃气机通达病机向外的表现。故叶天士云："此战汗之门户，转疟之机括"（见叶香岩《外感温热篇》），即指此等变化而言。医者如操舟之工、应敌之将，宜辨证察机，使"药随病变，病随药愈"，才是医家上乘。

20. 噤口痢

【病者】 彭某，男，32岁，住汨罗毛家坊。

【病名】 噤口痢。

【病因】 当时当地有传染因素。

【诊疗经过】 前医针对恶寒发热，腹痛，里急后重，日夜下红白冻十余次，用河间芍药汤加荆芥、防风、金银花炭等，汗出而寒热解，里急后重，下利次数亦减少。此后出现口噤不食，且恶闻食气已5日未进餐。

【证候】 眶陷脱水，声嘶口干，烦躁不眠，下痢次数多而量少，虚坐努责，舌质红而无苔干光，脉象细数无力。

【辨证】 此气阴两虚，胃气将绝。

【治法】 宜益气养阴，保胃气存津液。

【方药】 西洋参5克（蒸兑），生地黄15克，麦冬15克，沙参15克，玉竹15克，山药15克，石莲子（去壳捣烂）15克，白芍12克，炙甘草5克，石斛15克，乌梅3粒，谷芽10克，鸡内金5克。药宜小量呷服。

在服药的同时，先用活鲫鱼7只（去肠杂），加入黄醋、香豉、姜末（少许），香葱适量，装于大碗内，上封薄纸刺孔透气，于病人床头蒸之，使香气溢于室内，第一日无反

应，服药 2 剂，并使用鲫鱼方，病人始闻香思食，先令喝鱼汤，感到有味，乃进米粥并以鲫鱼佐餐。

【效果】 用鲫鱼 3 天，服益气养阴 7 剂，舌质转为淡红有薄苔，脉弦细不数，神安能眠，每餐食粥 2 两，便红不见，仍有虚坐努责感，原方加黄芪 15 克、桔梗 5 克，再服 7 剂。里急后重缓解，以归芍六君子汤善后。

医话：本例噤口属胃阴将竭，用大剂叶氏养胃汤，不杂一味治痢药，此治病亦治人之理也。烹小鲜开噤口，此民间有效的开胃疗法，特表而出之。

21. 休息痢（阿米巴痢）

【病者】 黄某，男，36 岁，住汨罗铜盆寺。

【病名】 休息痢。

【来诊原因】 食不洁饮食，患痢疾迁延不愈，反复发作。

【诊疗经过】 经某医院检查为阿米巴痢，以四环素、安痢平等治疗，临床疗效好，但副作用多，且隔年又发作。因而就诊中医。

【证候】 发作时，腹痛，稀便呈果酱样，大便腥臭，有时排出血便，呈块状，不粘便桶。无恶寒发热症状，食纳可，舌质淡红，苔白腻，脉弦小带滑。

【辨证】 属湿毒蕴结的休息痢。

【治法】 宜清除湿毒，攻化蕴结。

【方药】 鸦胆子 252 枚（去壳取仁）勿令损坏，择白色颗粒为佳，陈旧油黑者勿用。

【用法】 用大号空心胶囊，每囊装药 3 粒，每服 4 个胶囊，日服 3 次，于三餐饭后一刻钟温开水囫囵吞下，切勿嚼破，否则将引起恶心呕吐。以 7 日为 1 个疗程，在服药过程

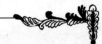

中如出现腹痛，则以煨白芍 12 克，炙甘草 5 克，砂仁 4 克，鸡内金 5 克，煎汤服之即止。

【效果】 上方服 1 日，首先排出如鱼脑猪肝样腥秽之物甚多，服至 5 天，大便已成形，服完 1 个疗程，未再发现血便，即以香砂六君子汤 10 剂以善后，逾 1 年反映，愈后未复发。

医话：鸦胆子治休息痢，首见于《幼幼集成》，认为此药极苦直达大肠，张锡纯在《医学衷中参西录》中云："鸦胆子味极苦、性凉，为凉血解毒之要药，善治赤痢，防腐生肌，诚有奇效"。本品擅清热燥湿解毒去腐之长，用于久治不愈的原虫痢，诚有捷效。语云："暑毒害脾，湿气连脚，不疟则痢，不痢则疟"，此二者病原不同，均用鸦胆子治之而疗效显著。

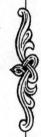

冠心病论治发微

在临床上冠心病包括心绞痛、心肌梗死、心律失常、心力衰竭与猝死 5 个类型。实践证明，除猝死外，中医辨证论治是防治冠心病的重要而有效的途径之一。现从明辨要点、抓住本质、审证求因 3 个方面谈刘老体会。

明辨要点

冠心病患者心绞痛或心肌梗塞，多有明显的气虚血瘀和气滞血瘀表现。气虚血瘀临床表现是倦怠无力，汗出气短，精神疲惫，懒言声低，膻中剧痛，唇面隐灰，舌质紫暗，苔

白腻，脉涩结代。按照《素问·阴阳应象大论》"气虚宜掣引之""血实宜决之"的治疗原则，以益气活血法治疗。此法扶正祛邪，标本兼顾，既可防止破血耗气，又可避免滋补壅滞，达到"疏其气血，令其条达，而致和平"的目的。

但在治法上要注意对症候群的分析。如活血化瘀法，近年来在防治各种常见病多发病中广泛应用，而且对于一切疑难杂病也取得了较好的疗效，尤其是在心血管疾病方面应用广泛，效果明显。因此，对瘀血在心血管疾病方面的主要症状和体征，应有较确切的了解。

疼痛："痛则不通，通则不痛"，血瘀则血脉不通而致痛。瘀血疼痛的特点：痛有定处，痛处拒按，日久不愈，夜间为甚，反复发作，痛如针刺、刀割、压榨样等，临床上多见于胸痛（心绞痛、心肌梗死、心肌炎、心包炎等）。典型的心绞痛，即"真心痛者，旦发夕死，夕发旦死"（《难经·六十难》），它的外在症候是"手足青"——四肢末梢呈乌紫色；又"手足清至节"（《灵枢·厥病》），清即凉冷的表现。

胸闷：病者自觉胸中堵塞窒闷，呼吸不畅，善太息，以呼出为快。冠心病患者此病多见，甚至多于疼痛，尤其是痰浊瘀血、气滞血瘀患者多见。

紫绀：口唇面颊紫绀，亦为瘀血之明证。

皮肤瘀点瘀斑：瘀血阻滞，血行不畅，溢于皮下为瘀血之征。

静脉怒张：头面、颈部静脉怒张，舌下静脉紫暗胀大，亦为瘀血之体征。

舌质紫暗或有瘀点瘀斑：心开窍于舌，舌为心之苗，为心脉的外候，心血瘀阻则舌紫暗或有瘀点瘀斑，此为瘀血的明显体征。

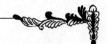

脉象：脉涩或促、结、代、散乱，瘀血阻滞，血行不畅，脉道失充，多见于各种心脏病引起的心律失常。

上述症征，可以共见，亦有只见一二，诸症不必悉具。久痛入络，怪病多瘀多痰，前人经验，不可忽视。

审证必须求因，导致本病有先天之因与后天之因：①先天之因："人年四十，阴气自半"。"八八"以后，"肾气衰"。其他脏腑亦相继出现衰退病征。所以老年心绞痛病人虽然表现为心之"正经"或其"别络"病变，但常常是其他脏腑有病相关，因为其经络是相通的。治疗应标本兼顾。老年人心肾气虚或阳虚的证候常较突出，不能温润五脏，温煦心阳，故心绞痛发作时，疼痛症状可以不重，但疲乏无力，畏冷胸闷和短气自汗却可能较显著。②后天之因：《素问·通评虚实论》说："消瘅击仆，偏枯痿厥，气满发逆，肥贵人则膏粱之疾也。"从字面上看，似与冠心病无关，实质上关系是非常密切的。导致冠心病危候常常由于三高——高血脂、高胆固醇、高血压。多见于中年以上嗜烟酒、肥甘、房室不节之人。"心所谓危"，可以发人深省。

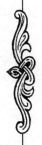

抓住本质

在冠心病的实证辨证上，大多数学者均认为冠心病的实邪主要是血瘀、气滞、痰阻与寒凝4证，心绞痛是本病最常见的临床类型，胸痛、胸闷是常见的症状，甚至放射到左上肩臂，相当于中医的"胸痹""心痛"。"心痹者则脉不通"。"涩则心痛"，涩主血瘀，说明心绞痛的发生主要是心络不和，心脉瘀阻，心血凝滞，而气滞、痰阻与寒凝均可直接或间接地导致血瘀而痹阻心脉。所以血瘀是本病的主要实邪，常可兼夹其他实邪，尤其易与气滞并见而为血瘀气滞证。现探讨如下。

血瘀:"心主血脉",心病而有血瘀者,主要症状为胸闷心痛,痛有定处,多为刺痛性质,心悸气急,面色萎黄,舌质暗紫或有瘀点,舌下青筋显露,脉沉细代结。治宜化瘀通络。但化瘀必须注意气的作用,分析《医林改错》诸方,不外"理气化瘀"和"补气化瘀"两大法门。补气重用黄芪,畅通冠脉流量,使其力专而起推动作用;如在心绞痛时属气虚血闭者,证见胸闷气短,爪甲乌紫,唇青,舌边青紫,宜重用黄芪 60 克,丹参 15 克,三七 10 克,五灵脂 12 克,蒲黄 10 克,延胡索 10 克,川芎 3 克,草豆蔻霜 5 克,再加水蛭粉 3 克,肉桂粉 1 克和匀(装入胶囊)分 3 次服。有一部日本科教影片,在心脏手术中,出现冠状动脉大量的血栓情况,对我们的启发很大。

寒凝:血瘀是病理因素,寒邪在痛证的发病因素(诱因)上占重要地位,作为以心痛为主的冠心病亦不例外。由于寒性收引,脉寒则挛急,血寒易凝泣,故寒邪易致血瘀,微循环研究亦提示寒冷能引起外周循环障碍,同时遇冷时刺激性增高,代谢增强,心肌氧耗增加,故心绞痛与心肌梗死均好发于寒冷季节,且多数易发于夜间,也是符合《灵枢》"旦慧,昼安,夕加,夜甚"规律的。不少患者在心绞痛发作时,常呈阳虚、寒凝、血瘀证候,或呈厥痛、肢冷的表现。因此在冠心病因素中应注意到这个方面。但治病必须治人,外因是通过内因起作用的,此类患者多因上焦阳虚,阴邪上逆,闭塞清阳,阳气不得宣通使然。如 1 例患者张某,60 岁,有冠心病史,夜间突发心前区绞痛,表现额汗、肢冷、环唇及爪甲青紫,舌淡苔白,心动过缓而脉迟无力。因仓猝之间购不到药,乃用丁香、肉桂 2 味等分磨汁灌服,更

重要的是按民间经验，针刺两手内关穴，脉厥不至则针尖向上，用补的手法，脉出痛不止则针尖向下，用泻的手法，针入气通，痛止脉回，再给以桂枝甘草汤，则手足温而青紫消失。

剧痛属虚脱者，多冷汗，肢冷，舌淡，脉微细，宜用药简功专的参附固脱。

此外，心脾气虚的患者亦为多见。心绞痛非发作期，隐性冠心病之心脾不足，气虚络阻。如1例吴某，女，44岁，证见头晕目眩，心悸气短，胸闷神疲，纳少便溏，面色少华，舌质淡紫，脉细弱，时或结代，宜养心通络，方用归脾汤加减：党参、黄芪、白术、茯苓、丹参、当归、远志、酸枣仁、益智仁、炙甘草、生姜、大枣。亦即《内经》塞因塞用，补气以行气，气行则血活之旨。如久痛络塞，结聚为痹，按叶天士"初病在经，久痛入络"的见解，于处方中加血肉有情之品鹿茸片1～1.5克，温经络而通血痹，治心绞痛，痛彻肩背者，多能取效更捷。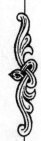

还有一种更为多见的是气阴两虚型冠心病。心绞痛的病机是心脏的气血不利，不通则痛，心以血为体，以阳为用，血液的运行有赖于心脏阳气的鼓动，所以心绞痛的发病不仅与心血不足有关，也与心阳衰弱有关。如1例刘某，男，65岁，有冠心病史，突然发生心绞痛，症见舌红无苔垢，脉结代，心动悸，治疗必须兼顾。宜用仲景复脉汤为基本方，其中地黄、麦冬、阿胶养心血；人参、桂枝、炙甘草扶心阳、益心气。因疼痛明显，加强活血祛瘀之品，常用的有丹参、红花、五灵脂、蒲黄、延胡索、三七等；如见心悸、烦躁、失眠，佐以安神宁心药如远志、酸枣仁、柏子仁等。此方是具有传统经验的，日人用雷允上六神丸加人参名"救心丹"，刘老用六神丸加人参、附子等名"活心丹"，皆是从气阴兼顾或注重心肾之阳而进一步发挥的。

审证求因

如同属冠心病，因脏腑盈虚不同，体质强弱有异，诱发因素非一，则应见病不治病而审证求因以治人，兹举2例如下。

案例1，毛某，患冠心病心绞痛，住入江西省某医院，并成立了专家诊疗小组，用心电图仪日夜监护。3日来病情加剧，每到晚间不能平卧，胸闷气塞，左右胸部胀痛，以心前区尤为明显，且放射到肩背。自感"气提不上吐不出"，冲逆作呃，连呃不止，语不成声，水饮难下，腹胀如鼓，大便不通，曾给开塞露，暂通而复秘，几近势不可逆。我省心血管专家孙明教授应邀往诊时，见其以手护心，面色晦暗，呃声频作，自诉胸窒、闷痛、气冲、便秘、腹胀、呃逆最为所苦。观其舌质紫暗而胖润，苔白腻滑，脉象阳微阴弦，心率60次/分，而症见胸痹心痛、气冲作逆连续不断，诊疗小组汇报情况后，孙明教授说，我要用的药你们都用过了，建议改服中药，请刘老主方。据脉象乃"阳虚阴胜"，据舌象乃"气滞血瘀，痰凝寒结"之证，心阳如离照，心阳虚影响到脾肾之阳，故升降失调，上呃下秘，肠为之苦鸣。《内经》云："中气不足则溲便为之变"，《十四经发挥》云："脾脉从胃别上膈，注心中"，因而产生循环性腹胀，腹饱亦胀，腹空亦胀。此乃脾肾阳虚，故中气无权而升降失调，气不纳而大便不利。所谓"肾司二便"故也。《难经》云："损其心者调其营卫。"定方：人参6克，白术12克，茯苓10克，炙甘草5克，半夏5克，陈皮5克，黄芪30克，丹参12克，

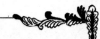

炙远志 4 克，炒酸枣仁 15 克，白芍 10 克，肉桂 2 克，制附子 5 克，炮姜 3 克，杜仲 15 克，补骨脂 4 克，锁阳 12 克，肉苁蓉 15 克，砂仁 4 克，鸡内金 5 克。此《内经》"塞因塞用"之法。专家组协商暂停西药。当日下午开始服中药，晚上矢气下行，呃止入睡，次日不用开塞露而大便已行，原方续服，心舒痛缓，大便日行 2 次，已能起床进食。料理工作后 3 日复诊，脉象阳微稍振，阴弦不坚而律整，舌象仍质暗而苔滑，口不渴而喜热饮，专家组一致赞同效不更方，即以原方作丸服。方解：参、芪、丹参、肉桂以益气活血，所谓"阳得正其治于上，阴自顺其化于下"，远志、酸枣仁以宁心。六君、砂仁、鸡内金健脾以助化，"脾胃一健则气血化生，脾运一行则湿痰自化"。附子、炮姜温脾肾之阳以通痹，以白芍制其亢亦犹"真武"之意。《灵枢·口问》云："下气不足，则为痿厥心痛"，杜仲、补骨脂、锁阳、肉苁蓉补肾纳气，益血润肠，此针对心闷、呃逆、便秘，使降而愈逆、通而愈秘者得到所谓"欲求南风，须开北牖"是也。或谓气逆而用参、芪，便秘而用白术，何以解释？余曰：黄芪主循环性腹胀（其特征是胸闷气短，空腹亦胀），功效强心通脉，循环一畅，腹胀自已。《名医别录》云："人参疗心腹疼痛，胸胁逆满"，所谓益气通阳"塞因塞用"也。至于白术则用以调整大便，见仲景《伤寒论》和《金匮要略》桂枝附子汤"若大便坚，小便自利者，去桂枝加白术汤主之"，健中助运，"气内复而机自行"，近世魏龙骧验之于前，非无师之智也。凡久用一般寒降通便药而愈通愈秘，导致肠肌麻痹而肠鸣转盛者，非桂附理中（含白术）温中通阳不能解决，此即清·陈修园所谓"开冰解冻法"。乃用此方研极细（过 100 目筛）炼蜜为丸梧桐子大，每服 30 丸，日夜 4 次，以巩固

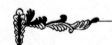

疗效。

案例2，吴某，因冠心病突然发作而与毛某同住一院，属同一专家诊疗小组负责治疗。连续3日胸闷气短，心电图监护示阵发性心动过速出现室性早搏。稍一活动即喘气不止，心跳加快。患者对许多西药过敏，服用麝香苏合丸1丸，即呕恶而心动更速，出现室性早搏，夜间烦躁不眠。余应邀会诊时，症见以手护心，神情不定，不能下床行动，颜面轻度浮肿，且呈油光，自诉胸闷不舒，恶寒发热，汗出粘手，口干不欲饮，小便黄，大便微溏，舌质淡红，苔白腻，脉象濡滑，节律不齐。据病情介绍，实因水灾严重，身入现场，日夜劳累，雨湿侵袭，既诱发了原有的冠心病，又患湿邪感冒，还要考虑其有对药物过敏及血吸虫病两次治疗史，需护肝养胃。既要针对冠心病的宿疾，又要针对湿邪外感的新病，故治宜"必伏其所主"，"损其心者调其卫"，而先其所因——"湿遏热伏，宜清宣温化"，标本兼治，双管齐下。方用：党参12克，苍术15克，土茯苓15克，半夏6克，陈皮6克，黄芪18克，丹参12克，杏仁12克，白豆蔻4克，薏苡仁15克，藿香10克，茵陈15克，鸡内金5克。煎服。另以黄芪15克，酸枣仁15克泡水代茶饮。连服3剂，汗出即不粘手，恶寒发热消失，旋汗出亦止，两晚均能熟睡。4剂后，胸闷气短缓解，脉律整齐，并撤去心电图监护而回办公室工作。次日复诊，邀西医教授作全面检查，心电图正常，未出现早搏，面色油光消失，食纳可，二便如常。舌质淡红，白腻苔已去，脉象弦缓，重按则涩，据此续立丸方以善后：人参10克，白术12克，茯苓12克，炙甘草5克，半夏5克，陈皮5克，黄芪30克，丹参20克，炙远志10克，酸枣仁30克，白芍12克，三七10克，杜仲15

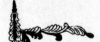

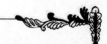

克，补骨脂 5 克，枸杞子 15 克，菟丝子 15 克，砂仁 10 克，鸡内金 10 克，10 剂，研细（过 100 目筛）炼蜜为丸梧桐子大，每服 30 丸，日夜 4 次，坚持服药以巩固疗效。本方以六君子汤加砂仁、鸡内金，健脾和胃以资化源，黄芪、丹参益气活血，远志、酸枣仁养心安神，白芍、三七均入肝经协同泡水代茶饮，黄芪、酸枣仁以护肝，杜仲、补骨脂、枸杞子、菟丝子补肾纳气以固先天之本，亦即治疗胸闷气短之源。此整体调节维护胸中宗气而畅通冠脉流量以营养心肌，使治而不治的疾病，达到不治而治的效果。同时应邀会诊的孙教授说："西医辨病，中医辨证，如此方能发挥其用药专长，这是高层次的中西医结合。"其结果，迄今 3 年半，疗效均巩固。

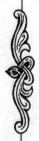

医话：中医学是一门积极追求健康的自我稳定的生态医学，中医理论是一种对人体正气内在潜能的努力发掘和加以提高的理论，这就是中医治病必须治人的理论根据。病有内同而外异，或内异而外同，故有"同病异治，异病同治"之法。上 2 例同是冠心病，都以养心通脉为主，都从健脾助化，补肾纳气的相关因素考虑，但由于体质不同，前者用温通。又由于诱发因素不同，按"伏主先因"的原则，第二例先治其湿温病邪。用苍术、土茯苓解其湿热郁结，用三仁以温化其湿，藿香、茵陈清宣其热。此病同而证异，所以同病异治，皆收显效。此中医辨治精细之处，据此复举以下 3 例病案以供临证参考。

1. 胸痹（冠心病供血不足）

【病者】张某，男，46 岁，湘潭市。

【病名】胸痹。

【病因】劳累受寒。

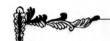

【诊疗经过】 经地区人民医院诊为冠心病脑供血不足。

【证候】 胸闷气短不足以息，头晕已5年，行坐均气短心慌，怔忡，胸部如石压，夜晚常需迅速起坐，稍劳累病即加剧。睡眠差，食纳可，形寒，大便不成形，小便夜多，舌质淡胖而润，脉微细无力。

【辨证】 脾肾两虚，心阳不振。

【治法】 健脾温肾，提振心阳。

【方药】 党参15克，白术12克，茯苓12克，炙甘草5克，半夏5克，陈皮5克，黄芪20克，丹参12克，炙远志3克，酸枣仁15克，山药15克，附子5克，炮姜5克，杜仲15克，补骨脂4克，菟丝子15克，益智仁4克，肉桂1克（同煎），鸡内金5克。每日1剂，煎3次分服。

复诊，此方先后共服28剂，气短改善，头晕稳定，形寒肢冷好些，坐则呼吸正常，行动仍气促，眠食尚可，大便成形，夜尿由6次减至2次，舌质淡红，苔薄白，脉弦小。以原方去丹参，黄芪加至50克，加山茱萸10克（合三五七散之意），天麻12克（合半夏白术天麻汤之意），20剂研细末，炼蜜为丸梧桐子大，每服30丸，日夜4次。

【效果】 3个月后复查，心脑供血正常，心不慌，头不晕，疗效巩固。

医话：本例从脉微细，形寒便溏，测知是脾肾阳虚影响心阳不振，而心脑供血不足，但益心阳而不治脾肾之本，是犹拔苗助长，无益有害。今索其病本而治之，则5年之病，百日治愈也。

2. 胸痹（心房、心室肥大，心供血不足）

【病者】 赵某，男，54岁，娄底地区行署。

【病名】 胸痹心痛。

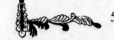

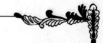

【病因】 劳累受寒。

【诊疗经过】 经广州某医院检查有高血压病，CT 扫描示心房、心室肥大，心供血不足。

【证候】 胸闷气短，心前区隐隐胀痛，放射到肩背，头晕，双下肢无力。口喜热饮，眠食俱差，舌质暗红，苔薄白带腻，脉弦带涩。

【辨证】 气虚心阳不振，血行不畅。

【治法】 益气活血，提振心阳。

【方药】 党参 15 克，白术 10 克，茯苓 12 克，炙甘草 5 克，半夏 5 克，陈皮 5 克，黄芪 30 克，丹参 15 克，炙远志 3 克，酸枣仁 15 克，五灵脂 12 克，炒蒲黄 12 克，延胡索 10 克，砂仁 4 克，鸡内金 5 克。

每日 1 剂，煎 3 次分服。另以黄芪 15 克，酸枣仁 15 克煎水代茶饮。

先服主方 14 剂，病情稳定。因路远，电话联系原方再服 14 剂。

复诊，胸闷气短，心前区隐痛缓解，惟头晕，双下肢无力，原方去五灵脂、蒲黄、延胡索，加杜仲 15 克，巴戟天 12 克，山药 5 克，山茱萸 10 克，附子 4 克，继续服 21 剂，心痛止而未发，头晕无力好转，心电图改善，已上班工作。

【效果】 3 个月后复查，心电图正常而疗效巩固。

医话：此例胸痹心痛，始终重用黄芪以畅通心胸脉络，是以"痛则不通，通则不痛"为理论根据的。近人研究，黄芪治疗缺血性心脏病，近期疗效高，远期疗效好，是信而有征的。

3. 胸痹、心悸（早期冠心病）

【病者】 吴某，女，43 岁，住长沙市兴汉门。

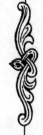

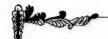

【病名】　胸痹、心悸。

【病因】　工作劳累。

【诊疗经过】　经某医院CT扫描、B超、心电图检查：①病毒性心肌炎后遗症；②早期冠心病；③β-受体拮抗症。住院治疗，用利多卡因静脉滴注，先后治疗20多天，在使用过程中出现记忆力减退，痴呆，食纳差，肾功能受损，自动出院就诊于中医。

【证候】　颜面黄白起斑，心慌，怔忡，头晕，记忆力减退，胸闷气短，动辄心动过速，肢体疲劳，月经先期（量少），舌质淡红，苔薄白，脉弦细，参伍不调。

【辨证】　心脏病，气血两虚，心脾受损。

【治法】　经云"二阳之病发心脾（痹）"，宜健脾益气，"损其心者调其营卫"。

【方药】　归脾汤加减：党参15克，白术10克，茯苓12克，炙甘草5克，半夏5克，陈皮5克，黄芪20克，当归12克，炙远志3克，炒酸枣仁15克，山药15克，枸杞子10克，杜仲12克，补骨脂3克，砂仁4克，鸡内金5克。每日1剂煎服。

复诊：服上方40剂，症状渐减，饮食倍增，月经正期，仍原方坚持服50剂，自觉症状消除，心电图正常。

【效果】　体重增加，恢复工作

医话：面黄白不泽，心脾气血两亏也；胸闷气短，阵发性心动过速，血流不畅心肌缺于营养也。本方既有健脾助化的六君子汤，又有益气生血的当归补血汤，再结合远志、酸枣仁以宁心安神，又足少阴之脉其支者注胸中，故以山药、枸杞子、杜仲、补骨脂补肾纳气，交通心肾。王肯堂所谓："此肾虚不能纳气，气虚不能生血之故"（《灵兰要览·卷

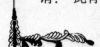

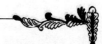

下》），以肾为五脏之根本也。故治愈后已 2 年，虽劳累未复发。

精神病论治辨析

中医论精神病，多以"癫狂"命名，早在《内经》《难经》中已有论述。历代医籍对其理论方药均有发挥，近年来用中医药治疗精神病见诸文献之报道已属不少。这类因各种原因引起大脑功能失调的疾病不同于一般内科病，因其在临床表现上以精神活动失常占主要地位，也就构成了它在临床诊断和防治上的特殊性。刘老在治疗本病中善于运用祖国医学对癫狂病的整体观进行辨证论治，对重点方药有其运用体会，兹述如下。

根据癫狂两证的临床表现及特点，其与现代医学之精神分裂症相似。

癫证多为精神萎靡不振，沉默寡言，或语无伦次，歌哭无常，或妄见妄闻。

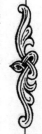

狂症多为躁扰不安，狂言乱语，动而多怒，甚至登高而歌，弃衣而走，不识亲疏，手舞足蹈，坐卧不安。

癫狂有以下共同特点：①精神病在其急性发作期，临床一般可见到眼震颤和脉象滑疾，或六脉沉伏的现象；②患者服用镇静安定药后，一般均有脉数的特点；③妇女患者由于精神郁结，多有月经不调的症状。

厥、狂古为一证。《素问·病能篇》"阳厥怒狂"治以铁落。后世分厥、狂为二证，"厥"指昏厥，"血之与气并走于

上，则为大厥，气复反则生，不复反则死"（《素问·调经论》）。"狂"指躁狂，"妄言骂詈，不避亲疏"。两者的病因多由七情（喜、怒、忧、思、悲、恐、惊）所伤，导致精神障碍，意识错乱，表现为静态的厥和动态的狂两种不同的病情变化，其病机与痰阻、血瘀、阳亢等有关。

明·李时珍指出"脑为元神之府"；清·王清任进一步认识到"记性灵机在脑"；沈尧封治痰迷制六神汤，重在醒脑清神，可谓先获我心。至于狂证有二义：一是"诸躁狂越，皆属于火"（《素问·至真要大论》）。火性炎上，热盛于身，故"登高而歌，弃衣而走"。前人治从阳明，以"食入于阴，长气于阳"，宜折其锐气，故刘完素、张洁古均用《内经》"夺其食即已"的治则，夺其食不使胃火复助阳邪，釜底抽薪，此治法之常也。二是虚狂，《病机》云："有者求之，无者求之，盛者责之，虚者责之。"这是临证察机的灵活性。刘完素认为："五志过极皆从火化"，这种火导致的精神状态不是实火，治宜养阴以配阳，故狂也有虚证。

厥

案例：谌某，女，12岁。因黑夜外出受惊，卒哑不能言，静卧2日夜不醒，不言，不食。符、药无效。远程请诊，见患者呆若木鸡，侧卧不动，手冷握拳，脉息微弱，呼之不应，口噤不开，急取陈艾制成艾炷，隔姜灸两鬼哭穴（将两手大拇指用线缚之，当两指歧缝中是穴）。灸两壮，患者皱眉伸手，灸三壮，张目出声，呼痛，灸四壮，出汗坐起，口已开，喊要稀饭吃，神色已和。给沈氏六神汤加减：

朱砂0.3克，茯苓10克，半夏5克，橘红5克，胆南星3克，旋覆花10克（包煎），远志3克（炙），鲜石菖蒲

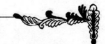

叶 5 克。5 剂而愈。

医话：大惊猝恐则神无所归而气乱，高度抑制，故昏迷不省如尸厥。《千金方》云："鬼哭穴治卒中邪魅，恍惚振噤。"因取此穴以开窍醒脑，宣通经络，乃急则治标的有效措施。内服六神汤中加远志一味合石菖蒲、茯苓开窍醒脑以宁神，余用之治此证屡验。此女醒后，即告以受惊之由，是山坳上掉下一块泥土，以释其杯弓蛇影之疑。随访疗效巩固。

狂

阳狂：从传统理论来看，"火"与狂之关系颇为密切，在古代医籍所占之篇幅，仅次于痰，《内经》"诸躁狂热，皆属于火"之经旨已十分明确地予以指出，因而后世医家多云狂症皆属火，我们在临床上也以清凉泻火为法。

案例：王某，男，26 岁，因失偶情绪抑郁，久之妄言妄见，发狂惊呼，面红目赤，弃衣而走。诊其舌红便秘，六脉浮滑，数而有力，此"重阳"之脉也。按"诸躁狂越，皆属于火"之病机，用犀角地黄汤凉血以清热，合调胃承气汤通腑以泻火。另用锈铁一块烧红，置钵内，投黄连 3 克，以开水淬之，俟冷，取水兑药服。此即《内经》"阳厥狂怒治以铁落"之义（农村无犀角取水牛角 10 倍代之，先煎两小时）。服药 1 剂即能入睡，连服 7 剂，大便通，目赤散，重阳之脉缓和，神清食进，说服父母为其续偶而安。

瘀狂：王某，女，28 岁，患者情绪素郁，多愁善怒，月事愆期，忽然发狂，时笑时哭，妄言妄语，呶呶不休，身矫捷，目直视，动作有力，发则颇难制止。脉弦滑有力，舌尖紫赤，边有赤瘰，上罩薄苔。二便不畅。此系子宫蓄血，血

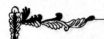

毒犯脑。治宜凉血祛瘀，平其上部充血亢奋。方用：

犀角 5 克（先煎 2 小时），生地黄 30 克，牡丹皮 10 克，赤芍 12 克，丹参 15 克，五灵脂 10 克，蒲黄 10 克，水蛭 3 克，地鳖虫 10 克，琥珀 5 克，磁石 10 克，朱砂 0.5 克（兑服）。

以锈铁烧红入黄连 2 克，淬水兑服。每 2 小时服 1 次。日夜服 2 剂，病如故，原方加大黄 10 克，4 剂后腹痛排经，量多色黑而有凝块，次日狂止神清。

此属热入血室，蓄血发狂之证，症虽见于上，病根在于下，《伤寒论·太阳篇》有桃仁承气汤、抵当汤例，冉雪峰认为"发狂乃脑神经受其熏灼，从前以为谵妄是心脏，今乃知是脑部。"（《冉注伤寒论》）故以犀角地黄汤合抵当汤加减。先给 2 剂，服之病如故，第三、四剂加大黄，釜底抽薪通地道以平充血，瘀去热解而病自除。可见治从阳明，大黄仍是关键。

虚狂：赵某，男，40 岁，临湘县人。因受刺激患精神病，虚性兴奋，语言失常，目不交睫，烦躁不眠。当地医院诊为"精神病"，服氯丙嗪等药，始效终不效，乃专程监护来长沙就诊。虽呆视而目光炯炯，食少便结，舌红无苔而干，脉弦细而数。属思虑过度，阴虚阳亢所致，治以滋阴潜阳。药用：

制何首乌 24 克，丹参 20 克，生地黄 30 克，白芍 15 克，山药 15 克，女贞子 18 克，墨旱莲 12 克，龟板 15 克，龙齿 15 克，生牡蛎 15 克，甘草 6 克，龙眼肉 15 克，大枣 5 个，炙远志 3 克，石菖蒲 3 克。

服上方 7 剂，夜能入睡 3 小时，便通思食，原方继服 20 剂，症状逐渐消失，能睡 7 小时，语言应对无误，食纳

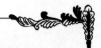

增加，握手称谢，带药回县，即原方以生地黄易熟地黄，再服10剂，已举止正常，因思眠食获安则病不反复，乃与叶氏养胃汤善后。休息1个月即已上班工作。

患者劳神焦虑已损其阴，情绪激动而亢其阳，"阴不胜其阳，则脉流薄疾（急），并乃狂"，"阳盛不能入阴，阴虚故目不瞑"。证虽见于实，病本属于虚。故用甘凉滋润，镇静潜阳之剂治之。方中重用生地黄，实源于《金匮要略》"治病如狂状，妄行独语不休"之防己地黄汤方意，加以语言开导，不易方而收显效。其关键在于用药及时，打断了精神病的条件反射。

癫

历代文献记载，治癫狂用补法者颇多，特别是癫证，主张用安神定志、补虚养血、调中扶正法者更为普遍。我们在临床上确实见到一些癫证病人，主要表现为气血不足，志损神伤，精神委靡，怔忡少寐，失志不乐，营养不良等虚弱之象者，是属可补之症，遂选《外台秘要》之龙骨汤、定志丸，《济生方》之归脾汤，《本事方》之珍珠母丸等。宜分二种：

心脾阳虚型：面色㿠白，神疲气短，倦怠嗜卧，口不渴，舌质淡而润，脉濡弱无力。宜归脾汤：党参、白术、茯苓、炙甘草、黄芪、当归、酸枣仁、远志、龙眼肉、木香、大枣、生姜。

肝肾阴虚型：面潮红，目炯炯有光，喜动多言，烦躁失眠，口干唇红，舌质红、干光无苔，脉弦细带数，宜珍珠母丸加减：珍珠母、生地黄、熟地黄、犀角、丹参、柏子仁、龟板、龙齿、酸枣仁、白芍等。

徐灵胎说:"癫证必用通神明、化痰涎之法,非寻常清火通气之药可愈。"

案例:刘某,男,13岁。曾患脑炎高热,病后出现痴呆,因而辍学,喜独坐暗处,弄指不停,意不乐,沉默不言,目呆视,不愿见人,有3年病史。诊时,眠食尚可,二便如常,舌质淡红,苔薄白,六脉沉涩短,此"重阴"之脉也。用六君子汤加黄芪、丹参以增加心脑的血流量,炙远志、酸枣仁、石菖蒲、荷叶蒂以醒脑宁神,砂仁、鸡内金健胃以助化。另用核桃仁30克、大枣20枚,焖猪脑髓吃,与上方交叉服用。嘱其父母坚持每日1剂,1个月后生活能自理,神志渐清,服药百天,起居正常,干家务活,温习久辍之课本。次春复学,疗效巩固。

按:《金匮要略》百合地黄汤、甘麦大枣汤,分别用于治疗百合病及脏躁症,历代医家对此二方极为推崇,用治癫狂,颇为满意。癫疾所生乃五脏阴阳因突然刺激失去平衡,诚如张景岳说:"造化之机,不可以无生,也不可无制;无生则发育无由,无制则亢而为病"。滋肝肾之阴必须用大剂量,使药力重降,方能取效。

医话:祖国医学治疗精神病的方法,经过临床实践,归纳为涤痰开窍、清凉泻火、活血化瘀、补虚养正等几个方面,扼要言之,则为痰、火、气、血、虚,如此概括,使临床有规律可循,但在实际应用时,必须通常达变,因人制宜,根据精神症状,在恒动的整体观的基础上,进行辨证论治。对七情所致的精神病,特别要重视精神治疗,所谓宜治"受病之源"以解决疾病的本质问题,这是刘老治疗疾病的精神实质之在。

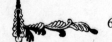

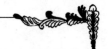

咳喘病论治经验

《素问·咳论》云："五脏六腑皆令人咳"，"此皆聚于肺，关于胃"。刘老认为慢性咳喘发作的病机关键在于：①肺气上逆（病程较短）；②肺气虚弱（病程较长）所致，而与肺脏极其相关之脏腑为脾、胃、肾，故其病位常在肺、脾、肾、胃，以肺脏为中心。脾胃为人体气机升降之枢，脾胃气机升降失调，导致肺脏宣发肃降功能失调，从而肺气上逆。又脾为后天之本，乃气血生化之源，气血生化之源匮乏，必致全身脏腑气化功能受损，肺脏也不例外。且肾为先天之本，主温煦，肾之真阴真阳，为人身阴阳之根，故肾脏受损，亦可致肺气虚弱，稍有不慎，触发肺气上逆。此即"肾者水脏，主津液，主卧与喘"之意。刘老一贯强调"治病必须治人，治人必须调理脾胃"，因此，慢性支气管炎咳喘在一定程度上要注意脾胃之健运，肾气之纳降。据基本病机辨证立法，创润肺止咳、健脾和胃、益肾纳气三位一体的整体调治法。兹引医案于后，供临证参考。

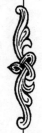

1. 哮喘（支气管哮喘）

【病者】 易某，男，49岁，省委机关干部。

【病名】 哮喘。

【来诊原因】 患者素无哮喘病史，去年7月因感冒诱发哮喘。

【诊疗经过】 住院治疗4个月，服消炎抗菌药及麻黄素、氨茶碱以及中药苏陈九宝、定喘白果汤，止而复发。上

午稍轻，下午加重，晚上更甚，哮喘发作时，语言不能出声，喉中痰鸣，两肩上抬，汗出形寒。

【证候】 就诊时，病症同上述，食纳甚少，因发作夜剧影响睡眠，口虽干，喜热饮，大便带结而夜尿多，舌质淡红有齿印，苔薄白而润，脉弦小而手有冷感。

【辨证】 此属肺气不肃，肾气不纳，脾失健运而升降失调。

【治法】 宜润肺、健脾、温肾，以复其升降之常。

【方药】 党参12克，白术10克，茯苓10克，炙甘草5克，半夏5克，陈皮5克，炙远志3克，杏仁10克，款冬花6克，山药15克，白芍12克，附子5克，杜仲12克，补骨脂3克，肉苁蓉12克。

连服7剂，喘平汗减，四肢转温，眠食安而夜尿减。复诊，察其形虽肥而气短，哮喘虽平而动则有汗，且易感冒，原方附子减为3克，加黄芪15克，继服14剂，汗止而语言清亮，再拟原方4剂加蛤蚧（酥炙）1对，研细末炼蜜为丸梧桐子大，每服30丸，日夜4次，连服1个月，症状消失，恢复工作。

【效果】 历时1年疗效巩固，未复发。

医话：本例形肥气弱，外强中干，因连续感冒诱发哮喘，医者见其形盛，屡用宣表治肺之剂，致汗多肢冷，而病势转剧。今改用真武合六君温中以暖下，辅以杏仁、款冬花、远志润肺以祛痰，山药、肉苁蓉、杜仲、补骨脂补肾以纳气。用整体调节以改善局部，不治哮喘而哮喘自平。

2. 喘证（慢性支气管哮喘）

【病者】 赵某，男，48岁，省广播电台干部。

【病名】 喘证。

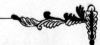

【来诊原因】 患气喘十余年，每因天冷则甚，发作频繁，今年入冬以来加剧。

【证候】 咳嗽，胸闷，动则气促，张口抬肩，不得平卧，汗出，口干不多饮，夜尿多，食纳差。诊脉沉细，舌苔薄白，质淡。

【辨证】 喘促日久，精气内伤，下元不固。气逆于上，动则气促；《内经》谓："肾者水脏，主津液，主卧与喘也。"肾虚则卫外之阳不固，故易汗出；阳气衰弱则脉沉细，夜尿多；口渴乃肾气不能蒸腾，此肾虚也。

【治法】 当补肾纳气，佐以养肺祛痰。

【方药】 人参30克，蛤蚧1对（酥炙），熟地黄80克，山药80克，茯苓15克，炙远志10克，百部15克，杜仲15克，补骨脂10克，川贝母5克，核桃仁30克，甜杏仁15克，炙甘草5克，白蜜250克，5剂。

共研细末，炼蜜为丸，每次服10～15克，日夜服4次，连服2个月。

【效果】 服完，诸症缓解。随访4年，逢冬季也未复发。

医话：喘为肺肾之病变。叶天士曰："在肺为实，在肾为虚。肺为气之主，肾为气之根，肺司呼吸，肾主纳气。"尤在泾说："发时治肺，平时治肾，治肺宜开，治肾宜纳。"本例久喘不已，精气内伤，肺之气阴亏耗，不能下荫于肾，肾虚，下元不固，摄纳无权，气逆于上而喘。故治以补肾纳气之法。方中用人参、蛤蚧、熟地黄、山药、杜仲、补骨脂、核桃仁以补肾纳气；用百部、炙远志、川贝母、杏仁、茯苓、炙甘草以养肺祛痰。喘证迁延期故用丸药缓图以治其本。重用山药、炼蜜者，甘以悦脾，以缓其冲逆，所谓"不

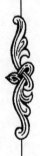

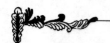

治而治"也。

3. 喘嗽浮肿（慢性支气管炎）

【病者】 杨某，女，60岁。

【病名】 喘嗽浮肿。

【来诊原因】 患者素有痰嗽，至冬感寒其病更剧。

【诊疗经过】 前医用表药2剂，遂咳嗽加甚。

【证候】 喘满不食，周身浮肿，日夜倚坐，平卧即喘咳不支。目难交睫已1周，二便尚可，脉沉细无力，舌苔白滑，涎液满口。

【辨证】 此属肾虚火衰，肾气不纳则为喘为咳，肾虚水泛则为肿为痰。有升无降，则不能平卧，目不交睫矣。病已近乎危殆，幸额汗不增，便尿尚固，可以图治。

【治法】 宜补肾纳气以固根本。

【方药】 熟地黄炭24克，山药18克，山茱萸12克，茯苓15克，泽泻2克，附子6克，炮姜5克，肉桂2克（同煎），杜仲12克，补骨脂6克，砂仁3克。服3剂喘咳即平，上部之肿略消。以原方去姜、桂，再服10剂，喘止，咳稀，痰少，小便利而浮肿消，食纳仍差，大便带溏，原方去地黄炭、山茱萸，加白术10克，薏苡仁（炒焦）15克，半夏5克，陈皮5克，鸡内金5克，再服14剂。

【效果】 在补肾纳气的基础上健脾助化，崇土制水，咳止肿消而愈。

医话：老年痰喘发自体虚，喘而且肿，肺脾同病。但其根本原因，是肾气不纳，肾虚水泛。治宜首先据其窟宅，纳其元阳。同时考虑，肺主出气，肾主纳气，实则治肺，虚则治肾，然而升降出入，机制在脾。故最后以脾肾同治收功。

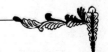

4. 喘咳、胸痛（支气管炎、胸膜炎）

【病者】 张某，女，46 岁，省卫生厅科教处。

【病名】 咳喘、胸痛。

【病因】 劳累受寒诱发。

【诊疗经过】 经湖南省某医院 X 线确诊为支气管炎，听诊两肺有啰音，住院抗感染治疗 24 天，当时缓解而有反复，出院。

【证候】 就诊时，左胸胀痛，咳嗽，吐白稠痰，气喘，喉痛，影响眠食，大便带结两日 1 次。舌质淡红，苔薄黄而腻，脉弦小带滑。

【辨证】 属肺失宣化，脾失健运，肾失降纳。

【治法】 润肺、健脾、纳肾。

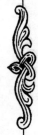

【方药】 党参 12 克，沙参 12 克，丹参 12 克，半夏 5 克，陈皮 5 克，杏仁 12 克，薏苡仁 18 克，冬瓜子 30 克，白豆蔻 4 克，五灵脂 10 克，炒蒲黄 10 克，锁阳 12 克，肉苁蓉 12 克，砂仁 4 克，鸡内金 5 克。

另以太子参 10 克，木蝴蝶 3 克泡水代饮。

每日 1 剂，连服 10 剂。

复诊：咳喘平，胸痛、喉痛缓解，眠食已安，大便已正常。原方去锁阳、肉苁蓉，加杜仲、补骨脂，再服 10 剂。

【效果】 原医院 X 线复查，左胸阴影消失。听诊两肺啰音不显。愈后未复发。

医话：本例喘咳痰稠胸痛，咳则痛甚，历时 3 周，医者认为，炎症渗出物多，有胸腔积液之虑，这就提供了中医整体疗法的线索。重用冬瓜子滑以去着，三仁宣肺化痰，丹参、五灵脂、蒲黄活血化瘀止痛（源于《本草纲目》五灵脂条下之皱肺丸），再结合锁阳、肉苁蓉润通地道，则肺气降而咳痛除，不消炎而炎自去。

5.咳喘（支气管哮喘）

【病者】　唐某，女，7岁，新华书店宿舍。

【病名】　咳喘。

【病因】　体弱易感。

【诊疗经过】　经广州铁路医院X线照片诊为支气管哮喘，注射青霉素，服氨茶碱等暂时缓解，容易复发，有3年病史。

【证候】　就诊时，面色苍白，咳嗽吐痰涎。咳甚则呼吸短促，头汗，口干喜热饮，晚上咳喘有哮鸣音，影响睡眠。食纳少，大便微溏，舌质淡红苔薄白而润，脉细弱。

【辨证】　素质虚弱，易于感寒受寒，肺是薄弱环节。

【治法】　宜润肺健脾，温肾纳气。

【方药】　党参10克，白术8克，茯苓10克，炙甘草5克，半夏4克，陈皮4克，山药15克，薏苡仁12克，杏仁10克，百部5克，款冬花5克，杜仲10克，补骨脂2克，荜澄茄3克，浮小麦10克，砂仁3克，鸡内金4克。14剂。每日1剂，煎3次分服。

复诊，服药5剂咳减喘定，服至10剂，痰涎少，大便成形。服至14剂，食纳增，已安然平卧。惟自汗、盗汗未止，易以黄芪12克，山药15克，浮小麦10克，红枣10枚，冬桑叶10克，蒸瘦肉喝汤7剂，自汗、盗汗均止，嘱：①勿受寒饮冷，避免诱发因素；②以上二方交替间服，寓防于治，提高免疫力③以其夜尿多，令服《金匮》肾气丸2瓶，以固先天之本。

【效果】　坚持按法服之，已3年未发作。

医话：本例小儿哮喘，与先天遗传有关，原来治病不治

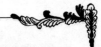

人，所以疗效不彻底。自汗盗汗（肾主五液），动则呼吸不匀，夜尿多，乃先天肾气不足之征，故以《金匮》肾气丸收功。据其祖母反映，服此丸后，夜不小便，跑步亦不气喘，此从根本上杜绝了复发因素。

6. 燥咳（支气管炎）

【病者】 尹某，女，26岁。

【病名】 燥咳。

【来诊原因】 患者秋伤于燥，咳嗽不止已2月余，痰少而不易咳出。

【诊疗经过】 于1973年11月8日就诊。曾服用麻黄汤、小青龙汤、苏陈丸等，而越治则咳越剧。

【证候】 动则气促，口干，心烦，失眠，食纳差，大便干，小便黄。诊其脉弦数，察其舌红少津。

【辨证】 此乃肺燥阴虚，久咳伤津。

【治法】 宜清肺养阴。

【方药】 太子参15克，人参12克，沙参10克，玉竹12克，山药15克，甘草5克，川贝母5克，杏仁10克，生地黄15克，百合10克，桑叶6克。

【效果】 服上方7剂，咳止气匀而愈。此皆"聚于肺，关于胃"，以叶氏养胃汤善后。

医话：患者干咳少痰，口干，心烦，乃燥热伤肺，肺气不利所致。理应用清肺润燥之品治之，而前医误认为风寒袭肺，投以辛温发散之品，更耗伤肺津，致咳嗽加剧。脉弦数、舌红少津，均系阴虚津伤之候。乃用甘平凉润之剂，以养肺胃之阴复其肃降治节之常，故收效甚速。

7. 咳嗽、腹泻（支气管炎、肠炎）

【病者】 陈某，男，5岁，住省委大院。

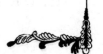

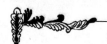

【病名】 咳嗽、腹泻。

【病因病机】 感于寒之为病，微则为咳，甚则为泻为痛。

【诊疗经过】 经某医院检查：高热40℃。输液抗感染，热已降，咳未止，就诊于中医。

【证候】 精神疲乏，咳嗽痰稀，大便仍溏，日3次，口不渴，食纳少，舌质淡红，苔薄白，脉小弱。

【辨证】 属脾虚气弱，抵抗力低，易于感邪受病，导致上咳下泻。

【治法】 宜健脾胃助消化，运中央以达上下，则咳泻皆治。

【方药】 党参10克，白术8克，茯苓10克，炙甘草4克，半夏4克，陈皮4克，杏仁10克，款冬花5克，山药12克，杜仲10克，补骨脂2克，藿香5克，砂仁3克，荜澄茄3克，鸡内金5克。

每日1剂煎服。忌受寒饮冷。

服5剂溏泻即止，服完10剂咳嗽全止而饮食正常。

本例有时出现单纯胃肠型感寒而上呕下泻，发热口干，舌质淡红苔白带浊腻。诊属脾虚湿困，用七味白术散加减：党参10克，白术10克，茯苓12克，炙甘草3克，煨葛根10克，藿香6克，白豆蔻3克，薏苡仁12克，车前子（包）10克，砂仁3克，鸡内金4克。煎汤小量呷服。

上方服2剂呕吐止，再服5剂腹泻愈。食纳差，舌苔未全化，以异功散合焦三仙（神曲、麦芽、山楂制炭）5剂痊愈。

医话：前人经验，小儿病宜注意避免外感风寒，内伤饮食，以其为咳嗽、吐泻之因也。遵照《内经》"伏主先因"的

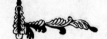

原则，辨证既准，则方可重复。孩子的母亲懂得这个道理，将上述处方留下，咳嗽腹泻发作则用第一方，单纯呕泻发作则用第二方。两年多未来面诊，现已入学读书，体健无病。

8. 咯血（左下肺支气管扩张）

【病者】 沈某，女，47 岁，住长沙市。

【病名】 咯血。

【来诊原因】 患者劳累激动则肺出血间歇性发作，每次咯血 100～300 毫升，反复发作已 3 年。

【诊疗经过】 经某医院 X 线检查，诊为左下肺支气管扩张，收入内科治疗，住院号 213203。须做手术，患者不愿，就诊于我院。

【证候】 面色苍黄，仍咯血不止。少气懒言，语言断续，口干，舌质淡而润，脉细弱。

【辨证】 肺络损伤出血。

【治法】 宜益气养血、止血。

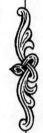

【方药】 给以人参 3 克，山药 18 克，白及 15 克，三七 3 克，煎成呷服，每次 20 毫升，连服 3 日夜，咯血已止，神色渐回，嘱进流汁，病者问根治之法，乃采用程杏轩的止血断根丹加减：山药 30 克，熟地黄炭 30 克，白及 50 克，三七 15 克，鱼鳔 60 克（切成小块，蛤粉炒珠），丝绵 30 克（用鲜猪血浸透晒干或烘干）为 1 料，共研极细末过 100 目筛，炼蜜为丸如豌豆大，密封贮藏。每用 1 丸入口嚼化，每日夜嚼服 20 丸，患者按法配制，遵嘱使用。

【效果】 服完丸药两料，咯血未再出现，李东垣云："治血证，当以四君子汤收功"。遵而用之，纳化改善，体重增加，面色转红，健康恢复。

医话：本病常因劳累、受寒、情绪激动而诱发，久病成损，不易根治。因经常咯血，须于平时，益气补血，方能收未雨绸缪之效。此法曾治多人，屡验。

9. 咯血（支气管扩张出血）

【病者】 刘某，男，39岁，长沙岳麓公园。

【病名】 咯血。

【病因】 劳累受寒，咳嗽诱发。

【诊疗经过】 病程20年，1991年连发3次，经长沙某院检查，排除肺结核出血，诊为支气管扩张咯血。注射止血针止血。

【证候】 目前正在发作，吐血鲜红，一次200～300毫升。带痰涎泡沫，无食物残渣，神色沮丧，颜面苍白，心烦失眠，食纳可，二便如常，口干喜饮，舌质淡，苔微黄，脉弦细带数。

【辨证】 肺络破裂出血，属劳累激动所致。

【治法】 凉血止血、养血滋阴。

【方药】 生地黄炭200克，山药120克，生白及120克，鱼鳔120克（烘软切成豆大用蛤粉炒珠），丝绵60克（猪血浸透晒干或烘干煅炭存性），三七20克。

以上6味共研极细（过100目筛），炼蜜为丸如龙眼肉大，瓶装密封，此为1料，每服1丸噙化津咽吞下，日夜6～10次。

【效果】 噙服此丸，咯血渐止，患者坚持服药，前后共制服6料，已4年余，虽劳累亦未复发。

医话：此病俗称"聚血痨"，发作频繁加剧者，常常来不及救治。清代名医程杏轩治此证用此方名止血断根丹，近代张锡纯治此病用补管补络法，今师其意，酌用其方，如法炮制则每收良效，方中鱼鳔、丝绵补络，血肉有情之上选，白及补肺止血，三七化瘀止血，生地黄炭凉血以止血，山药养脾肺之阴以固堤防，制丸噙化者欲药恋上部，亦"补上治上制以缓"之义也。

10. 虚损痰喘

【病者】 周某，男，20 岁。

【病名】 虚损痰喘。

【来诊原因】 患者在校读书用功太过，遂患咳嗽，吐痰。

【证候】 动则气促，不食不眠，潮热、盗汗、面色失华，小便如常，大便微溏，舌苔润白，脉弦细带数。

【辨证】 此系脾肺气虚，肾纳失司，其人宁静，本实未拨。

【治法】 引纳摄固，以养真元。

【方药】 人参 30 克，蛤蚧 1 对（酥炙），生地黄炭 80 克，山药 80 克，芡实 60 克，山茱萸 30 克，炙甘草 30 克，杜仲 30 克，补骨脂 30 克，款冬花 20 克，远志 10 克（炙）。共研细末，炼蜜为丸，每服 50 丸，日夜服 4 次。

【效果】 照方配服 5 剂痊愈。

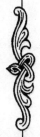

医话：此病属虚损范畴，如单纯滋阴润肺，将出现失音溏泻。故遵《难经》治损之法，"损其肺者益其气……损其肾者益其精"，因用润肺健脾益肾纳气之法，方中人参、蛤蚧是关键药。

11. 肺痿（肺不张）

【病者】 肖某，女，22 岁，湖南大学宿舍。

【病名】 肺痿。

【诊疗经过】 某医院 X 线片确诊"左下肺不张"。服西药病无起色，乃就诊于中医。

【证候】 胸闷气短，咳嗽涎痰不出，咳甚则喘鸣，因而

影响眠食，口不渴，二便正常，舌质淡红，苔薄带腻，脉弦细。

【辨证】 属中医的中气虚弱，肺痿不振。

【治法】 宜健脾益气，止咳化痰。

【方药】 党参 12 克，白术 10 克，茯苓 12 克，炙甘草 5 克，半夏 5 克，陈皮 5 克，黄芪 15 克，远志 3 克，酸枣仁 15 克，杏仁 12 克，百部 6 克，款冬花 10 克，山药 15 克，杜仲 15 克，补骨脂 5 克，枸杞子 12 克，砂仁 4 克，鸡内金 5 克。

每日 1 剂，煎 3 次分服。连服 14 剂。

复诊，气振而咳稀，语声续而不断，眠食已安，患者有喜色，诉月经周期正常，少腹痛而有凝块，亦甚以为苦。细诊其脉弦且涩，乃寒凝瘀阻无疑，原方去杏仁、百部、款冬花、枸杞子，加当归 10 克，五灵脂 12 克，炒蒲黄 12 克，荆芥炭 5 克，延胡索 10 克，荜澄茄 5 克。又 7 剂，下黑色瘀血数枚，腹痛除。余曰经痛易治，肺病难医。乃坚持第一方续服 21 剂，咳全止，面有红光，体重增加，去医院照片复查：左下肺底部阴影完全消失。上方 15 剂制成颗粒剂，带药去深圳恢复工作。

【效果】 3 个月后，其母反映，疗效巩固。

医话：尤在泾云："痿者萎也，如草木之萎而不荣。"吴汉仙云："此属肺失所养，正如喻嘉言所云'肺痿属无形之气，气伤宜徐理'，数语已括治疗之纲要。"(《医界之警铎》)。故用药健中以助运，益气以通脉，润肺以治咳，纳气以定喘，3 诊共服药 50 剂痊愈。

余在湘潭曾遇一例小儿患者，男，5 岁。临床表现发热不扬，咳嗽吐痰不出，胸闷气急，发绀，目直视，口噤，头

摇，手足抽动，西医院诊断为"肺不张"。已用抗生素及氨茶碱等未见好转，邀余会诊，因察小儿面白无神，属气虚不振；哑然无声，咳唾不出，乃浊痰黏滞，故橐籥失灵。速与人参3克（另煎）、皂荚3克（刮去皮酥炙）研细，枣汤调如糊，每用3毫升，以参汤适量和匀，缓缓鼻饲，药液下咽，患儿呈挣扎状，烦躁不安，须臾，吐出稠痰浊唾约100毫升，哭声顿出，汗出热退，给异功散合三仁（薏苡仁、杏仁、白豆蔻仁），3剂而安。此方用人参鼓橐籥，用皂荚以导浊痰，使胶着去而气化行，则呼吸调而咳嗽止，经方之准效如此，"若药不瞑眩，则厥疾不瘳"，实信而有征。

12. 肾虚久咳（慢性支气管炎）

【病者】　余某，男，53岁，干部。

【病名】　肾虚久咳。

【来诊原因】　素体肾命阳虚，患咳嗽，吐痰，气促，寒冷季节加剧，已8年余。

【诊疗经过】　某医院X线检查，诊为慢性支气管炎、肺气肿。

【证候】　初诊：胸闷气促，气短，喉中痰鸣，咳出黏涎不断，每晚约吐200毫升。咳时则腰背相引，汗出气喘，不能平卧，入夜更剧，夜尿多，大便微溏，背及下肢冷，喜饮热汤，舌质淡而胖润，边有齿印，脉沉细，两尺尤弱。

【辨证】　此属肾阳虚，水泛为痰。

【治法】　宜温肾纳气，固摄下元。

【方药】　熟地黄15克，山药15克，茯苓10克，山茱萸10克，附子5克，菟丝子12克，杜仲12克，补骨脂5克，益智仁3克，核桃仁15克，炙甘草5克。

复诊：服前方10剂，咳缓气平，痰涎大减，大便仍溏。原方去核桃仁，加党参15克，白术10克，炮姜3克。

三诊：服上方10剂，肢冷便溏改善，喘定咳稀，吐少量痰，食纳增，已上班工作。

【效果】 仍以后方作丸服之善后。

医话：咳则腰背相引，涎唾不绝，病标见于肺，病本在于肾，也是久咳多年，"穷则归肾"的必然结果。"见咳休治咳"，宜滋肾纳气则喘咳平；"见痰休治痰"，宜益火之原则阴翳息。但在温肾的同时，必须兼顾脾阳，如便溏不纠正，则肾阳亦不固，仍然影响疗效。

13. 肺脓疡（肺坏疽）

【病者】 杨某，男，21岁，住湘阴白矿乡。

【病名】 肺脓疡。

【病因】 形寒冷饮。

【治疗经过】 前医用葶苈大枣泻肺汤及《千金》苇茎汤，久治不愈。

【证候】 吐出脓痰量多，沉于水底，腥臭溢于户外，咳逆上气，但坐不得眠，低烧不渴，形寒喜热饮，大便微溏，小便清长，舌质淡，苔白滑，脉弦细。

【辨证】 此属冷性脓疡。

【治法】 宜温肺、宣痹、排脓化浊。

【方药】 用《金匮》甘草干姜汤、薏苡附子散、皂荚丸复方共6味（炮干姜5克，炙甘草5克，薏苡仁20克，附子5克，皂荚3克，大枣5枚），以组成温肺、排脓、去浊、促进新陈代谢之剂。

【效果】 连服5剂，吐出大量脓痰，形寒减，低热退，精神振，食纳增，原方去皂荚，加白豆蔻、杏仁、藿香、佩

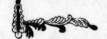

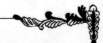

兰，继进 5 剂。形寒消失，痰渐少，臭渐除，予香砂六君子汤数剂而愈。

医话：此方皂荚之用似非常例，然而《金匮要略》"治咳逆上气，时时吐浊，但坐不得眠，皂荚丸主之"。此脓疡与痰饮病名虽不同而证候的表现实相类似，正如尤在泾说，吐浊不尽（本例吐脓不止），则其本有固而不拔之势，不迅扫之不去也。皂荚味辛入肺，除痰之力最猛（排脓之力亦猛），饮以枣膏安其正也。此主以甘草干姜、薏苡附子散，一以温肺，一以缓其脾痹，驾御得力，所以良药建功。

胃肠病论治琐谈

胃肠病为临床常见病，其成因刘老认为与六淫、七情、饮食、瘀血等有关。其治疗宜从健、辨、养三个方面着眼，形成三位一体的整体治疗观。这就是刘老治疗本病的经验，兹述于下。

健

健，是健脾和胃助化，因为脾胃是一个高度简括的功能概念，除了消化系统外，还涉及许多全身性功能范畴，如调节、代谢、免疫等；脾胃不仅是热能动力的源泉，而且是提高疗效，增强抗病能力和促进机体康复的重要因素。因为脾胃居于五脏之中，与其他脏腑关系密切，脾禀气于胃而灌溉四旁，且先天之精唯赖后天之水谷充养，脾胃一虚，则四脏皆无生气。故刘老主张"五脏不足，调于胃"，"百病不已，

宜从中治"。先培中土以助运化，使药气四达。另外，六腑
"泻而不藏"，故治胃当以通为用。其用药刘老常以六君子汤
健脾胃，同时益以荜澄茄、砂仁、鸡内金以行气温中、运脾
消食。其偏于阴分不足者，则宜滋脾胃之阴，仿叶氏养胃汤
意，用三参（太子参或党参、人参选一，沙参、丹参）首乌
汤加鸡内金，以养脏腑。此层次用药补中有通，升中有降，
脾阳升发，胃气下行，清升浊降，虚实更替，诚为健脾和胃
之良法也。

辨

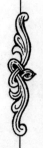

辨，涉及审证求因，辨证论治，人体是一个有机整体，
胃肠病既是全身功能失调的一个反映，当它形成以后，又可
对全身各部位产生影响。亦是不可忽视的次要矛盾，次要
矛盾解决得好，则有利于主要矛盾的解决。所以刘老认为对
胃肠病兼证，当审证求因，具体分析，灵活加减。①胃脘灼
热。阳明郁热或胃火上冲，多由情志不畅，肝气郁结，气有
余便是火，以致热邪犯胃。用三参首乌汤加鸡内金，再加川
楝子，以其苦寒性降，伍延胡索、白芍、甘草名金铃芍甘
汤，能辛开苦降，疏泄肝热。②恶心作呕。湿邪中阻，胃失
和降，湿浊夹胃气上逆，故见恶心呕吐，加藿香化浊和中止
呕。③酸水上泛。在胃脘痛中较为多见，刘老根据现代医学
钙剂可以中和胃酸的观点，取煅瓦楞子以制酸止痛。④大便
秘结。用通腑法时，刘老考虑到患者久病体虚，一般不用大
黄等峻猛之品，以免更伤其正，而用生何首乌、草决明以润
肠通便，寓补虚于通腑之中。⑤大便溏稀。脾主运化，脾虚
则不能运化精微，中阳不运，清浊相干，而见大便溏薄，加
重白术以补气、健脾、助化。⑥吐血便血。胃脘痛而见出

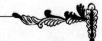

血，止血乃当务之急，用白及、三七以收敛止血。⑦食后腹
胀。气滞阻胃，使胃气不和，则胃脘痞满，必须消导化滞，
方中加入焦三仙。⑧气滞血瘀。则用延胡索、隔山消、五灵
脂、蒲黄、丹参、白芍、炙甘草。《本草备要》谓延胡索"能
行血中气滞，气中血滞……治气凝血结，上下内外诸痛"。
隔山消又名牛皮冻，具有行气镇痛之功效，与延胡索相配，
其效相得益彰，此乃刘老多年经验之得。五灵脂、蒲黄合奏
通利血脉，祛瘀止痛，推陈致新之功，李时珍曰："五灵脂
能止一切心腹、胁、少腹之痛"（按：本品有舒缓平滑肌作
用）。再益以丹参、延胡索，活血祛瘀作用更强。此四味药
为刘老治久痛入络之首选。白芍、炙甘草组成芍药甘草汤，
《医学心悟》曰："芍药甘草汤止腹痛如神"。近代药理研究
发现，芍药甘草汤对横纹肌、平滑肌的挛急，不管是中枢性
的或末梢性的，均具有镇痛作用。⑨形寒怕冷。阳气虚弱，
无力温煦，四肢不温，则形寒肢冷，加附子 5 克，振奋阳
气，使阳气外达，并外用艾叶 40 克，附子 10 克煎汤，于每
晚睡前温洗四肢，以改善末梢循环，使内外阳气融为一体，
对脾胃虚寒者尤为适宜。此内外同治之法，为刘老治胃肠病
独特经验。

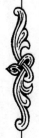

养

　　养，即调养、调护。胃肠病一直有"三分治，七分养"
之说，说明胃肠病患者在接受药物治疗的同时，善于自我调
养是十分重要的。总结起来，刘老对胃肠病的调护主要有以
下几个方面：①调理情志以助药效。人皆有情，思虑过度则
伤脾，情志不遂则伤肝，肝郁克脾犯胃，为胃病之大忌。常
言："无情草木之品，不能胜有情之病"。故本病务须时时注

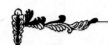

意情志的调养。凡由情志不遂所致者,必嘱其恰悦情志,舒畅胸怀,使肝遂条达之性,脾解思虑之结。医家调之护之,医药有当;病者无郁无怒,情绪乐观,则病自能速去。②调理饮食以养脾胃。有病施药,施之有时,而摄取食物,乃每天之必需。所以胃肠病人注意饮食之调理,顾护脾胃于经常,对疾病的恢复,大有裨益。属寒者,嘱其禁寒凉之食;属热者,嘱其避辛辣刺激之品;挟湿者,让其忌肥甘甜腻之物。以进易消化清淡食物为宜,注意定时定量,切忌暴饮多食,避免"饮食自倍,肠胃乃伤"之弊。③起居有常以养"后天"。脾胃为人体后天之本,合理地进行生活调养,方能安然无恙,胃肠病人尤须注意。要起居有常,适应寒温,生活要有规律,劳逸适度,寒温适宜,虚寒胃痛者在气候寒冷时,尤须注意衣着保暖,夏暑不可贪凉受风。总之,胃肠疾病患者,只有在药物治疗的同时注意调护,方能收到良好的疗效。所以说健、辨、养三个方面是相互依从的整体。在临床中应掌握这一特点,才能事半功倍。兹选部分医案以供临证之参考。

1. 羊毛疔(急性胃炎)

【病者】 刘某之媳,24岁,住弼时镇黄坡圹。

【病名】 羊毛疔。

【病因】 饮食不洁。

【诊疗经过】 患者怀孕已4个月,有妊娠反应恶心作呕,忽然发寒发热,呕吐剧烈,延医服药都是安胎和气,无效而病危,乃深夜邀诊。

【证候】 神情烦躁,辗转反侧,捶胸作呕,发热口干,饮水入口即直射吐出,眼结膜潮红,舌质红,苔黄白相兼而浊腻,脉弦小而滑。

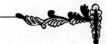

【辨证】 此非妊娠反应，实乃羊毛疔之候。

【治法】 宜清宣温化，解毒辟秽。

【方药】 五花地丁饮加减：犀角5克（水牛角50克代）先煎兑药，金银花15克，连翘12克，蒲公英30克，野菊花15克，天葵子15克，莪苈10克，紫花地丁12克，白豆蔻5克，丁香3克，伏毛铁棒锤10克，锈铁1块烧红，另用黄连2克同入钵内用开水淬水兑药服。

外方：灰面1两，鸡蛋白1枚和匀加入白酒适量做成1团，顺手揉胸脯，灯前照之扯断面团发现白如羊毛的丝状物甚多，揉后并发现胸部有朱砂点两处，即以缝衣针穿丝线挑之，破其点，既不痛也不出血，挑出一丛"羊毛"带紫褐色，一揉一挑后，病人感到胸部不板结了，药则小量呷服，受而未吐，连服3剂，呕止热退能起床进食。

【效果】 共服药4剂后，易安胎和气方，妊娠反应亦缓解，足月顺产一男婴。

医话："羊毛疔"见于清《医宗金鉴·外科》，"羊毛瘟"见于清·隋万宁《羊毛瘟证论》。本例先患妊娠反应，因而迷惑医生，影响了对此病的及时治疗。《医宗金鉴》云："色紫黑者为苍老"（指挑出的羊毛），幸而抢救迅速才免于危难。所挑出的"羊毛"据近人研究，乃因剧呕气逆，胸部淋巴总管淤结，挑出成丝是淋巴液接触空气由液体变成固体，反复揉擦胸部，使将凝固的淋巴液液化而流通，此内病外治之法。揉挑之法均来自民间，对证用之每收良效。

2. 胃脘痛（慢性浅表性胃炎）

【病者】 范某，女，42岁。

【病名】 胃脘痛。

【来诊原因】 患者精神不爽，胃脘刺痛连胁，恶心欲

呕，不思饮食。

【诊疗经过】 经某医院用纤维胃镜检查为"慢性浅表性胃炎"，曾用中西药治疗，疗效不明显。

【证候】 察其舌质淡，而边紫暗，苔白润，其脉弦涩。

【辨证】 此乃肝胃不和，肝气横逆犯胃，气滞血瘀而作痛。

【治法】 宜调理肝脾，调达气血。

【方药】 党参15克，茯苓10克，山药15克，炙甘草5克，半夏5克，陈皮5克，五灵脂10克，蒲黄10克，延胡索10克，白芍12克，甘松5克，砂仁3克，饴糖60克（兑药服）。

【效果】 服上方20剂，胃痛缓解，恶心、呕吐减轻，食纳增加，拟原方15剂，服完病愈，未再复发。

医话：本例患者久病体虚，精神不爽，气郁伤肝，肝气横逆犯胃，气机阻塞壅滞，胃失和降而痛连脘胁。故治疗用夏陈六君加砂仁、饴糖以健脾和胃，用延胡索、白芍、五灵脂、蒲黄、甘松，疏肝理气，活血化瘀，不治"炎"而炎症自愈。

3. 胃脘痛（慢性糜烂性胃炎）

【病者】 杨某，男，36岁，汨罗县人民银行。

【病名】 胃脘痛。

【病因】 饥饱失时。

【诊疗经过】 有1年病史，经汨罗市某医院胃镜确诊，用雷尼替丁等药治疗，只能暂时缓解。

【证候】 胃脘隐痛，空腹及夜间痛明显，嚼饼干几片痛即缓解。肠鸣便泻日1~2次，饭后饱胀，打呃，受寒则胃脘有灼辣感，曾出现过下消化道出血，如柏油样大便，头晕

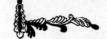

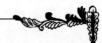

出汗，口喜热饮，形寒肢冷，舌质淡红，苔薄白润滑，并发口腔溃疡及齿痛。

【辨证】 虚寒胃痛，属脾肾阳虚。

【治法】 健脾益气，温中助化。

【方药】 党参15克，白术12克，茯苓12克，炙甘草5克，半夏5克，陈皮5克，藿香6克，砂仁4克，黄芪15克，五灵脂10克，蒲黄炭10克，延胡索10克，隔山消12克，附子3克，荜澄茄5克，鸡内金5克。每日1剂，煎3次，分6次服。

另艾叶40克，附子10克，煎汤洗手足（晚上用）。

复诊：服上方14剂后，形寒肢冷好转，胃脘已不灼热，胃痛逐渐消失，大便成形日1次。但仍头晕出汗，有时齿痛，原方去延胡索、隔山消、藿香，加山药15克，枸杞子10克，天麻10克，骨碎补10克，白芍10克，女贞子15克，桑叶10克，浮小麦10克。

另用没食子3克，青盐3克泡水漱齿。日1份。

【效果】 继服上方14剂及外用漱齿法，诸症告愈，嘱饮食有节，胃痛亦未复发。

医话：本例胃脘灼痛，西医认为是胃酸过多，中医认为是寒热夹杂，血凝气滞。前医曾用越桃散（黑栀子、炮姜等分）每服6克，开水冲服，但灼痛止而便溏增，说明中气虚寒也，今用参术苓草协黄芪、附子以振卫外之阳——以其受寒则灼痛明显，五灵脂、蒲黄、延胡索，活其内郁之血，则痛止而灼热亦除，此兵家围魏救赵之法也。且五灵脂保护胃黏膜而止痛，蒲黄炭活血消瘀预防胃出血，所以始终用之。

4. 胃脘痛（慢性浅表性胃炎，食道裂口疝）

【病者】 曾某，男，26岁，省进出口公司。

【病名】 胃脘痛。

【病因】 饥饱失时,有抽烟史,6~7年胃病史。

【诊疗经过】 经省人民医院检查为慢性浅表性胃炎、食道裂口疝、贲门撕裂症。

【证候】 就诊时胃脘胀痛,有灼热感,过饥过饱则出现,有时恶心作呕,吐酸水。有吐血史,胃脘出现烧灼热即吐血(每两个月1次),口干大便结,眠食均差,舌质红,苔薄白,脉弦小。

【辨证】 食道裂口及贲门撕裂可能为本病灼热感及胃出血的症结所在。

【治法】 益气养阴,化瘀止血。

【方药】 党参12克,沙参12克,丹参12克,制何首乌18克,半夏5克,陈皮5克,白芍12克,炙甘草5克,五灵脂炭12克,蒲黄炭12克,荆芥炭5克,延胡索10克,山药15克,白及12克,三七3克(兑),隔山消12克,八月札12克,川楝子10克,砂仁4克,鸡内金5克,每日1剂,煎3次分服。

另以太子参12克,木蝴蝶3克泡水代茶。

服上方14剂,胃脘烧灼感已不明显,因而未再出血,大便已正常,眠食均可,有时饭后虽有恶心,但不反酸水。原方去何首乌、川楝子、白及、三七、荆芥炭,加藿香6克,荜澄茄5克。继服14剂。

【效果】 服药后,4个月胃脘烧灼痛及吐血均未复发,不愿再作镜检,体重增加而疗效巩固。

医话:本例胃脘痛甚则产生灼热感,因而出现吐血。灼热是自觉症状,有热症而无热脉,知是瘀血阻络或胃酸过多。此方三炭之用,既能化瘀止痛又能中和胃酸,痛止而血

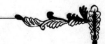

不出，则患者眠食俱安，治病治人则事半而功倍。

5. 胃脘痛（十二指肠溃疡）

【病者】 罗某，男，45 岁。住长沙市文艺路。

【病名】 胃脘痛。

【病因】 饮食不节，患胃脘隐痛 15 年。

【诊疗经过】 某医院 X 线钡餐检查为"十二指肠溃疡"。近 4 年来，大便反复出血，某医院决定手术治疗，但因患者体弱不同意手术，前来就诊。

【证候】 上腹部隐隐作痛，有冷感，有时腹胀，嗳气，睡眠差，精神不振，食纳差，大便时溏，舌质淡，苔薄白，脉弦细。

【辨证】 此属脾胃虚寒致痛，久痛入络，络脉损伤而反复便血。

【治法】 温补脾胃，养血止血。

【方药】 党参 12 克，丹参 10 克，当归 6 克，白芍 10 克，陈皮 5 克，半夏 5 克，延胡索 10 克，五灵脂炭 10 克，蒲黄炭 10 克，荆芥炭 5 克，煅瓦楞子 12 克，炙甘草 5 克，附子 5 克，砂仁 3 克。

复诊：服上方 21 剂，腹部隐痛缓解，大便出血已止，但食欲差，夜寐不宁。据舌淡红，苔白带浊，属"胃不和则卧不安"。治以原方去三炭、当归，加三七 3 克，山楂 10 克，麦芽 10 克，鸡内金 3 克以助化健胃。

三诊：服上方 10 剂，胃脘隐痛、腹胀、嗳气等症消失，夜卧已安，四肢仍冷感。治以温补脾胃为主，方用：党参 15 克，白术 10 克，茯苓 10 克，炙甘草 5 克，半夏 5 克，陈皮 5 克，黄芪 15 克，当归 10 克，白芍 10 克，三七 3 克，附子 5 克，瓦楞子 10 克，鸡内金 3 克，荜澄茄 2 克，隔山消

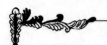

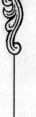

12克。再进10剂，以巩固疗效。

【效果】 一年余，上腹痛未再复发

医话：久病损伤脾胃，致脾不运化，胃失和降而发生疼痛、嗳气、腹胀；久痛入络，络脉损伤，故大便出血；脾胃功能障碍，气血生化之源不足，则神疲体倦、纳差、便溏。"久病必虚"，脾胃虚寒是病之本，大便出血为病之标，按照"急则治其标，缓则治其本"的原则，用失笑散、荆芥炭以活血止血。大便出血止后，即去三炭，选用黄芪益气以生肌，鸡内金、荜澄茄等加强温中助化，使脾胃健运，他症自愈。

6. 瘀阻腹痛（十二指肠球部溃疡）

【病者】 黄某，男，40岁，江南机械厂职工。

【病名】 瘀阻腹胀。

【来诊原因】 患者饥饱失常而劳逸失度。自诉腹壁坚硬2年余，以两侧腹直肌部位为甚，经常腹胀伴疼痛，纳食差，日进4～5两，逐渐消瘦。

【诊疗经过】 作胃镜检查诊断为"十二指肠球部溃疡"，曾经服用不少调理脾胃药，但疼痛缓解而腹胀不减。

【证候】 入诊时，患者纳差，腹胀坚硬伴疼痛，口干饮水不欲咽，大便秘结，触之腹部并非胀满，舌质暗红，舌下静脉曲张，苔薄黄，脉弦。

【辨证】 为瘀血内阻，络脉损伤。

【治法】 宜养阴通络，活血祛瘀。

【方药】 太子参15克，沙参10克，制何首乌15克，丹参12克，五灵脂10克，蒲黄10克，水蛭5克，肉桂1克，地鳖虫10克，龙葵30克，紫参10克，草决明12克，炙刺猬皮5克，隔山消12克，蛼螂5克。

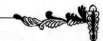

二诊：服上方 14 剂后，患者腹胀减轻，大便通畅，饮食增进，口干仍不欲饮水，舌暗红，苔薄白，脉弦。仍守上方去龙葵、刺猬皮、蜣螂，加砂仁 3 克，荜澄茄 3 克，鸡内金 3 克。坚持服此方 21 剂。

三诊：腹胀消失，腹直肌变软，无其他不适感，观其舌脉如常。易方党参 12 克，白术 10 克，茯苓 10 克，炙甘草 5 克，半夏 5 克，陈皮 5 克，隔山消 12 克，水蛭 3 克，肉桂 1 克（同煎）。扶正以驱邪，再进 10 剂收功。

【效果】半年后复查，病人体重增加，情况良好。

医话：本证为瘀血内结，血络损伤。《金匮要略·惊悸吐衄下血胸满瘀血病脉证治》指出："腹不满，其人言满……此为伏阴，为有瘀血也。"口干喜饮，漱水不欲咽，舌暗红，均为瘀血内阻之征，用调脾理气之药俱不效，谓气分不效，宜治血络，化瘀血，通经络，方中虫类药物能深入隧隙，疏剔络邪，若只用攻破，还恐中阳不足，正气受伤，故善后方中用六君子汤扶正以祛余邪，达到瘀化络通，正气不伤之目的。

7. 胃痛（胃窦炎、萎缩性胃炎）

【病者】李某，女，56 岁，省人民银行。

【病名】胃痛。

【病因】劳累受寒，饥饱不时。

【诊疗经过】有 30 年病史，经某医院胃镜检查确诊为胃窦炎、萎缩性胃炎。用西药或中药治疗，病仍反复。

【证候】胃脘隐痛，间有灼热感，饭后腹胀，又有饥饿感，甚则腹胀显著影响睡眠，大便 2 日 1 次，带干结。晚上口干喜饮有灼辣感，舌质红有瘀紫点，无苔，脉弦小。

【辨证】胃阴伤而久痛入络有瘀阻。

【治法】 益气养阴，化瘀通络。

【方药】 党参12克，沙参12克，丹参12克，何首乌15克，石斛12克，黄精12克，白芍12克，炙甘草5克，半夏5克，陈皮5克，五灵脂12克，炒蒲黄12克，川楝子10克，延胡索10克，隔山消12克，麦芽10克，生山楂10克，砂仁4克，鸡内金5克，每日1剂，煎3次分服。

另用太子参10克，木蝴蝶3克泡水代茶饮，晚上服。

复诊：服药14剂，胃脘痛已止，灼热感消失，能安卧，口渴解而大便先硬后溏，肠鸣，此上热除而中部有冷感。舌质淡红而苔润，脉弦细，属胃阴复而脾阳虚，易方党参15克，白术10克，茯苓12克，炙甘草5克，半夏5克，陈皮5克，黄芪15克，山药15克，五灵脂10克，炒蒲黄10克，炮姜5克，荜澄茄5克，砂仁4克，鸡内金5克。14剂。

【效果】 服后方14剂，腹中温，大便不硬不溏，食纳增而消化好，自觉足部有冷感，以此方加附子5克，作丸服之，胃痛未再发。2个月后足冷消失而疗效巩固。

医话：本例以舌红、口干、胃脘灼热、大便结等胃阴虚的症征出现，用养胃存阴法，上述症状消失，而出现舌淡而润，腹中冷感，大便先硬后溏，此脾阳虚之征也。故改用温中健脾法，此即《内经》"用阴和阳，用阳和阴"之道也。但瘀血阻络的胃痛，则始终以失笑散佐之，故通络振萎，胃痛止而未复发。

8. 胃脘痛（慢性胃炎、胃壁有肿块）

【病者】 余某，女，36岁，长沙市第二纺织印染厂。

【病名】 胃脘痛。

【病因】 有饮食失调史。

【诊疗经过】 经某医院胃镜检查为慢性胃炎，胃壁有一

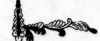

肿块 20 毫米 ×25 毫米 ×5 毫米，要进一步切片检查确诊，患者乃就诊中医。

【证候】 目前，胃脘胀痛，饭后及晚间更明显，心下痞，觉有肿块，呃气，矢气则舒，月经量少色黑有凝块而小腹痛，口喜热饮，舌质淡红，苔薄白而腻，脉弦小带涩。

【辨证】 脾虚气滞，血瘀阻络。

【治法】 健脾益气，活血化瘀。

【方药】 党参 12 克，白术 10 克，茯苓 10 克，炙甘草 5 克，半夏 5 克，陈皮 5 克，藿香 6 克，砂仁 4 克，黄芪 15 克，丹参 12 克，五灵脂 12 克，炒蒲黄 12 克，延胡索 10 克，白芍 10 克，隔山消 12 克，水蛭 4 克，肉桂 1 克（同煎），荜澄茄 5 克，麦芽 10 克，鸡内金 7 克。每日 1 剂，煎 3 次分服。

复诊，服药 14 剂，胃痛缓解，呃逆止。月经期量增多而腹不痛，觉胃脘痞块软些。乃于原方加莪蒁 30 克，海藻 15 克，再服 14 剂。

三诊，胃痛止后未反复，剑突下肿块已基本消失。给香砂六君子汤 10 剂善后。

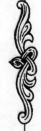

【效果】 3 个月后患者持报告来，镜检无特殊发现而疗效巩固。

医话：《难经·五十五难》云"脾之积名曰痞气，在胃脘，覆大如盘"，此论病之末期，本例是痞病之初起，尚未凝固，乃发现早而处理及时，药用健脾益气者"养正积自除也"。在这一治本的基础上"活血化瘀"，用水蛭、肉桂者即《内经》"坚者削之""客者除之"之旨；用莪蒁、海藻者即《内经》"结者散之""留者攻之"之旨。扶正祛邪并行不悖，所以收效迅速。

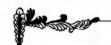

专病论治

9. 胃痛（胃黏膜脱垂）

【病者】 任某，女，40岁，弼时公社。

【病名】 胃痛。

【来诊原因】 月经失调，患胃脘胀痛，饭后明显，历时4个月。

【诊疗经过】 经西医院诊断为"胃黏膜脱垂"。就诊中医，首用益气和胃止痛药无效。

【证候】 细察眼巩膜色素沉着，舌边有瘀紫点，少腹隐隐刺痛，拒按，询其月事因半年前冒雨受寒而推迟，量极少，经期剧痛，有凝黑块，脉弦涩。

【辨证】 瘀血内阻。

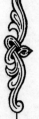

【治法】 益气健脾，活血养肝，化瘀通络，标本兼治以治本为主。

【方药】 党参15克，白术10克，茯苓10克，炙甘草5克，当归10克，白芍12克，水蛭3克，虻虫3克，桃仁10克，肉桂2克（同煎）。

每日1剂，连服3剂下瘀块而少腹痛除，改用归芪六君子汤加荜澄茄、鸡内金益气调中以治其胃黏膜脱垂。20剂后胃痛亦止，未复发。

【效果】 半年后复查，体重增加，疗效巩固

医话：本例瘀阻是原发病，胃痛是继发病，因病而经不调者治其病，因经不调而致病者调其经，即《内经》"必伏其所主，而先其所因"之义。血结下焦，瘀属陈旧，非抵当汤（丸）之类不可。《伤寒论》所指系热结，此属寒结，故原方去大黄加肉桂，且肉桂性芳香可以中和水蛭、虻虫之腥臭，而水蛭、虻虫不煎，取生药性全，而张锡纯已验之于前矣。与脾胃药同用者，以胃气本弱易动故也。

94

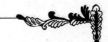

10. 胃痛出血（十二指肠球部溃疡出血）

【病者】 肖某，女，36岁，长沙市司门口。

【病名】 胃痛出血。

【病因】 劳累、饮食失调。

【诊疗经过】 省某医院X线检查确诊为十二指肠球部溃疡，消化道出血。3年来小出血两次，大出血1次，大便呈柏油色，血红蛋白下降到4.5克/升。

【证候】 来院就诊时，仍间常小出血，胃脘部隐痛放射到背心腹胁。面色苍白带浮肿，乏力气短易感冒，头晕眼花，恶心，食少，便结如羊屎，舌质淡红，苔薄白，脉弦小。

【辨证】 隐痛出血，溃疡尚未愈合，便秘厌食，出纳受阻，是病的关键所在。

【治法】 和胃降逆，润肠通便。

【方药】 党参15克，沙参12克，丹参12克，制何首乌15克，半夏5克，陈皮5克，五灵脂12克，炒蒲黄12克，白芍12克，炙甘草5克，延胡索10克，隔山消12克，草决明15克，肉苁蓉15克，锁阳12克，砂仁4克，鸡内金5克，白蜜30克（兑服）。

每日1剂，煎3次，6次分服。10剂后胃痛已缓解，食纳增加，大便稍软，日1次。但出现形寒怕冷，舌淡苔润，口不干，脉弦细，原方去沙参，以西洋参易党参，加黄芪15克，当归10克，附子4克。14剂后胃痛未复发，眩晕止，形寒消失，饮食消化及大便均已正常，血红蛋白上升到9.5克/升。换方以归芪四君子汤加砂仁、鸡内金14剂，以健脾生血善后。

【效果】 愈后半年，西医院复查，溃疡愈合而疗效

巩固。

医话：本例的症结所在是胃痛与出血，便结与纳差。要解决出血，在于愈疡止痛，要解决进食，在于润肠通便，不然"出入废则神机化灭"。方中五灵脂、炒蒲黄既能缓解内脏平滑肌痉挛而止痛，又能护膜生肌以止血，芍药、炙甘草平肝缓中，丹参、延胡索、隔山消均具止痛功能，而何首乌、草决明、肉苁蓉、锁阳、白蜜为增水行舟之剂，地道一通则胃气降而食纳增，护膜止血则溃疡好转而精神振。察其形寒易感，是卫外阳虚，当归补血汤加附子，血症善后以四君子汤收功乃李东垣之经验也。

11. 胃脘痛（胃癌手术后）

【病者】 钮某，男，56岁，工程师。

【病名】 胃脘痛。

【来诊原因】 患者素因焦劳，经常胃痛呃逆。

【诊疗经过】 经西医院胃镜检查，诊为胃癌。1981年2月行胃癌手术，胃切除四分之三，术后纳食则胃脘部隐隐作痛，每餐进少量流汁，食后腹胀不舒。

【证候】 就诊时精神疲乏，口干喜热饮，大便微溏，舌淡红，苔薄白，脉弦缓。

【辨证】 此乃脾虚气弱，运化失常，瘀血阻滞。

【治法】 宜益气健脾，活血化瘀。

【方药】 拟六君子汤合失笑散加味：党参15克，白术10克，茯苓10克，炙甘草5克，半夏5克，陈皮5克，黄芪15克，五灵脂10克，蒲黄10克（炒），菝葜15克，守宫5克，荜澄茄3克，麦芽10克，鸡内金3克。

二诊：坚持服上方50剂，日1剂，胃脘部疼痛逐渐减轻，饮食增进，钡餐复查："胃大部分切除，钡剂通过缝合口

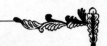

顺利，未见异常"，自诉口渴，咽干，耳鸣，二便尚可，舌淡红，苔薄白，脉弦小，易方益气养阴，健脾助化，方拟：太子参 15 克，沙参 10 克，丹参 12 克，白术 10 克，茯苓 10 克，炙甘草 5 克，白芍 10 克，半夏 5 克，陈皮 5 克，守宫 5 克，菝葜 15 克，隔山消 12 克，荜澄茄 3 克，鸡内金 5 克。

三诊：患者始终坚持服此方 2 个月后复诊，胃脘部疼痛消失，能进食 9 两 / 日，精神正常，一直坚持上班，还经常出差，无其他不适，将上方加减为丸：人参 12 克，沙参 10 克，丹参 10 克，制何首乌 15 克，白术 10 克，茯苓 10 克，炙甘草 5 克，黄芪 15 克，守宫 5 克，隔山消 12 克，荜澄茄 3 克，鸡内金 5 克，山楂 10 克。上方 20 剂，共研细末，炼蜜为丸梧桐子大，每服 20 丸，日夜 3 次噙化。

【效果】坚持服丸药半年，情况良好，患者已无不适之感，饮食正常，每天坚持长跑 3 000 米，舌脉如常，至今已 3 年，疗效巩固。

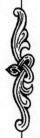

医话：此案胃癌术后，乃脾虚气弱，运化失常，致瘀血内停，故发胃脘疼痛，治以调理脾胃为主，佐活血化瘀，温中助化，兼顾胃阴，达到脾气健，胃纳强，自能抗邪而却病。

12. 反胃（慢性胃炎）

【病者】袁某，女，40 岁，干部。

【病名】反胃。

【来诊原因】患者平素性急易怒，气冲作呕，食入反出，已半年余。

【诊疗经过】某医院检查，未发现器质性病变，认为是慢性胃炎及胃神经官能症。曾用中西药治疗，效果不明显，因来就诊。

【证候】 患者自诉有气体自小腹上冲咽喉，头晕心悸，食物难于吞咽，勉强吞下，2小时后，大部分吐出，吐后，上腹胀满稍舒，口不渴，喜热饮，大便干，小便短。六月炎天，双下肢仍怕冷，腰酸痛，膝软无力。月经量少，经期推迟。舌质淡红而润，边有齿印，脉沉细。

【辨证】 此病，虽症见于胃，而根在于肾。王太仆所谓"食入反出，是无火也"。

【治法】 当"益火之原以消阴翳"。

【方药】 桂附八味丸加减：熟地黄15克，山药12克，茯苓10克，山茱萸5克，泽泻10克，白芍10克，附子5克，肉桂2克，菟丝子12克，骨碎补10克，牛膝10克，砂仁3克，鸡内金5克。

另用伏龙肝、锈铁烧红淬水兑药服，每次服30毫升，日夜服6次，每日1剂。并嘱以心情愉快，乐观静养。

上方服至7剂后，复诊，气不上冲，呕吐渐止。续服14剂，则下肢渐温，大便润，小便长，睡眠、食纳转佳。既已奏效，原方去肉桂，减附子为3克，加党参12克、白术10克，续服15剂，面色红润，头晕心悸止，而疗效巩固。

【效果】 气不上冲，呕吐渐止，后未复发。

医话：食入反出，类似中医书所指的"反胃"，不用和胃降逆之药，反用熟地黄、山茱萸之腻滞，这是从整体观分析，其标在上，其本在下的病机，故采取"塞因塞用"的治则，补肾纳气以降冲。"冲脉丽于阳明"，冲气降，则胃自和而吐自止，此亦从阴引阳，上病下取之法，善后方中加参、术者，培后天以养先天也。

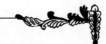

13. 胃痛（红斑型胃炎）

【病者】 王某，男，30岁，桃源电力局。

【病名】 胃痛。

【病因】 饮食不节，有抽烟史。

【诊疗经过】 经常德市某医院纤维胃镜检查确诊为"红斑型胃炎"。

【证候】 有年余病史，经常胃脘隐痛有灼热感。腹胀，大便带结日1次。口干喜冷饮，晚上胃痛明显影响睡眠，舌质淡红，苔薄白微黄，脉弦小。

【辨证】 此寒热夹杂，血瘀阻络之痛。

【治法】 宜平调寒热，活血化瘀。

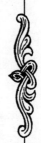

【方药】 党参12克，沙参12克，丹参12克，炙甘草5克，半夏5克，陈皮5克，黑栀子5克，炮姜5克，五灵脂12克，炒蒲黄12克，白芍12克，延胡索10克，隔山消12克，砂仁4克，鸡内金5克。每日1剂，煎3次分服。

复诊：服14剂，胃痛止，灼热感消除。出现便溏肠鸣，形寒喜热饮，舌淡苔白带腻，脉弦细，原方去沙参、丹参、黑栀子，加附子5克，荜澄茄5克，杜仲12克，补骨脂3克，又14剂，胃痛止，食纳增，未复发。

【效果】 原医院纤维胃镜复查，红斑消失。

医话：《内经》云："治病必察其上下。"本例胃痛初诊表现为胃脘灼热，口喜冷饮，大便带结，服药后上述症状缓解，又出现便溏肠鸣，形寒喜热饮，上下证候完全表现不同，此即《内经》所谓"始为热中，末传寒中"之证，必须临证察机，使"药随病变而病随药愈"。

14. 反胃（幽门息肉狭窄）

【病者】 孔某，男，78岁，住台北市。

【病名】 反胃。

【来诊原因】 经营操劳，有慢性胃炎病史 10 余年，十二指肠球部溃疡 3 年余。

【诊疗经过】 经台湾荣民总医院 B 超检查为"幽门息肉，幽门狭窄"，拟手术治疗，患者不愿，乃来我院求治。

【证候】 每餐进食后，约 2 小时反出，带酸腐臭味，而所进之食仍有少量下到十二指肠，虽有腹部隐痛不适，但大便隔三四日有一次。舌质淡红，苔带浊腻，脉弦缓。

【辨证】 "隔塞闭结，上下不通，属暴忧之疾"，询之果然，与噎膈是同源（有物梗阻）异流（部位不同）之病也。

【治法】 宜情绪乐观，以健胃助消化，则留者去而阻者通。

【方药】 人参 10 克，苍术 12 克，菝葜 15 克，炙甘草 5 克，半夏 6 克，陈皮 6 克，黄芪 20 克，丹参 15 克，炒五灵脂 10 克，炒蒲黄 10 克，何首乌 15 克，隔山消 12 克，菟丝子 15 克，肉苁蓉 15 克，藿香 6 克，砂仁 4 克，荜澄茄 5 克，生鸡内金 10 克。

每日 1 剂，煎 3 次，早中晚分 6 次服之。并以薏苡仁 50 克，菝葜 30 克炆猪肉喝汤，间日一次。住在长沙女儿家，坚持服 14 剂，单方 7 剂，反胃则纳多出少，大便每 2 日 1 次，胃脘隐痛消失，携原方返台，前后共服药 56 剂，日进食 8 两，已不反出，大便正常。

【效果】 复去台湾荣民医院 B 超检查，原来病灶已经消失。据其女儿淑芝女士详细介绍情况，未面诊以原方制粉服之而疗效巩固。

医话：治病易，治人难，本例以忧思气结致病，导以乐

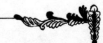

观开朗，许以可治，患者聆之如释重负，因而改善其内部环境，则肌肉放松而狭窄宽。方中主药益气健脾助化，结合失笑散止胃脘痛而保护其黏膜，何首乌又名"红内消"，结合肉苁蓉以润通大便，此上病下取法也。消息肉在于薏苡仁、菝葜，但二味久用易结肠，故以猪肉炆汤喝以发挥其作用，而克服其副作用，所谓"有制之师也"。

15. 便秘（前列腺手术后大便不通）

【病者】 王某，男，55岁，前列腺手术后大便不通已6日夜。

【病名】 便秘。

【病因】 表郁气秘。

【诊疗经过】 西医院用灌肠、开塞露等不能解决。

【证候】 腹胀如鼓，哕而作呕，不能进食，小便也难排出，不能入睡，烦躁不安，舌质暗红，苔黄腻，脉弦劲。

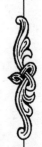

【辨证】 此属术后肠肌麻痹，其人发热，恶寒，无汗，兼有感冒。

【治法】 宜按《金匮要略》："哕而腹满，知何部不利，利之则愈"，此虽大小便不利，重点在大肠，肺与大肠相表里，且外有寒热无汗，此虽在夏月，仍宜宣肺解表以形成高屋建瓴之势，则大便自通，哕逆可止。所谓"欲求南风，先开北牖"是也。

【方药】 香薷10克，苏叶10克，藿香10克，厚朴6克，半夏5克，陈皮5克，附子3克，白芍12克，荜澄茄5克，草决明15克，肉苁蓉15克。

【效果】 下午服药，半夜后大便先行，小便随至，汗出热退而哕逆平。

医话：此例便秘腹胀如鼓，小便亦闭，呕哕不食，发热无汗，入晚病情紧急，医院内、外科会诊，拟次日上午进行手术。由于会诊前4小时服了中药。半夜机体内阳气来复，药力发挥了作用，因而避免了手术。正如罗马名医盖伦所说："医者，自然也；医生者，自然之仆也"。所谓"自然"亦"欲求南风，先开北牖"之意是也。

16. 关格（肠梗阻）

【病者】 谭某，男，55岁。

【病名】 关格。

【病因】 有阑尾切除史。

【诊疗经过】 术后3个月，因便闭、腹胀、呕吐而住入湖南某医院，会诊认为"阑尾炎手术后，粘连性肠梗阻"，取保守疗法十余天，因大便不通已停止进食，以输液维持，日夜腹胀，用胃管反复抽液，下注石腊油，大便仍不通，乃用甘遂粉3克调成糊状从口腔灌入，少顷即全部吐出，并呕出胆汁。仍插胃管转诊于我院。

【证候】 证见微恶寒，发热，无汗，口不渴，舌质淡红，苔白，脉浮弦。

【辨证】 诊为肠痹，阴阳交阻，气机逆乱。

【治法】 肺与大肠相表里，宜调中疏导，先启皮毛，后通地道。

【方药】 西洋参6克，苏叶15克，藿香10克，防风10克，荆芥5克，白豆蔻4克，半夏6克，陈皮6克，厚朴5克，炙甘草4克，蒲公英30克，砂仁3克，肉苁蓉15克，草决明15克。4剂，每日1剂，水煎3次，拔去胃管，直接温服。另用番泻叶12克，沉香2克，荜澄茄3克，共研细末，每胶囊装0.5克，第一天3次，每次服2粒，第二天3次，每次服3粒。

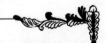

【效果】 服药 4 剂，胶囊 15 粒后，大便先行，小便随至，诸证顿除，如释重负，遂出院，大便日排 2 次，眠食均安。予以健脾胃助消化之香砂六君子汤善后。

医话：粘连性肠梗阻，食入即吐，小便不通，大便闭结，属中医关格范畴。本例患者，乃阴阳交阻，气机逆乱所致之证，方用西洋参养阴益气，苏叶开肺气，荆、防启皮毛，厚朴、砂仁行气宽中和胃以宣痹，藿香、白豆蔻芳香化浊，半夏、陈皮理气降逆，肉苁蓉、草决明温润肠道而通便，重用蒲公英，既可清热解毒，又可利尿而散交阻之结气，炙甘草调和诸药，所谓"观发知受"，表出则里和。又配合番泻叶、沉香、荜澄茄研细装胶囊内服，寒温并用，重在气化，即"大气一转，其结乃散"是也。关键在于临证察机，健脾助化以善其后者，防其复发也。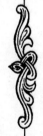

17. 二便秘塞

【病者】 蔡某，女，21 岁。

【病名】 大小便闭。

【来诊原因】 患者因热受凉而致大小便秘塞不通，胀痛号叫已两昼夜。

【诊疗经过】 西医院妇科检查排除了器质性疾病。中医用硝黄等药，毫不为动。

【证候】 恶寒发热无汗，脉右手洪大，左手弦紧，舌上苔薄白而润，口中不渴。

【辨证】 此属气闭，而非形结，故脉洪大而不沉实。仲师曰："洪则为气"，又其人不燥渴，舌无厚苔，且左脉弦紧，知在太阳不在阳明。

【治法】 宜散太阳之邪以启皮毛，升提脾肺之气以宣上窍，所谓"欲求南风，须开北牖"之意也。

【方药】 香薷（时在夏月）10克，藿香10克，荆芥穗5克，苏叶10克，陈皮5克，桔梗5克，升麻5克，葱白1握，煎汤，乘热服之。外用葱白熨脐。

【效果】 按法行之，3剂汗出而愈，仲师所谓"阴阳相得，其气乃行，大气一转，其气乃散"是也。仍以香砂六君子汤健脾助化以善后。

医话：此属内外因素导致膀胱气化失司。后治王姓妇亦同上证，且有孕数月。前医用安胎药治之更剧，余用此法治之而愈。所谓有故无殒亦无殒也（香薷热服则吐利，孕妇慎用者以此）。

18. 久泻（慢性结肠炎）

【病者】 严某，男，44岁。

【病名】 久泻。

【来诊原因】 患者脾虚气弱，大便时溏时泻，胃脘隐隐作痛已10余年。

【诊疗经过】 某医院检查为"慢性结肠炎"，病情逐年加重。

【证候】 面黄白不泽，气短，体倦，形寒，食纳差，食后胃脘闷胀不适，口干而不欲饮，察其舌淡，苔薄白，脉沉细。

【辨证】 此乃久病致脾胃虚弱，运化失常而泄泻。

【治法】 当补脾健胃，温中以化寒湿。

【方药】 党参15克，白术10克，茯苓12克，炙甘草5克，半夏5克，陈皮5克，附子5克，砂仁3克，藿香6克，刺猬皮（炙）10克，瓦楞子12克，鸡内金5克，葛根10克，木香3克。

另用木炭烧红淬水煎药。

复诊：服用上方 10 剂，胃痛缓解，大便溏而不泻，他症减轻。

【效果】 继服原方 15 剂，大便成形，食纳增加，余症已除，但两足仍冷，喜热饮，以附子理中丸善后。

医话：胃为水谷之海，脾主运化精微，久病损伤脾胃，致运化功能发生障碍，则清浊不分，混杂而下，并走大肠，而成泄泻。治疗用香砂六君健脾，附子、荜澄茄温中祛寒，鸡内金以助消化，葛根生津止渴，用木炭水煎药取其帮助肠道吸收。妙在刺猬皮，达病所消癥结，共奏温中止泻之功。

19. 大瘕泄（慢性溃疡性结肠炎）

【病者】 王某，女，35 岁，望城印刷厂。

【病名】 大瘕泄。

【来诊原因】 患者劳作受寒，大便带红白黏胨，日夜 5～6 次，与便秘交替出现已近 2 年。

【诊疗经过】 经西医院检查，诊为"慢性溃疡性结肠炎"，治无显效，止而复发。幸有间歇，未至全颓，但日渐消瘦，精神不支，月经停止已年余，近因劳累发作加剧，里急后重，日夜排出红白黏胨七八次，遂就诊于我院。

【证候】 证见面色萎黄，神疲乏力，舌质淡红，苔薄白，脉弦小。

【辨证】 劳则气耗，寒则气结，故成此疾。

【治法】 不宜但治局部，应考虑其脾虚气陷，治宜下病上取。

【方药】 党参 15 克，白术 10 克，茯苓 10 克，炙甘草 5 克，黄芪 15 克，葛根 12 克，藿香 6 克，半夏 5 克，陈皮 5 克，砂仁 3 克，荜澄茄 3 克，鸡内金 5 克，每日 1 剂，以白炭烧红淬水煎药。连服 7 剂，排出次数减少，后重减轻，

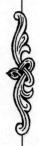

原方加刺猬皮（炙）10克，再服10剂，后重除，日排大便2次，红白黏胨未止。原方佐以鸦胆子去壳取仁装入胶囊，每个胶囊装4粒，每于饭后吞服3个胶囊（含鸦胆子12粒），每日共服36粒。以1周为1个疗程，间歇3日继服1个疗程，红白黏胨未再发现，自觉腹中有隐痛。坚持原方加酒炒白芍12克，痛止而大便正常。

【效果】 6个月后疗效巩固，月经复常。

医话："大瘕泄"见于《难经·五十七难》。滑寿《难经本义》说："瘕，结也，谓因有凝结而成者"。张山雷云："伯仁以结释瘕，谓即积滞之肠瘕，颇属近理，盖瘕之为病，本是假物而聚结不散之义，凡里急后重而欲泻不得畅泻者，确以有物聚结使然。"故本例在健脾益气的基础上，另入刺猬皮以开其结滞，鸦胆子以化其凝聚，乃收扫穴犁庭之效。

20. 大瘕泄（非特异性溃疡性结肠炎）

【病者】 李某，男，50岁，省商业局干部。

【病名】 大瘕泄。

【来诊原因】 中年体衰患腹痛泄泻，每日6~7次，天明时更明显，大便带红白胨，已病7年余，近年加重。

【诊疗经过】 曾到某医院检查，诊断为"非特异性溃疡性结肠炎"，曾服中西药治疗，而疗效不明显。

【证候】 日夜拉红白黏液6次，腹部坠胀，精神差，气短，睡眠不好，四肢无力，脉沉细，舌质淡红，苔薄白。

【辨证】 此乃脾肾阳虚，运化障碍所致。

【治法】 温中补肾，兼助消化。

【方药】 党参5克，白术10克，茯苓10克，炙甘草5克，半夏5克，陈皮5克，砂仁3克，荜澄茄3克，杜仲15克，补骨脂10克，刺猬皮（炙）10克，山楂10克，麦

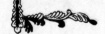

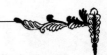

芽 10 克，鸡内金 5 克。水煎服 7 剂。

复诊：病情好转，但天明前，腹中仍隐痛泄泻，已无红冻，气短，怕冷。治以原方加用黄芪 15 克，附子 5 克，以增强补气温阳之功。

三诊：服上方 14 剂，腹痛缓解，泄泻已止，大便成形，精神好转，食纳增加，冷感消失，脉沉缓，舌苔薄白，质淡。仍属脾肾阳虚之候，故用原方加炮姜，14 剂，脾肾同治以善其后。

医话：泄泻虽离不开脾胃功能的障碍，而本例久泄体虚，黎明前泄泻明显，此乃肾阳虚衰，命门之火不足，则脾阳受其影响，不能腐熟水谷，而运化无权。张景岳说："肾为胃之关，开窍于二阴，所以二便之开闭，皆肾脏之所主。今肾中阳气不足，则命门火衰，而阴寒极盛之时，则令人洞泄不止也。"

故本例治疗用陈夏六君加杜仲、补骨脂、附子、荜澄茄，重在温补脾肾之阳；特别是刺猬皮直达病所，佐用山楂、麦芽、鸡内金健胃助化，以巩固疗效。

21. 大瘕泄（慢性结肠炎及肠系膜肿块）

【病者】 陈某，女，30 岁，湘潭市江南机器厂职工。

【病名】 大瘕泄。

【病因】 饮食不节，肠胃乃伤。

【诊疗经过】 于 1971 年患便秘与腹泻交替出现。左下腹部有肿块 3.5 厘米 × 6.5 厘米。经职工医院检查，初步诊断为①慢性结肠炎；②肠系膜肿块，癌变？劝令活检，患者不愿意，来长沙就诊。

【证候】 面黄白，巩膜青黯，疲乏气短，大便日泻 3～4 次为黏液便，左下腹（近脐部）肿块 4 厘米 × 7 厘米，质较

硬，压痛明显，饭后腹胀，眠食差，舌质淡、舌边紫，苔白滑，脉弦涩。

【辨证】属脾虚气陷，瘀阻络痹。

【治法】宜益气健脾，温润通络。

【方药】党参15克，黄芪15克，白术12克，茯苓12克，半夏5克，陈皮5克，炙甘草3克，隔山消15克，乌药10克，荜澄茄5克，鸡内金5克。服2剂腹泻加剧，排出垢腻甚多，原方用白炭3块烧红淬水代汤煎药，服至10剂，腹泻已止，下坠感消失，左下腹肿块如前。原方加龙葵30克，菝葜30克，八月札12克，红藤15克，地鳖虫10克，服至15剂大便忽下如鱼脑猪肝秽物4次，腹胀松，肿块变软。复诊：巩膜青黯消失，舌质淡红，脉弦细，面色精神好转，二便如常，肿块扪不到。原方去龙葵、菝葜、地鳖虫，加当归、白芍各10克，服10剂。三诊：眠食均好。

【效果】治愈后体重增加，1972年11月恢复工作，至今疗效巩固。

医话：本例先用健脾胃助消化之剂，基本控制腹泻后，再结合使用化瘀通络、消肿软坚之品，导下瘀血，肿块消失。是否如叶天士所说："瘀血必结在络，络血内反肠胃而后乃下"？这样的例子不止一个，有待进一步研究。

22. 虚寒痛泻（慢性结肠炎）

【病者】唐某，女，53岁，湖南电视台。

【病名】虚寒痛泻。

【病因】素质脾虚。

【诊疗经过】经某医院肠镜检查，诊断为慢性结肠炎。

【证候】大便溏稀幼小时即有，近几年明显。目前大便日3~4次，形如鸭粪，消化不完全，排便时有坠胀感，腹

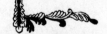

中雷鸣，经常绞痛。口喜热饮，舌面有小溃疡，形寒肢冷。食纳不香，舌质淡胖，苔白而滑。脉弦细而缓。

【辨证】 虚寒性痛泻，属脾肾阳虚。

【治法】 健脾助化，温补脾肾之阳。

【方药】 党参15克，白术12克，茯苓2克，炙甘草5克，半夏5克，陈皮5克，藿香6克，砂仁4克，附子5克，炮姜3克，山药15克，杜仲15克，补骨脂4克，荜澄茄5克，鸡内金5克。以木炭2块烧红淬水煎药，14剂。

另方：人参3克，没食子（抖）2克泡水代饮。

复诊：服上方10剂，服1~2剂时大便排出腐秽甚多，腹部即感轻松，服至第8剂，腹已不痛，便溏稀减为日仅1次，服完14剂大便已成形，形寒肢冷消失，口腔溃疡亦愈，眠食较佳。诉旧有右膝关节酸痛，阴雨明显，乃于原方去藿香、砂仁，加巴戟天12克，骨碎补12克，炒薏苡仁15克，附子减为3克。再服28剂，膝痛亦愈。

【效果】 治愈半年复查，疗效巩固。

医话：本例原用对症疗法，如土霉素、香连片之类，没有考虑素质的虚寒，所以未能根治。为什么不用温中暖下之药？复杂处在于口腔常出现溃疡，便细察之，此种溃疡是舌淡疱白，而不是舌赤疱红，是虚寒之证，而没有实火之征，故以附子理中汤为核心的治疗，"温之则浮焰自熄，养之则虚冷自化"，此清代尤在泾之经验也。本例佐治用味甘性温具有收敛作用之没食子，如用治慢性口疮及久泻不止是适宜的。特表而出之。

23. 脾虚发热（感冒夹感染）

【病者】 刘某，男，3岁。

【病名】 脾虚发热。

【病因】 饮食不节，屡伤脾胃，忽感外寒遂发热咳嗽。

【诊疗经过】 医者首用九味羌活汤，次用柴葛解肌汤，终用钩藤饮之类，敷法自头至足，约用十余次，其热不但不稍减，反而增高，住院诊断：感冒夹感染。

【证候】 就诊时咳喘愈甚，腹胀便溏，肌热灼手，口渴时饮水而不能多，脉数无力，舌润无苔，眼珠青色，眼光无神。

【辨证】 此证系内伤脾虚发热，断非上述方法可能治愈。

【治法】 宜用甘温兼助消化之品，李东垣曰："甘温能除大热"，方用参芪，于气陷者宜之，此证喘咳气升，柴葛不中与也。尤在泾曰："温之则浮焰自熄，养之则虚冷自化。"即指此证而言也。宜师之。

【方药】 党参10克，白术5克，茯苓6克，炮姜3克，炙甘草5克，山药12克，麦芽6克，生山楂5克，砂仁2克，鸡内金3克。嘱日服1剂。

【效果】 服药后1剂热定，2剂热退，效不更方继服5剂，调理脾胃，兼助消化而痊愈。

医话：外感发热，"体若燔炭，汗出而散"，若内伤发热，多属脾胃虚弱，元气受伤，证见倦怠嗜睡，四肢不收，反复表散，适所以加重病情，东垣有甘温除热法，所谓"劳者温之，损者益之"是也。至于中虚且寒，"温之则浮焰自熄，养之则虚冷自化"，按法用之，效如桴鼓。此用炮姜、炙甘草之理也。

24. 厌食症（神经性厌食）

【病者】 孙某，女，23岁，国防科大。

【病名】 厌食症。

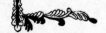

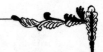

【病因】 娇养成习，情绪变化，思虑伤脾。

【诊疗经过】 经某职工医院实验室检查诊为神经性厌食，缺锌及多种微量元素，精神不支，因而辍学。

【证候】 面黄肌瘦，夜读失眠，白天精神不振，只饮水，间吃水果，米、面、荤、蔬不沾唇，大便7天1次，月经近半年已未来潮。情绪易激动，疑心重，怀疑食中有异物，父母百般解释不相信，舌质淡红而润，脉弦细带涩。

【辨证】 思则气结致脾运失常，胃纳受阻。

【治法】 调脾和胃，恢复健运之机，精神治疗，以解致病之结。

【方药】 党参12克，沙参12克，丹参12克，何首乌15克，半夏5克，陈皮5克，炙远志3克，酸枣仁15克，白芍12克，炙甘草5克，女贞子15克，菟丝子15克，玉竹12克，麦冬12克，百合10克，佩兰10克，草决明12克，火麻仁12克，麦芽10克，鸡内金5克。

此药味甘不腻，尚受欢迎，但时服时辍，1个月服完20剂，服药中减少夜读，睡眠时间增长，由于释疑解惑，日食米粥或面条2~3两，并择食蔬菜，大便3日1次。乃面诊诱导，并定出继续治疗方案：①根据胃纳不香在于脾运不健——小肠吸收功能减退的道理，以苍术300克，生鸡内金300克（焙干），制成细粉（过100目筛），装入大号胶囊，每囊0.4克，每服4个胶囊，日夜3次，空腹服。②黄芪15克，炒酸枣仁15克，煎水代饮白天服。③当归12克，黑豆10克，川芎3克，红枣10个，红糖30克，紫苏苋1个煎汤，鸡蛋1枚，预测原来的经期服。并嘱其父母带领游览名胜景观以旷其心神。

【效果】 照此治疗3个月后，面诊喜形于色，眠食及二

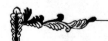

便正常，月经已按期而至，体重增加，恢复了学业。

医话：本例厌食，首先调以甘药，其次释其疑虑，继而助其消化以恢复其吸收功能，苍术扩肠而开郁，鸡内金助化以增胃酸。此因病而月经停止，既治病以资月经之源，又用调经方以引其按时而至，兼之游观景点以绝其忧思，此治病治人必须治其思想，而疗效才能巩固。

25. 梅核气（神经性食管痉挛）

【病者】 罗某，女，37岁，省外办。

【病名】 喉中梅核气。

【病因】 情志郁结（有3年病史）。

【诊疗经过】 经西医院钡餐检查，无异常发现，认为属神经性食管痉挛，给药镇痉解痉病无变化，乃就诊中医，曾用《金匮》半夏厚朴汤始效而复发。

【证候】 诉喉中有异物感，如黏着阻滞，吞之不下，吐之不出，每次情绪激动及月经周期，异物感更明显，甚至影响眠食，小便夜多而大便带结，口常有涎，咽常噫气，舌质淡红，苔白腻，脉弦细。

【辨证】 病属梅核气，乃气结痰凝所致。

【治法】 宜顺气化痰治其标，补肾纳气治其本。

【方药】 党参12克，沙参10克，丹参12克，制何首乌15克，半夏5克，茯苓10克，陈皮5克，苏叶5克，生姜3片，炙远志6克，酸枣仁15克，山药15克，益智仁10克，杜仲12克，补骨脂3克，菟丝子15克，肉苁蓉12克，砂仁4克，鸡内金5克。每日1剂，煎3次呷服。

【效果】 半年后复诊，自诉服上方14剂，自觉症状消失一半，但未完全熨贴，原方又服14剂，大便正常，月经期也未出现喉中异物感，不过恪遵医嘱，心平气和，情绪乐

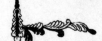

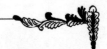

观，避免了诱发因素。

医话：本例梅核气——喉中异物感，病久而非暴发，穷则归肾，故两尺脉虚，肾司二便，故小便多而大便结，以足少阴之脉"循喉咙，挟舌本"。治宜上病下取，以辛开散结之药治其标，药量宜轻，以补肾纳气治其本，药量宜重。党参、沙参润滑以去着，丹参、何首乌清降以通幽，医嘱语言，辅助药治，均殊途同归，所以病愈而疗效巩固。

糖尿病论治研究

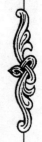

本病是一种慢性疾病，由于先天或后天胰岛素分泌相对或绝对不足，导致血中糖浓度增高而发病，本病有两种类型。

胰岛素依赖型（1型）：胰岛不能产生足够的胰岛素，部分在儿童期及青春期发病，这部分病人由于胰腺分泌胰岛素的 B 细胞发生病变，要终身依赖注射胰岛素而生存，占糖尿病患者的 10%。

非胰岛素依赖型（2型）：常发生于成年人，原因是胰岛产生的胰岛素在机体内不起作用。

对胰岛素依赖型糖尿病来说，机体有一定的基因标志的人发病危险较高，当然并不是所有家庭成员都会发病；非胰岛素依赖型糖尿病也有很强的家族性，但他们没有特定的基因标志。

另外，在发展中国家，还有营养不良性糖尿病，但发病的统计很少，发病原因也不十分清楚。

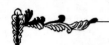

辨治思想

《素问·阴阳别论》云:"二阳结谓之消。""二阳"指阳明胃与大肠经也。消,消渴也。由于阳明气结,则水谷之津液不生以致消渴为病。《金匮要略》云:"男子消渴,小便反多。"尤在泾云:"男子以肾为事,肾中有气所以主气化,行津液而润心肺。"孙思邈《千金方》载:"李祠部郎中论:'消渴者,肾虚所致消渴为病,每发则小便甜。'"《圣济总录》论消渴谓:"渴而饮水多,小便中有脂似麸而甜。"近代张锡纯在其所著《医学衷中参西录》中云:"消渴证,古有上、中、下之分,谓其证皆起于中焦,极于上下,诚有是理,因中焦膵(胰)为脾之副脏,在《难经》中名为'散膏'。迨至膵病累及于脾,致脾气不能散精达肺,则津液少,不能通调水道则小便多,是以渴而多饮多尿也。"

然而,糖尿病"三多一少"(即上消"渴",中消"饥",下消"尿",一般病人多兼而有之,一少者"消瘦"也),这都是病的现象,"邪之所凑,其气必虚",是病的本质。元代朱丹溪云:"阳常有余阴常不足"(《格致余论》),这一论点是从理学上产生的,他认为阴阳应该是相对平衡的,实际上他指的"阴"是阴精,"夫以阴气之成,只供三十年的视听言动,先已亏矣,人之情欲无涯,此难成易亏之阴气,若之何可以供给?"可见,"肾为先天之本",肾气亏虚的人,可引起多种病变,经常腰酸背胀,腿脚无力,怕冷怕热,抵抗力差,头晕失眠,目眩耳鸣,尿后余沥,肾功能减退等。古今医家用《金匮》肾气丸治疗消渴病,是以人体功能减退为治疗对象的,上述肾虚症状,但见一二即是,不必悉具。

刘老认为:"三消之表现,仅为糖尿病的一个证候,而

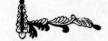

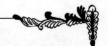

多数患者均伴有不同程度的少气懒言，倦怠嗜卧，舌质胖大，脉沉缓弱等下气虚弱的征象，说明患者尽管多饮多食，但大量饮食进入人体后，未能被人体利用。血糖系饮食所化之精微，若脾失健运，则血中之糖不能输布于脏腑以营养四肢，而使血糖蓄积增高。蓄积过多的血糖，随小便漏泄而排出体外，致使尿有甜味，尿糖阳性。故糖尿病患者气虚证的出现，多因脾失健运，精气不升，生化乏源之故。脾喜燥而恶湿，若只见现象不顾本质，常用甘寒、苦寒、滋阴降火之品（证见肺燥胃热是可用的）可致脾功能受损，中焦运化无力，水谷精微之气不足以营养气血，则气虚不足之象日趋严重因而病情迁延不愈，故治糖尿病之有'三消'者，从脾、肺、肾入手，尤以脾肾为重点。"意即培后天以养先天，补先天以固后天，可谓要言不烦。

整体调节

根据中医理论，将糖尿病分为肺燥、胃热、肾虚以及上中下三消的原理，在发掘传统经验时，刘老注意"治上消者润其肺兼清其胃""治中消者清其胃兼滋其肾""治下消者滋其肾兼补其肺"，并结合滋肝补肾，健脾益气，活血生津，对疾病的认识不断深化。

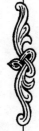

近人郭维一云："不囿三消分治，惟遵审证求因"，宜透过病的现象，抓住病的本质。在我国非胰岛素依赖型糖尿病最多，约占90%。

2型糖尿病特点：50岁以上年龄为多见，此时生理上处于"天癸竭""肾气衰"的阶段，易见少气懒言，劳累即易诱发（脾虚气弱之征），"三多一少"不明显，但口干多饮，夜多小便是常见的，或伴有血脂、血压偏高，并见早期或隐

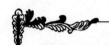

性冠心病，间有胸闷气短，疲乏无力的表现。一般能自控饮食，血糖在 100～180 毫克（常与进食高热量、高脂肪、高糖食物及超限劳累有关），舌质淡红，苔薄白，脉象弦缓，伴心脏病者脉律不整，伴高血压者脉弦硬。

治则：润肺、健脾、益肾，重在整体调节，使阴阳平衡。

处方一　调整整体：

太子参 20 克，苍术 15 克，生地黄 18 克，黄芪 25 克，酸枣仁 15 克，山药 15 克，白芍 12 克，菟丝子 15 克，女贞子 15 克，白僵蚕 6 克，砂仁 4 克，鸡内金 10 克。

处方二　调整局部：

鲜猪胰 300 克（蒸熟），生鸡内金 300 克，白僵蚕 300 克，葛根 300 克，黄连 50 克，肉桂 30 克。

以上 6 味制成细粉（过 100 目筛），装入大号胶囊，每囊 0.4 克，每服 10 个胶囊，每日 3 次，饭前服之。

处方一加减法：三多（口渴加葛根，善饥加黄精，尿多加山茱萸）；一少（体重减轻），三多控制，一少自稳。肝阳旺者加重白芍以平肝，血糖高者加牡丹皮以稀释凝血，喜热饮者加肉桂，形寒下肢冷者加附子，大便燥结加玄参，大便溏稀重用苍术。

处方一方解：本方系吸取近代谢世名医陆仲安、施今墨、张锡纯及当代名医治消渴的学术思想和其用药精华结合本人的临床经验拟成。方中太子参、黄芪、酸枣仁，气阴两补以润肺宁心，生地黄、苍术合用以降血糖，黄芪、山药合用升脾精以敛尿糖，菟丝子、女贞子、白芍强肾利机关以益肾气养肝阴，白僵蚕专降血糖，砂仁、鸡内金协苍术、山药健脾以助消化。

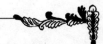

处方二方解：本方具有脏器疗法的特点，方中猪胰（日医名之曰膵），民间消渴方单用本品可愈。即人之胰病而补以物之胰也。鸡内金即鸡之消化器也，诸家《本草》皆谓之能治消渴，因此证尿中含有甜汁，鸡内金健脾助运，能化饮食中糖汁为津液也。二药均属血肉有情之脏器，且针对本病由中以及上下之局部也。葛根升清，协上二味以畅通津液，使血糖无淤滞之患。白僵蚕有独特的降糖作用，黄连《神农本草经》《肘后方》、崔氏均谓治消渴，近人研究黄连素亦有降糖特点（但不等同于黄连），肉桂国外研究本品对增进胰岛素效应最显著，其增效作用达 12 倍。黄连、肉桂同用，《韩氏医通》名交泰丸，治怔忡失眠，二味虽属局部用药健胃以助化，而黄连清心，肉桂温肾使水火既济，仍属整体调节也。

以上二方，治整体、治局部交叉使用，以 3 个月为 1 个疗程，治病治人从中找出规律性的东西，再斟酌损益以图根治。

思患预防

孙思邈云：消渴病所忌者有三：一饮酒、二房室、三咸食及面。能忌此，虽不服药亦自可。但消渴之人愈与未愈，常须虑患大痈。1980 年，我国 10 家医院调查：患糖尿病脚坏疽占住院糖尿病患者的 2.2%，截肢率高达 50%，而多数病人主要表现为皮肤温度下降，感觉障碍，足背动脉搏动减弱或消失。特别在冬季要注意保温，每晚以热水洗足，活血通络促进血液循环以预防下肢溃疡。

国外学者研究表明，高血压性糖尿病有潜在的失明危险（即糖尿病性视网膜病变），最大收缩压 20～29.4kPa 对发生

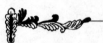

视网膜病变的可能性要比收缩压低于 16kPa 时的糖尿病患者高出 1.8 倍。糖尿病在眼部的表现，最常见的两个合并症就是视网膜病变和白内障。

糖尿病性白内障，多见于老年人，由于肝、脾、肾三脏功能失调，五脏六腑之精华不能上注于目。现代医学研究认为，晶体内氨基酸和微量元素锌、硒等的减少和不足，使晶体内的蛋白变性混浊而致视力下降。防治白内障宜采用近代已故名医蒲辅周的九子地黄丸方意，选用既能调整脏腑，又能补充微量元素的中药，如黄芪（含硒、锌）、苍术（含维生素 A、D）、党参以健脾益气；枸杞子、菟丝子、女贞子、蒺藜滋养肝肾以明目；珍珠母（含锌）平肝以疏肝；生地黄、当归、丹参、夜明砂、蚕砂以活血化瘀通络；车前子、泽泻（含锌）利水降浊以控制眼压；组成散剂内服，配合八宝珍珠散点眼，内外兼治以取得良好效果。

以中医脾胃学说指导两届硕士研究生喻正科、杨旭光先后从脾胃论治及气阴两虚治疗非胰岛素依赖型糖尿病共77 例（喻 45 例，杨 32 例）。方药即本文一号处方加减，但各有侧重，2 个月为 1 个疗程，一般 1~3 个疗程，以自身血糖检测对照，显效 43 例，占 56.33%（临床治愈病例，缺远期追踪，亦列入显效），有效 26 例占 33.37%，无效 8 例占 10.28%。用一号方治疗 2 型糖尿病及 1 型糖尿病案例，均按整体调节，治病治人，其方法是可以重复的。附医案于后。

1. 消渴（2 型糖尿病）

【病者】 石某，男，46 岁，湖南师范学院教师。

【病名】 消渴。

【来诊原因】 素质肺肾阴虚，患口渴多饮，消谷善饥，

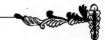

肢体疲倦。

【诊疗经过】 经某医院检查：血糖 15.1mmol/L（空腹测定），尿糖（＋＋＋），酮体（－），诊断为"糖尿病"，用甲苯磺丁脲治疗，每次服 0.5 克，每日服 3 次，治疗 25 天，疗效不显，症状未减，化验同前。

【证候】 就诊时，食已限量，小便频多，体重减轻，头昏，腰酸，双腿无力，察其舌质红，苔少而干，脉弦而细。

【辨证】 肺肾阴虚，胃津亏损。

【治法】 宜滋肾润肺，养胃生津。

【方药】 太子参 15 克，沙参 12 克，黄芪 15 克，生地黄 15 克，苍术 10 克，山药 15 克，女贞子 15 克，墨旱莲 12 克，何首乌 15 克，天花粉 12 克，丹参 12 克，杜仲 12 克，菟丝子 15 克，赤小豆 10 克，生麦芽 10 克，鸡内金 10 克，并嘱仍限量饮食。

复诊：服上方 20 剂后，"三多"症状明显减轻，头晕，体倦好转，血糖降至 7.37mmol/L，尿糖转为（＋），舌质淡红，脉弦细而缓，舌苔薄白。药已奏效，守方继服 20 剂。

三诊：患者因公出差，中途停药月余，但尿糖复查仍为阴性，血糖如前，说明药效可靠，仍遵上方，又服 20 剂。

四诊：自觉症状消失，体重增加，血糖为 3.96mmol/L（空腹测定），尿糖（－），能上班工作，守原方 30 剂。

【效果】 已经 3 年，未复发。

医话：消谷善饥，口渴引饮，小便多而有甜味者称为消渴。古人分上、中、下三消，推其标有三，原其本则一，三消往往同时存在，不必截然分开。消渴的病因病机较为复杂，但总的说来，燥热是标，而阴虚是本，二者相互影响。本例患者，主要是肾阴不足。因肾阴是机体脏腑之阴的根本，"五脏之阴，惟肾为根。"肾阴充足，即可滋养其他脏腑之阴。故用生地黄、何首乌、山药、二至等以滋阴补肾（生地配苍术降血糖而不影响大便，此施今墨老之经验）；佐以沙参、天花粉润肺养胃，生津止渴；阴阳互根，阴生于阳，故用黄芪、太子参益气养阴以生津。杜仲、菟丝子强肾以固本。病变多伤及营血，故用丹参活血，赤小豆补充植物蛋白。消渴本有消谷善饥，何以用麦芽、鸡内金？此乃取麦芽、鸡内金以增强脾胃功能，使有限的饮食达到充分的吸收。且麦芽含糖分，以避免治疗过程中偶发低血糖现象。

2. 消渴（2 型糖尿病）

【病者】 陈某，女，48 岁，宁乡县历经乡工农学校教师。

【病名】 消渴。

【来诊原因】 素因脾胃虚弱，曾患糖尿病 3 年半。

【诊疗经过】 经江西某医院住院诊为 2 型糖尿病，治虽症状改善，但出院后血糖 14.2mmol/L，尿糖（＋＋＋），并有高血压病史，血压（21.3～26.6）/（12～16）kPa。

【证候】 面诊时三多一少症状明显，日见消瘦，腹胀肠鸣，大便稀，舌质淡红，苔薄白，脉弦细。

【辨证】 属脾失健运，清不升浊不降。

【治法】 宜健脾和胃，芳香助化。

【方药】 予七味白术散加减：党参 15 克，白术 10 克，茯苓 10 克，炙甘草 5 克，黄芪 12 克，葛根 12 克，藿香 5 克，砂仁 3 克，山药 12 克，芡实 12 克，生山楂 10 克，麦芽 10 克，鸡内金 5 克，另木炭烧红淬水煎药。

服药 14 剂后，血糖 8.6mmol/L，尿糖微量，腹胀肠鸣，大便稀有所改善，但全身骨节疼痛，手足发凉，舌质淡红，

苔薄白，脉弦细，治法遵上，少佐附子以温经通络。予：党参12克，白术10克，茯苓10克，炙甘草5克，黄芪12克，附子3克，五加皮5克，鸡血藤10克，炒桑枝15克，炙远志3克，酸枣仁5克，麦芽10克，鸡内金5克，蚕砂12克。

三诊又继进14剂，化验尿糖（-），血糖已正常，血压有时增高，口已不渴，仍形寒，四肢末梢冷感。眼底出血，呈飞蚊状，视物模糊，皮肤易出现疮疖，舌质淡红而苔润有白沫，脉弦小。治以健脾养肝，通络散血之剂：人参12克，白术10克，土茯苓15克，炙甘草5克，苍术10克，蚕砂12克，朱砂6克，蝉蜕4克，白芍12克，附子3克，夜交藤15克，鸡血藤10克，杜仲12克，五加皮5克，炒桑枝15克，20剂。

【效果】 四肢已温，视力恢复，身痛痊愈，予六君子加减以善后。

医话：本例久患糖尿病，中西治疗未达满意的疗效，初诊时三多一少症状虽然明显，但形寒肢冷，腹胀肠鸣，一派脾胃虚弱，运化失司症征，此所谓"始传热中，末传寒中"。根据功能减退情况，予以健脾和胃，芳香助化，更以木炭烧红淬水煎药，使其肠内增加活性炭吸收作用，促使药物直达病所。"盖人之一身以胃气为主，胃气旺则五脏受荫。"故善后以六君子汤，3年后复查疗效巩固。

3. 消渴（2型糖尿病）

【病者】 汪某，男，60岁，长沙市。

【病名】 消渴。

【病因】 与进食高热量、高脂肪、高糖食物及超限劳累有关。

【诊疗经过】 经某医院检查：血糖空腹8.9mmol/L，尿

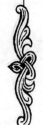

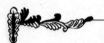

糖阴性。血压偏高，并有早期隐性冠心病。

【证候】 三多一少不明显，食限量，喜饮水，易疲劳，间有胸闷气短表现，睡眠可，舌质淡红苔薄白，脉弦缓。

【辨证】 由于脾失健运，营养物质不能充分利用，故疲乏无力，血糖蓄积增高。

【治法】 润肺、健脾、益肾，重在整体调节。

【方药】 方1：太子参20克，苍术15克，生地黄18克，黄芪25克，炒酸枣仁15克，山药15克，白芍12克，菟丝子15克，女贞子15克，白僵蚕10克，砂仁4克，鸡内金10克。

以上30剂制成无糖颗粒剂，分装每袋5克（含生药20克），每服1袋，日3次，饭后半空腹服之。

方2：鲜猪胰300克（蒸熟），生鸡内金300克（焙），白僵蚕300克，葛根300克，黄连50克，肉桂30克。

以上6味制成细粉（过100目筛），装入大号胶囊，每囊0.4克，每服10个胶囊，每日3次饭前服之。

【效果】 交替服用以上二方，5.5个月后复查，精神恢复，眠食均安，血糖空腹控制在6.2mmol/L左右。

医话：处方2是关键，本方具有脏器疗法的特点，方中猪胰（日医名之曰膵），民间消渴方单用本品可愈。即以人之胰病补以物之胰也。鸡内金即鸡之消化器也，诸家《本草》皆谓之能治消渴，因此证尿中含有甜汁，鸡内金健脾助运，能化饮食中糖汁为津液也。

4. 消渴（1型糖尿病）

【病者】 刘某，女，26岁，长沙市金属制品厂。

【病名】 消渴。

【病因】 喜肥甘煎炸，好辛辣刺激品。

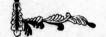

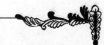

【诊疗经过】 因突然晕倒，神识昏迷，经某医院检查为1型糖尿病，空腹血糖 9.9mmol/L，尿糖（＋＋＋＋），急救醒来后，因三多一少明显，体重减轻 8 千克，乃住院治疗，注射胰岛素每日 4 单位，三餐饭前分注。3 个月以来饮食限量，因体重继续减轻，焦虑失眠，月经停止，来我院门诊求治，但未停止注射胰岛素。

【证候】 形弱体瘦，饮食虽限量，仍口渴尿多，夜不能寐，月经停止 5 个月而非孕，舌质淡红，苔薄白而干，脉弦细带数。

【辨证】 口渴多尿属肺肾气阴两虚，焦虑失眠是心肾不交，而根在肾阴亏损。

【治法】 气阴兼顾，肺肾同滋。

【方药】 党参 15 克，黄芪 30 克，山药 30 克，生地黄30 克，白芍 20 克，女贞子 30 克，菟丝子 20 克，黄精 20克，酸枣仁 20 克，黑豆 20 克（蒸熟晒干），苍术 20 克，生鸡内金 30 克。制成细粉（过 100 目筛），每包 15 克，日夜4 次，饭前开水冲服。服 3 个月后复诊，食仍限量，体重增加，失眠已愈，月经来潮，嘱减 2/3 胰岛素注射，仍服原方，又 6 个月停注胰岛素，已 3 个月病情稳定，三多一少症状消失。

三诊：检查血糖 6.8mmol/L，尿糖（－），面色红润，月经正常。体重增加 8 千克。

【效果】 治愈后以原方加减制丸服，又 3 个月，停药 1年后复查，疗效巩固。

医话：本例以酮中毒昏迷入院，查出糖尿病，无疑西医用胰岛素治疗是对症的，但用则控制症状，停则反复加重，说明其不能根治。中医不管胰腺的局部原因，而在辨证的

基础上抓住气阴两虚和肺肾同治的整体调节，方中的生地黄得苍术则降血糖而大便不稀，黄芪配酸枣仁为中药的巴氏合剂，一兴奋一抑制可以调济昼不精夜不瞑的焦急失眠，方中的鸡内金可刺激胰腺的分泌，近人研究有作用，用之果效。

急、慢性肾炎证治反思

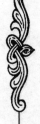

急性肾炎

急性肾炎，重在一个"急"字，急则治标，"从外之内而盛于内者，先治其外而后调其内"。此常见者有 3 种情况。

风寒束表

胡某，女，26 岁，住长沙市。颜面浮肿迅及全身，既有恶寒发热之表证，又有口渴尿少之里证。入院之初，诊为急性肾炎。尿蛋白（＋＋＋＋），尿红细胞、白细胞 0～3/HP，输液抗感染，5 日恶寒不解，发热不退而浮肿增加。邀中医会诊，诊为寒郁肌表，此时仍在输液滴注，正如张仲景《伤寒论·太阳篇》云："病在阳，应以汗解之，反以冷水噀之若灌之，其热被劫，不得去，弥更益烦"，治宜"开鬼门，洁净府"，以开门为主，《金匮要略·水肿病篇》云："水，发其汗即已"。采用越婢加术汤，金·成无己云："婢与脾，古字通用，此方发越脾气，通行津液"。乃用麻黄 15克，生石膏 30 克，白术 12 克，甘草 3 克，生姜 6 克，大枣12 枚，紫苏叶 10 克，杏仁 10 克。1 剂汗出热退，3 剂尿利

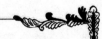

肿消。考虑"邪之所凑，其气必虚"，后继治疗，每日黄芪30g（煎汤去渣），加入赤小豆、薏苡仁、糯米、金桔饼适量煮粥吃，有提高血蛋白含量，健脾利尿作用，1个月后尿检转阴，收效甚捷，缩短了疗程，实成功于开门洁府之治。但选方用药要针对人的素质，不能千篇一律。张锡纯云：余平素治风寒水肿之证，脉浮有热，则麻黄辅以石膏（指征是口渴尿赤），其小便顿能利下，而肿遂消；脉沉有寒，则麻黄辅以附子（指征是形寒肢冷），凝寒去亦尿利而肿消。日医汤本求真亦云："设同一病而阴阳不同，治法亦异，例如当感冒在表时，若为阴证，则发表药宜配以热性发扬之附子；若为阳证，则发表药宜配以冷性沉降之石膏"。此以体质分阴阳，所见略同。前人治此证，有用苏杏越肤汤者（即五加饮加重苏、杏），乃宣通肺气，导水高源，即李时珍《本草纲目》称紫苏叶为"水督邮"，以气行水亦行也。

此二方之名俱冠以"越"字，对发越郁遏之阳气寓有深意。近代曹颖甫先生治水气，有其独特的见解，如有当利小便的症状，必先行发汗而尿始通；又有当发汗的症状，必兼利尿而始愈，此《内经》"开门洁府"两法，同时应用，权衡轻重，疗效更佳。

疮毒内陷

1962年灾害时期，醴陵泗汾公社，群体发病，54例青年男女患者，颜面四肢浮肿，全身疮疖，瘙痒，黄水淋漓。时当端午，纷纷入浴河流，病情加剧。尿检：蛋白（＋＋＋～＋＋＋＋），红、白细胞并脓细胞不等。当地卫生院虽诊断为"急性肾炎"，但因缺乏抗生素而求援，余适在湘潭专署人民医院工作，乃专程去湘西花垣县，学回民间的草药蒸汽疗

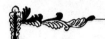

法。仿其制备及其技术操作，并新增强化器以提高气温的疗效。每次蒸疗 2 人，气温由小到大，升至 45℃左右，病人头面露于装置之上，保持呼吸无碍，一般用强化器导入气体，充斥于皮肤肌腠之间，约 1 个小时，汗出周身，上及头面，自觉头重已轻，肢体轻快，则疗程已毕，将患者扶出揩干水气，扑以糯米粉，安卧糜粥静养，3 天后尿续利而肿消，疮疥已平。某男，60 岁，营养不良慢性水肿，见其效捷，强求蒸疗，劝之不止，自入蒸气间，刚 15 分钟，出现颜面苍白，额汗如珠，迅速停蒸，给以参汤而安。此非适应证也。

医话：这种物理疗法也复合了药物疗法（蒸气中含有艾叶、山薄荷、野荆芥、杉树皮等），皆取之易得的中草药，其作用原理，出自《内经》"其有邪者，渍形以为汗"，"其在皮者，汗而发之"，"汗之则疮已"。历时 10 天，全部肿消疮愈出院。每人另给黄芪 30 克，玉米须 60 克，以 1 个月为期，每日 1 剂，此不仅防止尿蛋白反跳而巩固疗效，且黄芪为疮家善后之圣药也。旋即开了一个 13 个县市的现场会，到会的同志认为：这不仅是个药源问题，实质上是一个治疗方法问题，所谓"礼失求诸野"是也。

湿遏热伏

此是病机不是病名，一般即湿温证在卫分、气分的阶段，常出现于梅雨季节，溽暑炎蒸之时，亦即肠伤寒、乙脑发病之季节也。

李某，女，12 岁，住长沙市。以高烧浮肿入院 7 天，诊为"急性肾炎"，反复输液抗菌而高烧不退，浮肿不消，尿蛋白（＋＋＋＋），邀中医会诊，面色淡黄，颜面及全身浮肿，

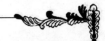

口干不欲饮，胸闷不饥，恶心作呕，反复发烧，午后明显，晚上增至39.5℃，神糊语乱，腹热灼手，尿黄便溏，舌质淡红，苔白腻，脉濡滑，余曰此"湿遏热伏"证也，给予甘露消毒丹、三仁汤加减：党参10克，白术10克，土茯苓15克，藿香12克，茵陈15克，薏苡仁15克，杏仁10克，白豆蔻4克，荷叶1张。此"清宣温化"法也。当天下午开始服药。半夜以后，汗出粘手而热退，连服3剂，热退肿消未出现反复。或问：时际晴朗高温，亦有湿温乎？余答：此属人为因素非关天时，乃舍时从证之治。

医话：凡感冒和感染发热，如口干、舌赤、小便茶褐色短涩，则输液一法可以补液清热；症见脱水，输液更是上选，辨证用之则无弊。以上3例浮肿或高烧无汗，而均以冷水遏之，致气机不能舒展，乃热不退、肿不消的症结所在。改用"开门洁府"和"蒸气渍形""清宣温化"之法以发挥人体自然疗能，因势利导迎刃而解，清除尿蛋白，乃是从属的因果关系，问题在于辩证地看待整体功能和人体的自然调节。

慢性肾炎

慢性肾炎，每有急性肾炎史，求诊时或见遍身浮肿，腰酸腹胀，小便不利等证。尿化验呈现蛋白、管型、红、白细胞等病理指标。这些客观存在的症征，仍宜用《内经》"从内之外而盛于外者，先治其内而后调其外"的治则，重在一个"慢"字，缓缓治本。如何去应用，亦有3种具体情况。

气复机行

《金匮要略》水气篇云："……此法当病水，若小便自利及汗出者自当愈。"尤在泾注云:"然其所以汗与利者,气内复而机自行也,岂辛散淡渗之药所能强责之哉。""内"指什么?根据"五脏元真通畅,人即安和"之旨,这里指肺主气运,心主血循,脾胃主纳化,肝主疏泄,肾主水又主封藏。注重内部功能的自我调节,用于治疗慢性疾病,也是治病必须治人的一条真理。

治疗慢性肾炎,既要遵循"先治其内而后调其外"的辨证治则,又要避免见肿消肿,见尿蛋白消尿蛋白的机械性措施。

王某,男,47岁,住长沙县路口畲。患颜面四肢浮肿,反复发作已6个月,以突然加剧住院。化验检查:尿蛋白(+++),红、白细胞0~3/HP,尿素氮4.1mol/d,二氧化碳结合力9.1mmol/L,血压22.7/14.7kPa。诊断:"慢性肾炎合并肾衰"。建议中医治疗。刻诊,颜面苍白,面部及四肢呈凹陷性水肿(重度),腹部有波动感及移动性浊音,形寒肢冷,头晕,目眩,腰痛,便溏次多量少,尿量极少(日夜200~300毫升),口渴喜热饮,舌质淡胖,边有齿印,苔白滑而润,脉沉弦细。按病、证、症、体质分析,属慢性肾炎的脾肾阳虚,水湿泛滥。治宜崇土制水,温经回阳,用真武汤加减:党参15克,白术15克,茯苓18克,白芍12克,附子10克(先煎1小时),炮姜5克,黄芪30克,防己10克,薏苡仁20克,五加皮6克。水煎服。服上方10剂,便尿俱利,肿消大半,仍形寒肢冷,原方减防己再服10剂,腰痛缓解,大便成形,四肢已温,眩晕减,尿检:蛋白(+),红、白细胞0~2/HP,腹水征(-),腹仍胀有恶心感,原方附子减半,炮姜易生姜5片,去薏苡仁、五加皮,加半夏、陈皮、荜澄茄各5克,坚持服20剂。1个月后复查:尿

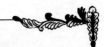

蛋白（＋），红、白细胞 0～1/HP，尿素氮、二氧化碳结合力正常。原方去附子、生姜，加黄芪至 40 克，山药 15 克，炙甘草 3 克，服 20 剂调理而安。

医话：这个平淡无奇的治例，其中有 3 点值得注意：①"三阴结谓之水"，本例腹水明显增多时，不用攻逐，而用姜附温中助运，兴奋肠肌，化三阴之结而"布五阳之气"，此治病必须治人之法。②配合防己、五加皮之辛开苦降，因势利导，则二便俱利，不用硝黄，而非蛋白氮自然排出。③后方重用黄芪，旨在益气利尿以消除蛋白，清·邹润安《本经疏证》云："盖阳不得正其治于上，斯阴不能顺其化于下"，"欲求南风，须开北牖"，以减轻肾脏之负担。此皆"气内复而机自行"的自我调节反映。罗马名医盖伦说："医者自然也，医生者自然之仆也"，信非虚语。

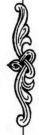

因人求本

肾病综合征，其临床症征具有：①大量的蛋白尿（每日多于 3.5 克）；②低蛋白血症（血红蛋白少于 30 克/升）；③明显水肿；④高脂血症（胆固醇高于 7.8mmol/L）四联征者，不管其他症状如何，临床上均称肾病综合征。

肖某，男，11 岁，汨罗县弼时公社人。反复浮肿 3 年。经省某医院诊断为"肾病综合征"，曾使用激素治疗，呈满月脸，但病情时轻时重，反复发作，乃求诊于中医。此次因重感冒后，出现颜面浮肿逐渐延及全身，尤以双下肢明显，压之呈凹陷性水肿，尿黄量少而臊，面色苍白，口微渴，喜冷饮，尿化验：蛋白（＋＋＋），白细胞 0～1/HP，颗粒管型 0～1/HP，脓细胞 0～1/HP。食纳尚可，舌质淡红，苔薄黄而腻，脉细滑。此系脾虚气弱，湿热内阻。治宜健脾利湿、

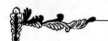

养阴清热，方用太子参12克，白术10克，土茯苓12克，半夏5克，陈皮5克，薏苡仁18克，蚕砂12克，山药15克，女贞子15克，墨旱莲12克，赤小豆12克，白茅根30克，麦芽10克，鸡内金4克。服上方20剂，尿量增多，面部浮肿减轻，精神好转，嘱渐停激素。化验：尿蛋白（＋），管型、红、白细胞、脓细胞未再出现，食欲增进，舌质淡红，苔薄白，脉细，原方再服14剂，因遇感冒，面部又见浮肿，小便化验尿蛋白（＋＋），红、白细胞0~2/HP，饮食尚可，舌脉同前，因考虑病情屡次反复是由于卫外之阳不固，失于治本的问题，原方去蚕砂、白茅根，加黄芪20克，玉米须60克，并治其尿蛋白，亦一矢双雕的治本法也。服此方14剂后，肿消未反复，小便正常，效不更方，3个月后，多次化验小便，蛋白（－），面色红润，体重增加，无不适感，而疗效巩固。

医话：本例关键在于因人制宜，治病求本。健脾是利湿之本，益气摄精是治尿蛋白之本，固卫护表是防感之本，无余蕴矣。

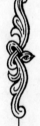

养正平疴

肾病后期，尿毒症是肾炎的危候。由于病久牵延以致肾气衰竭，水湿之邪潴留，浊阴上逆犯胃，属肾功能损害的晚期。

张某，男，36岁，湘潭电机厂职工。患慢性肾炎，治疗未彻底，经常反复发作，因几次重感冒，病情加剧，浮肿尿少，经某医院诊断为尿毒症。二氧化碳结合力11.7mmol/L，尿素氮4.1mol/L，尿蛋白（＋＋＋），血压21.3/16.0kPa。医院使用激素，准备腹部透析，患者拒绝，求诊于中医。证见

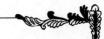

神志尚清，语声低微，呼吸急促，面及全身浮肿，形寒肢冷，面色暗滞，呼气有氨味，食入即吐，口干不欲饮，头晕心悸，大便秘，小便极少，日夜 300～400 毫升。舌质淡胖，苔白腻而滑，脉细缓。此属脾肾阳虚，脾气不升，浊阴不降。肾功能减退，则三焦气化失常，"中气不足则溲便为之变，肠为之苦鸣"，治宜崇土制水，温经回阳，方用六君子合真武汤加减：人参 5 克，黄芪 30 克，白术 15 克，土茯苓 20 克，白芍 12 克，附子 10 克（先煎 1 小时），炙甘草 3 克，生姜 5 克，肉苁蓉 15 克，锁阳 15 克，草决明 12 克，半夏 6 克，陈皮 6 克，砂仁 4 克，鸡内金 4 克。服上方 20 剂，大便通，小便量增多，恶心止，浮肿消，腹减纳增，精神好转，血压 17.3/12kPa，CO_2 结合力 17.1mmol/L，尿素氮 1.7mol/d，尿蛋白（＋）。复诊，但见全身仍怕冷，以下肢为甚。坚持原方再服 15 剂，外用艾叶 40 克，附子 15 克煎汤洗手足以促进循环。三诊：上方服完 35 剂，浮肿全消，形寒已愈。化验指标均接近正常，诉腰酸无力，原方附子减为 3 克，加杜仲 15 克，补骨脂 3 克，善后再 15 剂而疗效巩固。

　　医话：本例血中非蛋白氮含量突然增高，西医院拟采用灌肠透析法，这是近年来肾炎尿毒症急救措施之一。本法从肠道排毒泄浊，以降低血中氮质和血钾浓度，减轻肾周围水肿，改善肾血流量，有利于肾功能的恢复。这种应急的局部疗法是可取的。《内经》治水有"去菀陈莝"之法，与此正同。且肾司二便，从整体考虑，强肾以润肠通便实两全法，故本例初诊即便秘不通，遣方用药少不了锁阳、肉苁蓉（以肾司二便）、草决明（以肝主疏泄）使大便逐渐畅通，陈莝去而毒不留，此增水行舟比用大黄剂推陈致新安全。以三药不损胃气，对进食无碍也，而锁阳、肉苁蓉强肾不仅润肠且能助小便之通利也。此整体疗效养正平疴之用意所在。

对急、慢性肾炎，从自我反思的角度分析几个问题，在急则治标的急性肾炎中：①风寒束表不汗出而发热，应以"开门"为主，所谓"体若燔炭，汗出而散"。②疮毒内陷，中医宜麻黄连翘赤小豆汤，启皮毛以消瘀热。本文蒸汽疗法，方虽异而法则同。③人为因素的湿遏热伏，其表现症征与梅雨季节同，此辨病必须辨证。

在缓则治本的慢性肾炎中：①强调机体的自然调节，发汗利尿，不在辛温淡渗，而在于"气内复而机自行"。②因人求本，重在素质。不能脱离素质而论治，上例阳虚，下例阴虚。素质不同，治法亦异。③养正平疴，是针对急性肾炎"邪去正安"而言的。这一阶段，证名"关格"，"关"则不得大小便，"格"则呕吐逆。用药寓防于治，关不形成，格自不作，所以不经腹膜透析，而非蛋白氮逐渐清除，使治而不治者达到不治而治的目的。

尿路结石论治体会

尿路结石，为现代医学病名，刘老认为多由于代谢紊乱，体内胶体、电解质的平衡失调及尿路病变等因素形成。临床以突然发生肾绞痛，疼痛部位由患侧肾区开始，向输尿管、膀胱、外生殖器、大腿内侧放射为特征。伴尿频、尿急，剧痛后出现肉眼血尿或镜检有红细胞，冷汗，恶心，肾区或肋脊角有叩击痛。这些症征，在祖国医学文献中早有记载，如巢元方《诸病源候论》谓："石淋者，淋而出石也，肾主水，水结则化为石，故肾客砂石。肾虚为热所乘，热则成淋，其病之状，小便则茎中痛，尿不能卒出，痛引少腹，膀胱里急，砂石从尿道出，甚至塞痛令闷绝"。

对病因的认识，巢氏之后，又有所发挥。如金元时代的张子和即朴素地补充了本病形成的病因："热在脬中，下焦为之约，结成砂石，如汤瓶煎炼日久，熬成汤碱"。(见《儒门事亲·十形三疗》)

治疗方面，刘河间用"益元散（滑石、甘草），治癃闭淋痛，偏主石淋"，取其滑窍利水的作用。近世用民间验方金钱草（连钱草），据实验研究证实，本品"能使小便变为酸性，促使存在于碱性条件下的泌尿系结石溶解（见《全国中草药汇编》上册）；消石（火硝),《名医别录》称本品"能化七十二种石"，"性上升，能解散阴中之郁热"（见《本草思辨录》)，桃胶（桃树上分泌的胶汁）"治石淋，用如枣大，夏以冷水三合，冬以热汤三合和服，日三次，当下石，石尽即止"（见《本草纲目》)。桃胶之用在于"滑以去着"，以减少局部摩擦的痛苦。刘老在临床实践中继承前人的经验，按照中医学的整体观和辨证论治原则，将上述治石淋有特殊治疗作用的药物组合成方，先后治疗泌尿系结石 10 余例，收到了满意的效果。兹选部分案例，举一反三，以供临证之参考。

1. 石淋与囊肿（左侧输尿管下段结石伴双肾囊肿）

【病者】 黄某，女，60 岁，住津市汽车车桥厂。

【病名】 石淋与囊肿。

【病因】 年老体衰。

【诊疗经过】 患左侧输尿管下段结石，伴有双肾囊肿

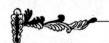

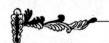

（据西医院 X 线及 B 超检查），因年老体衰不愿手术，就诊于我院。

【证候】 据诉：左侧腰腹间常出现剧痛，痛时汗出如雨，小腹坠胀，肉眼见血尿，反复发作已有一年余，曾服排石药无明显效果。患者神疲气乏，眠食尚可，喜饮水而小便多，舌质淡红，苔薄白，脉弦小滑。

【辨证】 阴虚气陷形成结石囊肿。

【治法】 排石化石，消肿软坚。

【方药】 太子参 15 克，沙参 10 克，白术 10 克，茯苓 10 克，炙甘草 5 克，半夏 5 克，陈皮 5 克，黄芪 20 克，桔梗 5 克，五灵脂 10 克，蒲黄 10 克，金钱草 30 克，八月札 12 克，火硝 3 克（胶囊装吞），阿胶 12 克，鸡内金 8 克。

服本方第一剂排下结石如黄豆及绿豆大小 5 粒，呈菱形，绞痛止后未复发，但隔 3 个月后又出现右侧肾绞痛，冷汗淋漓，痛不可忍。仓猝就诊，仍以原方坚持服 7 剂，又排下结石如豆粒 3 枚而痛止，乃针对双肾囊肿，原方去金钱草、阿胶、火硝、桔梗，加刺猬皮 10 克（洗净切成小块，滑石炒），海藻 12 克，水蛭 3 克，肉桂 1 克（同煎）。服 14 剂。

【效果】 照片检查双肾囊肿消失。

医话：治结石易，而医不执方难，如本例结石，年老见神疲力乏，故用黄芪佐桔梗以升举其下陷之气，则排石如顺水推舟。肾囊肿是结石之因还是结石之果？虽属未知数，但整体疗法悉在其中，本为除恶务尽之意，而原方加减 4 味，则用意迥别。刺猬皮能深入下焦消阴肿，但本品畏桔梗，故不同用，以遵配伍之制。

2. 肾囊肿合并石淋（左侧肾盏囊肿、输尿管结石）

【病者】 方某，男，49 岁，住岳阳市。

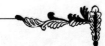

【病名】 肾囊肿合并石淋。

【来诊原因】 劳累久行辄患腰痛，阵发性加剧，痛剧则尿血，肉眼可见。反复发作已年余。

【诊疗经过】 经岳阳地区某医院检查为"左侧肾盏囊肿，进行性增长如鸡蛋大，合并多发性左侧输尿管结石如黄豆大3粒"。患者不愿手术，就诊于我院。

【证候】 呈痛苦病容，腰部自觉疼痛，明显压痛，小便黄赤而短，意颓丧，睡眠差，食纳尚可，口微渴，舌质暗红边紫，苔微黄，脉弦小。

【辨证】 属阴虚气陷，瘀血阻络。

【治法】 宜益气养阴，化瘀通络。

【方药】 太子参15克，沙参10克，黄芪20克，桔梗5克，制何首乌15克，丹参12克，金钱草30克，郁金6克，水蛭3克，肉桂1克（同煎），地鳖虫10克，海藻12克，八月札12克，火硝（另包，胶囊装吞）3克，六一散12克，鸡内金8克。

服20剂后未发剧痛及血尿，食纳增，精神振，口不渴，小便长，惟小腹稍有隐胀。原方肉桂加至2克（同煎）。服10剂腰痛止，西医院复查，X线片前后对照结石消失，肾盏囊肿明显缩小。易方党参12克，白术10克，茯苓10克，炙甘草5克，黄芪20克，桔梗5克，女贞子15克，墨旱莲12克，水蛭3克，肉桂1克（同煎），海藻12克，八月札12克，核桃仁15克，鸡内金3克。继服10剂自觉症状消失。

【效果】 返回工作岗位，两年后照片复查疗效巩固。

医话：肾囊肿与石淋，见证不同而病因则一，皆肾虚气结所致，用益气养阴、化瘀通络之法，则二者皆治，所谓"必伏其所主，而先其所因"是也。方中蛭、桂合用以通瘀

阻之囊肿，核桃仁、鸡内金之同用以化结石，皆特殊有效之药，宜在辨证论治的基础上用之。

3. 石淋（左侧输尿管结石）

【病者】 姜某，男，45岁，农民。

【病名】 石淋。

【来诊原因】 经常因劳累而左侧腰腹隐痛，阵发性加剧1年余，不能从事体力劳动。

【诊疗经过】 经某医院X线检查为"左侧输尿管结石"，如豌豆大小，上下两枚。患者拒绝手术，就诊于我院。

【证候】 自诉左腹部经常疼痛，阵发绞痛牵引腰胯部及膀胱、尿道。痛时拒按，小便淋漓，色暗红，剧痛时，咬牙握拳，辗转不安，十分痛苦，口不渴，舌质淡红，舌边紫青，苔薄白而润，脉弦牢。

【辨证】 此乃气滞血瘀，湿热煎熬，络脉阻滞。

【治法】 宜益气活血，化瘀通络，利石通淋。

【方药】 党参15克，当归10克，白芍10克，五灵脂10克，蒲黄10克，金钱草30克，六一散12克，火硝5克（胶囊装吞），桃胶30克（蒸兑），川楝子10克，延胡索10克，八月札12克，隔山消12克，摇竹消5克，鸡内金8克。

二诊：服上方10剂，夜间小便时，自觉有物连续从尿道排出，痛即缓解，仍原方再进10剂，嘱多喝开水，尿血转清，痛止而愈。

【效果】 已恢复劳动4年，未见复发。

医话：《儒门事亲·十形三疗》云："热在胕中，下焦为之灼，结成沙石，如汤瓶煎炼日久，熬成汤碱"。此为本病形成之因，本例舌质青紫，腹痛拒按，知有瘀血内阻，热与瘀结，治宜益气活血，消石通淋，结合化瘀通络。方中党参补气，当归、白芍活血养血以解痉挛，五灵脂、蒲黄活血化瘀，六一散、金钱草清热利湿，火硝化石通淋，桃胶之用在于"滑以去着"以减少局部摩擦之痛苦。《本草纲目》记载："桃胶治石淋，用如枣大，夏以冷开水三合，冬以热汤三合和服，日三次，当下石，石尽即止。"验之临床，确有其效。

4. 石淋（右侧输尿管下段结石）

【病者】 何某，女，31岁，省劳卫所职工。

【病名】 石淋。

【来诊原因】 体质素虚患右侧腰腹痛，患阵发性绞痛已半年，痛时口渴尿少，肉眼可见血尿，汗出，气短，疲乏无力。

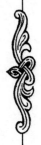

【诊疗经过】 经X线照片检查为右侧输尿管下段结石，如黄豆大。

【证候】 就诊时，因剧痛后精神较差，食纳亦少，面色无华，舌质淡红微干，苔薄白，脉弦带数。

【辨证】 属气阴两虚，热郁成石。

【治法】 宜益气养阴，通络排石。

【方药】 太子参15克，沙参12克，玉竹12克，丹参12克，黄芪20克，金钱草30克，六一散12克，火硝3克（胶囊装吞），桃胶30克（蒸兑），当归10克，白芍12克，女贞子18克，墨旱莲12克，八月札12克，鸡内金8克。

【效果】 连服上方16剂，排出多棱形结石1粒，如黄豆大，色棕褐。从此痛止，以滋补气阴调理善后，未复发。

医话：本例"输尿管下段结石"，其证见气短、神疲、面白、纳少，均属气血不足，在此时应注重益气养血兼顾胃阴，扶助正气，使病去而正不伤。由此可见，必须重视祖国医学整体观和辨证论治，因人制宜，同时结合使用针对性较强具有特殊治疗作用的药物，方能收到一定的疗效。如张锡纯《医学衷中参西录》云："鸡内金为鸡之脾胃，中有瓦、石、铜、铁皆能消化，本品含有稀盐酸，不但能消脾胃之积，无论脏腑何处有积，鸡内金皆能消之"，以生用为佳。

5. 石淋（右侧输尿管上段结石）

【病者】 龙某，女，25岁，省劳卫所职工。

【病名】 石淋。

【来诊原因】 劳累郁结患右侧少腹区阵发性绞痛反复发作已年余。

【诊疗经过】 某医院摄 X 线片证实为"右输尿管上段结石"，有豌豆大小，经中西医结合治疗，结石未下，患者求诊于我院。

【证候】 证见面色苍白，痛甚时冷汗淋漓，甚至休克。大便秘结，小便不畅，有坠胀感，小便肉眼可见血尿，舌质正红而润，苔薄白，脉沉弦。

【辨证】 此属血虚气陷，膀胱受阻。

【治法】 宜益气养血，通络化石。

【方药】 太子参15克，沙参10克，黄芪20克，桔梗5克，当归10克，延胡索10克，何首乌15克，肉苁蓉12克，草决明12克，金钱草20克，六一散12克，火硝3克（胶囊装吞），桃胶30克（蒸兑），白蜜30克（兑服），鸡内金8克。

二诊：服上方7剂，肾绞痛未发，大便已润通，但小腹仍胀痛，喜热饮。原方加小茴香5克，肉桂2克（同煎）以促进肾与膀胱气化，继服14剂。

三诊：服药中因结石下移而发剧痛1次，随即沙石排出，大便正常，尿检（-）。原方去肉苁蓉、延胡索、白蜜，再进18剂，诸证悉除。

【效果】 经X线复查结石阴影消失。

医话：本病"右肾输尿管上段结石"服初方大便通后，小腹胀痛，喜热喜按，乃因用六一散、金钱草等苦寒、甘寒之品，易方少佐小茴香、肉桂以温阳化气，促进膀胱之气化。金代医家张元素谓："秋冬下部腹痛非桂不能止。"刘河间谓："用寒凉药必须少佐温散以防冰伏"，亦即此意。本例尿血而用肉桂辛甘大热，似难解释，须知血尿是结石的从属症群，据小腹冷痛用温阳化气协助排石，则血尿自然消失。

6.砂淋（泥沙样结石）

【病者】 欧阳某，男，12岁，于1978年7月28日就诊。

【病名】 砂淋。

【来诊原因】 患儿素喜肥甘，近年来，小便频数，短涩作痛，反复发作，影响学习。

【证候】 尿色黄赤而混浊，多泡沫，沉淀后有泥沙样物，气短，舌质淡红，舌苔薄白，脉弦细。

【辨证】 此系湿热蕴积结成砂石，久病则脾肾气虚。

【治法】 当消石利水，兼以益气补肾。

【方药】 太子参15克，沙参10克，丹参12克，黄芪15克，金钱草15克，八月札10克，蒲黄10克，女贞子12克，墨旱莲10克，荆芥炭5克，郁金6克，桃胶20克（蒸兑），琥珀3克，火硝3克（胶囊装吞），六一散15克，肉桂0.5克（同煎），鸡内金5克。服7剂后，从小便中排出泥沙样结石2克多，小便较前畅通，色黄，腰痛减轻，仍体倦，纳差，舌质淡红，苔薄白，脉弦，尿有沉淀。考虑砂石

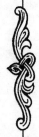

未尽，原方去太子参，加党参 12 克，白术 10 克，鸡内金 3 克，炮穿山甲 10 克，桃核仁 15 克，增强其健脾肾活血排石之力。进药 15 剂，小便畅通，色转清，未见沉淀物，余症缓解。

【效果】 1980 年以他病就诊，反映结石化除后未复发。

医话：患者素喜肥甘，湿热蕴积于下焦而结成砂石，不能随尿排出，故时而小便频数、短涩作痛，反复发作，伤损肾阴，累及脾阳故气短、腰痛。因而在利尿排石的同时，兼用健脾益肾之品，加炮穿山甲以疏剔病所，治病必须治人，辨证必须与特殊有效之药相结合，这是中医的传统观点。然而，医嘱很重要，诱导患者的自觉性，节制肥甘，多食蔬菜及饮白开水，注意运动以杜绝结石产生的根源。

7. 砂淋（肾结石）

【病者】 欧阳某，男，11 岁，攸县酒埠江水电站。

【病名】 砂淋。

【来诊原因】 始因感冒高热，继而出现血尿。

【诊疗经过】 小便化验红细胞（+++），蛋白（++），草酸钙结晶少量，经中西医治疗病虽好转，仍时有反复，经常出现眼睑浮肿，腰部胀痛，排尿疼痛而混浊，经某医院摄片检查，确诊为"肾结石"（泥砂样结石）、"局灶性肾炎"。要求以中药治疗。

【证候】 察其面色苍黄，血尿肉眼可见，排尿疼痛，其色混浊，时而中断，腰胀痛，精神疲乏，纳食不香，嗜辛辣才能进食少量，口干喜冷饮，大便如常，舌淡红，苔薄黄，脉弦小。

【辨证】《素问·至真要大论》云："诸转反戾，水液混浊，皆属于热。"此乃湿热蕴结下焦，膀胱气化失司，久则

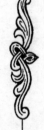

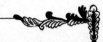

致阴虚气结。

【治法】 宜滋阴开结，清热渗湿，化石通淋。

【方药】 太子参15克，沙参10克，丹参10克，金钱草15克，八月札12克，蒲黄炭10克，荆芥炭3克，女贞子15克，墨旱莲10克，郁金3克，桃胶20克（蒸兑），琥珀3克（研末冲服），六一散10克，火硝3克（分6个胶囊作3次吞服），鸡内金5克。

二诊：上方连进10剂，排出泥砂样结石约1克，腰痛减轻，血尿肉眼未见，但排尿时仍觉疼痛，胃纳仍差，舌脉如前，苔转薄白，上方加核桃仁15克，炮穿山甲3克。

三诊：仍继续排出泥砂样结石，虽尿时痛止，但经常眼睑浮肿，上方去女贞子、墨旱莲、核桃仁，加薏苡仁15克，茯苓皮10克，赤小豆10克以利水渗湿。

四诊：砂石排出减少，腰痛缓解，小便通畅，口不渴，小便化验，诊察舌脉，均属正常，惟体虚神疲，纳差，尚未恢复。此系久服清热苦寒之品，伤其正气，宜健脾益气，和胃助化，以六君子汤加黄芪15克，嘱服14剂。

【效果】 服系列方后精神转佳，面色红润，饮食增进，浮肿消失，腰痛，小便混浊消失。1年后随访，未再反复。

医话：肾结石属祖国医学砂淋和石淋范畴，其小者如砂，大者如石，《诸病源候论》云："诸淋者，肾虚膀胱热也。"本病初起乃湿热蕴结下焦，膀胱气化不利，肾与膀胱相表里，由于湿热蕴结不化，则小便混浊，久则损肾阴、伤血络故出现血尿。治宜滋阴开结，清热渗湿，利石通淋，用太子参、沙参、何首乌、女贞子、墨旱莲，滋养气阴，以澄其源；金钱草、六一散，清久蕴之湿热，以洁其流；火硝、琥珀、桃胶，软坚化石以通淋；丹参、蒲黄炭、荆芥炭活血

化瘀而止血。久病，正气必伤，终则用六君子汤加黄芪健脾以助化，故能收到邪去正安之效。

8. 石淋（右侧输尿管中段结石）

【病者】 安某，男，40岁，解放军某部干部。

【病名】 石淋。

【来诊原因】 患右侧腰部隐痛已1年余，常稍劳累及受寒则诱发，呈阵发性绞痛，每至难以忍受，辄用度冷丁以图缓解一时。

【诊疗经过】 曾住某部队医院检查诊断为"右侧输尿管中段结石"，治疗月余无变化，就诊于我院。

【证候】 自诉口渴引饮，小便黄赤，剧痛时尿检：红细胞（＋＋＋＋），血压偏高，肾区叩击痛明显。舌质红，苔薄黄带干，脉弦数。

【辨证】 此系阴虚有热，而成结石。

【治法】 宜益气养阴，通络化石。

【方药】 人参15克，沙参12克，玄参12克，黄芪20克，天花粉12克，金钱草30克，六一散12克，火硝3克（胶囊装吞），桃胶30（蒸兑）克，鸡内金7克。

二诊：服上方7剂，尿量增多，排出如绿豆、芝麻大小之白色结石若干枚，疼痛霍然而解。但患者仍感觉排尿有灼热感伴腰痛，舌淡红，苔薄白，脉弦仍数。上方加海金砂12克，鸡眼草（人字草）30克，摇竹消10克，继服14剂，灼热除，腰痛亦止。

【效果】 经3次X线摄片检查，结石未再见。

医话：《诸病源候论》云："石淋者，淋而出石也，肾主水，水结则化为石，故肾客沙石，肾虚为热所乘，热则成淋。"此病例乃阴虚热乘，症见口渴尿赤，舌红苔燥，属气

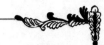

液两虚，在清热利湿的同时，必须兼顾气液，以滋水之化源。火硝"性上升，能解散阴中之郁热"，"能化七十二种石"，本病服药前 X 线显影如花生粒大，而服药后排下石粒仅绿豆、芝麻大，说明方中火硝确有化石之功，足见前人经验之可贵。

9. 石淋（左侧肾输尿管结石）

【病者】 李某，男，44 岁，新华社湖南分社干部。

【病名】 石淋。

【来诊原因】 劳累熬夜，患发作性左侧腰腹剧痛已 3 年。

【诊疗经过】 1976 年元月在长沙市二医院经 X 线摄片检查，诊断为左肾输尿管结石（0.6 厘米 ×1 厘米大小），发作次数逐渐增多。

【证候】 就诊时，剧痛汗出如雨，腰腹部拒按，平时小便短涩，大便干结，舌质淡红，苔薄白，脉弦小。

【辨证】 证属阴虚气结。

【治法】 养阴润肠，化气利尿，佐以排石消石。

【方药】 生何首乌 15 克，干地黄 12 克，白芍 12 克，锁阳 12 克，金钱草 30 克，郁金 5 克，肉桂 1 克，六一散 15 克，阿胶 12 克（蒸兑），鸡内金 8 克，八月札 12 克，摇竹消 5 克，火硝 3 克（胶囊装吞），桃胶 30 克。1 剂煎 3 次，每次煎成 200 毫升当茶服。

【效果】 服 8 剂自觉尿中有砂粒排出，痛即缓解，坚持原方服至 22 剂，未再发痛。先后两次 X 线摄片复查，未见结石阴影。据面色失华，小腹气坠，乃阴虚气陷，更方党参 12 克，黄芪 20 克，桔梗 6 克，当归 10 克，白芍 12 克，熟地黄 12 克，陈皮 5 克，荆芥穗 5 克，八月札 12 克，摇竹消

5克，炙甘草5克。7剂痊愈。3年后因他病就诊，告以结石病未复发。

医话：本例患输尿管结石3年，清热利湿之药服之屡矣。病不除而发作反频。据脉证分析，便结尿涩，属阴虚有热，单纯利水排石则更伤其阴，故治宜育阴利尿以增水行舟。方中用桃胶、火硝，系根据《本草纲目》记载：桃胶治石淋作痛，本品有"滑以去着"作用（如无桃胶可用阿胶代之）。火硝（消石）"能化七十二种石"，本品有破积软坚作用。再加阿胶、滑石，既育阴利尿，又能增强滑以去着的疗效，金钱草、滑石性寒凉不宜久服，故用六一散，借甘草之缓和，增肉桂以化气。痛症用参芪者以脾虚气陷之故，所谓"见微知著"也。

关节风湿痛论治心得

此病《内经·素问》名为"痹"证，"风寒湿三气杂至合而为痹，风气胜者为行痹（风者善行而数变，故其痛流行而无定处），寒气胜者为痛痹（寒性凝滞阻塞经络，痛有定处），湿气胜者为着痹（湿流关节，故为留着之痹）"。《金匮要略》又有历节风之治，清代吴鞠通在其所著《温病条辨》中补湿热之痹，湖南地处卑湿，更多三痹之证，即后世谓"风湿性关节炎"和"类风湿性关节炎"。

案例1：郑某，女，40岁，住衡阳市育红小学，教师。

患者全身大小关节游走性疼痛已3年。气候变化及劳累受寒明显加剧，已停止教学半年。当地医院经过检查诊断为

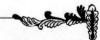

"类风湿性关节炎"。1971年来长沙就诊时，诉四肢冷感，下肢更甚，右侧半边时常作麻，舌质淡，苔润白，脉细濡。属阳虚湿阻。治以：黄芪15克，白术12克，附子10克，桂枝10克，当归10克，白芍12克，山药15克，薏苡仁15克，牛膝10克，杜仲10克，鸡血藤10克，青风藤15克，炒桑枝15克，防己6克，蚕砂12克。

服30剂函告痛缓解，四肢温暖，活动不受限。来长沙复诊不需人陪，症见形色喜悦，诉肢体不麻，口微渴，眠食俱安，舌质淡红，苔薄白，脉弦小。原方去桂枝，将附子减为3克，加人参12克。嘱再服20剂。来信说，痛缓解未复发，体重增加，已恢复教学。据病情分析，以原方去防己、青风藤，继服15剂善后，3年后来信，治愈未复发。

医话：患者是中年教师，工作繁忙，还要担负家务劳动，经常因接触冷水、劳累受寒而诱发。按"壮者气行则已，怯者着而为病"的原理，给以补脾胃，益气血，强筋骨等治本方药，并嘱坚持柔和运动，避免诱发因素，故数年之疾，获得治愈。

案例2：孙某，女，30岁，湖南省第二招待所。

患大小关节痛已三年，西医院诊为"类风湿性关节炎（变形）"，抗链"O"、红细胞沉降率均高，左上、下肢已畸形，行动起立要人扶持。就诊时，左踝关节以下僵硬浮肿，足不能履地，疼痛夜剧，左指关节肿大僵硬，不能握物，饮食睡眠尚好，小便短，大便正常。舌质淡红，苔薄白，脉弦细。予以：黄芪15克，白术10克，防己10克，甘草5克，附子5克，薏苡仁12克，五加皮10克，狗脊10克，杜仲10克，骨碎补10克，当归10克，白芍15克，桑枝30克，松节3个，丹参12克，何首乌12克，蚕砂12克。

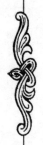

另用鸡血藤 30 克，青风藤 30 克煎水代茶，并嘱服青风藤后皮肤作痒，不必惊慌，乃泄风之兆。

方服 15 剂后，痛即减轻，能起床活动，又服 10 剂后痛大减，在未服上方时每日服强的松 6 片、去痛片 3 克。现在递减每日仅服强的松 3 片，已停服去痛片。病人自述服鸡血藤、青风藤方虽出现瘙痒而止痛效果好；但在服药过程中，大便有轻度拉稀，效不更方，继服上方 30 剂后已能手握牙刷刷牙，不需扶持走半里远，脚趺肿消退，已能落地，强的松减为 1 片。

复诊，原方防己、五加皮均减为 5 克，去何首乌，加重白术 15 克，继服 20 剂，大便已成形，坚持服原方，结合锻炼，停服强的松 3 个月后复查，手足活动不受限，已能上班工作。

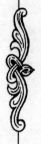

医话：本例初诊大便正常，服药后症状改善而大便溏稀。有两个原因：一是防己、五加皮合用，有通便排水之力；二是脾虚气弱，健运失常，以脾主四肢，故重用白术而提高了疗效。

案例 3：姜某，女，15 岁。

患双手指关节疼痛，关节肿大如梭形，不能屈伸操作，已 3 年病史，医院检查诊断为类风湿性关节炎，曾用激素及雷公藤片治疗，能止痛不能除根，乃就诊于中医。刘老认为此病青年多见，有长达 20 ~ 30 年，直至畸形残废者。今患者消瘦，始为游走性，最后局限到两手指关节，阴雨天则疼痛明显，下冷水后则有如针刺，食纳较差，二便如常。因疼痛影响睡眠，月经量少而紊乱。舌质淡红苔薄白，脉象弦细。此属中医痛痹，后人称为"历节风"。治宜健脾助化（以脾主四肢），温阳宣痹（针对气候变化，下冷水则痛甚），

活血通络（叶天士云："初病在经，久病入络"）。暂停止用西药，给予：人参 15 克，白术 12 克，茯苓 10 克，炙甘草 5 克，半夏 5 克，陈皮 5 克，黄芪 15 克，当归 12 克，桑枝 30 克，桂枝 10 克，松枝节 30 克，杉枝节 30 克，竹枝节 30 克，槐枝节 30 克，苏枝节 15 克（上 7 节用白酒炒香），砂仁 4 克，鸡内金 5 克。煎汤服，每日 1 剂。外用艾叶 40 克，附子 10 克，煎汤温浸手指，每晚临睡前浸洗 15 分钟，拭干水气保温。内外兼治，连服上方 21 剂，指痛缓解，屈伸活动方便些，效不更方，坚持原方再服 1 个月，指痛消失，活动自如，能执笔写字而月经已正常。更方以薏苡仁 30 克，附子 3 克，猪蹄爪 3 个，煎汤服，每日 1 剂，1 个月后指关节肿全消。疗效巩固。

医话：此例方药得力于湘乡肖琢如的七节汤，特表而出之，但没有健脾益气、活血通络的整体调节，是不能收到捷效的。

老年病论治特点

根据老年人的生理、病理特征，刘老对老年病亦有其深入的研究，认为老年人"精血耗散，各脏腑的活动显著降低"，基于此，对老年病的治疗具有以下特点。

调理阴阳，须察上下虚实

《素问·阴阳应象大论》曰："阴者，藏精而起亟也，阳者，卫外而为固也。"人体阴阳应相对地平衡与协调，它体

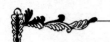

现在人与自然之间与人体内部两个方面，一旦相互关系失调，就会导致阴阳偏胜偏衰。老年人阴阳虽呈相对平衡协调，但较成年人稳定度低，对此刘老认为：肾为先天之本，与人体生长、发育、衰老有密切关系。《难经》曰："人之有肾，犹树之有根，枝叶虽枯槁，根本将自生"。所以"五脏之真，惟肾为根"。老年人的机体在长期生活过程中，因受各种因素影响，易出现阴阳失调，而呈现上盛下虚，阴虚阳实之证。治疗宜从调整肾阴肾阳着眼。

刘某，男。患高血压病，经常头痛，头昏，耳鸣，心烦，失眠，自感上重下轻，腰酸腿软，行步惟然，血压（25.3～24.0）/（16.0～14.7）kPa，服降压药每降而复升，眼底动脉硬化，胆固醇 6.76mmol/L。面有油光。颞动脉搏动明显，眼结膜微红，大便干结，四五日一行。舌质紫暗，苔薄微黄，脉弦劲有力。此系肝肾阴虚，肝阳上亢所致。治宜滋水涵木，和阳息风。药用：制何首乌15克，生地黄15克，白芍15克，牡丹皮10克，泽泻10克，女贞子30克，墨旱莲15克，草决明15克，珍珠母25克，龟板15克，鳖甲15克，桑叶10克，菊花3克，另以锈铁烧红淬水兑药。

复诊：服上方15剂后，自觉症状减轻，晚上能入睡4～5小时，大便已畅，面部油光消失，步行渐稳，但晨起有恶心感，舌质红苔白薄稍腻。原方去生地黄，草决明，加半夏、陈皮各5克。

继服15剂后，头晕缓解，睡眠转佳，血压稳定在20.0/12.0kPa。

医话：此例老年高血压病为肾水亏虚，肝阳升逆无制，表现为头晕、耳鸣、心烦、失眠、头重脚轻、面有油光，腰酸腿软。予以滋水涵木，养阴和阳，方用六味地黄丸和二至

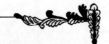

丸加减。本例大便干结，四五日一行，而非峻剂所宜，草决明有大黄通便之功，而无大黄攻伐之弊，此为刘老临床经验之一得，亦不失为老年便秘的一味良药。

善护胃气，要在缓补慎攻

《内经》云："五脏六腑皆禀气于胃"。刘老善察脾胃盛衰，调脾胃虚实，每遇沉疴，权衡在握，常言道"王道无近功，坚持自有益"。

韩某，女。患者因持续性脘腹疼痛，恶心欲呕、时吐血，胃镜检查报告为"慢性浅表性萎缩性胃炎，胃底糜烂"。X线检查报告为"降结肠似呈腊肠病变，结肠袋消失，降结肠黏膜显示不清"。现面色㿠白，神疲言微，行走困难，恶心呕吐，纳差，腹胀鸣痛，得食则腹胀加剧，舌质淡、苔薄白，脉细涩。此系脾胃素虚，瘀血阻络所致。治宜健脾助运，和胃降逆，化瘀通络，以六君合失笑散加减治之。药用：人参12克，沙参10克，丹参10克，山药10克，茯苓10克，半夏5克，陈皮5克，炙甘草5克，白芍10克，五灵脂炭10克，炒蒲黄10克，煅瓦楞子12克，谷芽10克，鸡内金3克，白及10克。

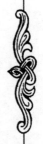

上方共服40余剂后，食欲增加，面稍红润，独自乘车无劳累感，每天能进食六七两，并能稍事家务。仍以上方去失笑散，加二至丸以善后。

医话：脾胃在人体中占有重要地位，尤其对老年人更显重要，刘老临证十分注意对脾胃的调理，认为"元气的盛衰，取决于脾胃的强弱"。本例脾胃素虚，乃至元气不足，然而亦不能见其虚而投温补，只宜甘平甘润之品，勿操之过急。方中人参、沙参、谷芽、鸡内金养脾胃之阴以助运，丹

参、蒲黄、五灵脂、瓦楞子化瘀通络，芍药、甘草解挛止痛，山药、白及生肌愈合，茯苓、半夏、陈皮和胃止呕，皆与病机相适应也。

谨察病机，求病因之所在

老年人阴精耗损者居多，所以老年人要慎用温燥。刘老认为"老年人常阴不足以配阳，孤阳外越，多呈现上盛下衰之证，此其常也。亦有下实上虚，阴寒偏盛之变证，不可不审"，主张对老年病须谨察病机，求病因之所在而治之。

刘某，男。患小便淋沥，排尿疼痛、坠胀已4年，遇冷后病情加重，小腹部坠胀，小便点滴不出。某医院诊断为"前列腺炎"，曾使用消炎药及性激素，致使双乳部增大。小便化验：红细胞（＋＋＋），白细胞（＋＋），脓细胞（＋＋）。现排尿困难，甚至点滴难出，会阴部坠胀，痛苦不堪。纳差，口苦口干，大便秘结，睡眠不安，舌质淡紫，苔白黄稍腻，脉弦缓。此系阴虚气陷，膀胱气化失司，下焦湿热蕴结所致。宜养阴益气清热利湿。药用：太子参15克，黄芪5克，桔梗5克，制何首乌15克，女贞子15克，墨旱莲15克，薏苡仁12克，白茅根15克，徐长卿5克，赤小豆10克，甘草5克，蒲黄10克，荆芥炭5克，陈皮5克。

二诊：服上方7剂后，小便量增多，小腹坠胀减轻，口渴亦减，大便通畅，舌质淡紫，苔薄白，脉弦小。上方加八月札12克，14剂。

三诊：小便时已不疼痛，口亦不干，食纳增加。小便化验：红细胞（－），脓细胞（－），白细胞（＋）。舌淡紫，苔白带滑，脉弦小。予以六君子汤加黄芪12克，桔梗5克，菟丝子12克，八月札12克，徐长卿5克，鸡内金3克，小茴

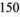

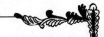

香 3 克，继服 20 剂，以善其后。

医话：慢性前列腺炎为老年人常见之病，属祖国医学淋闭范畴。刘老认为："淋病初起多湿多热，常以通利为主，八正、五淋之属。此例年事已高，病久伤阴耗气，膀胱气化失司，非常法可治，宜补气升阳，养阴清热。"方中太子参、黄芪、桔梗益气升陷，气升水自降，为提壶揭盖之法。薏苡仁、白茅根、赤小豆清利湿热，女贞子、墨旱莲、蒲黄、荆芥炭养阴止血，徐长卿、小茴香化膀胱之气，八月札（羊开口）疏肝益肾，健脾和胃。

虚劳病论治举隅

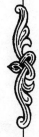

"虚劳"是中医对慢性虚损性病证的总称。相当于现代医学的结核、骨质疏松症、中晚期恶性肿瘤及各种长期慢性疾病，临床极其常见，表现为脏腑功能衰退引起的一系列证候。刘老认为治疗虚劳内伤病证应注意抓住以下几个方面。

调理脾肾，升降有序

脾为后天之本，肾为先天之本。"五脏不足调脾胃，久病不已，穷则归肾。"据此，刘老认为"调理脾胃就是固本，只有资助后天，才能培养先天"，故在处理虚劳病症时，注重调理脾肾。

余某，男，75 岁，住厦门市。1993 年 5 月 17 日初诊。经当地西医院诊断为冠心病、脑动脉供血不足、心房纤颤、心律不齐。虽经多方治疗仍疗效不显，恰遇刘老在厦门讲

学，特邀诊治。证候：患者长期以来，行走则怔忡、心慌，并逐步加重，口干喜热饮，下肢浮肿，小便夜多，舌质淡，苔少，脉弦缓。诊为：虚劳。证属脾肾阳虚，心脉不足，拟以温脾肾、益心脉之法。方用六君子汤加味：党参15克，白术10克，茯苓12克，炙甘草5克，半夏5克，陈皮5克，黄芪20克，丹参12克，炙远志3克，酸枣仁15克，山药18克，枸杞子12克，天麻12克，杜仲12克，补骨脂4克，益智仁4克，菟丝子15克，鸡内金4克，21剂。水煎，每日1剂，分3次温服。

患者于1993年6月29日来信，述服上方20余剂后足肿消，心慌减，夜尿由8次减为4次。嘱其原方再服。另：党参15克，炙远志3克，酸枣仁20克，黄芪15克，大枣10枚，天麻15克，枸杞子10克，三七4克，蒸猪心1个，分数次吃汤，每周服用1次。坚持服药半年，患者来信告其病已痊愈。

医话：此案例患者病位在心，而其病因却在脾肾二脏。刘老从审证求因、治病求本着眼，抓住脾肾阳虚这一病证特点，从脾、肾着手处方，脾胃健运，肾气充盈，怔忡自除，下肢浮肿亦消。此治疗本病之关键。刘老常言治疗此类病应注意脾胃的盛衰，主要从两个方面考虑：一方面，在日常生活中不仅要注意饮食营养，而且要善于保护脾胃，既不能暴饮暴食，又不能饥饿过度或偏食。另一方面，在患病时，病人要针对病情忌口，用药要顾及脾胃，影响脾胃之品更要禁用、慎用。同时，临证处方亦须虑及脾胃是否胜药。这是治疗虚劳病证之独特经验。

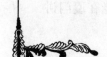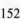

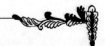

内伤立论，注重滋阴

"小病理气血，大病调阴阳"，这是刘老数十年来的临证治疗经验精髓所在。刘老认为，人体气血易耗易补，见效甚速，故为小病，治疗常用四君、四物之属。阴阳为人身之本，阴为肾中之阴，阳为脾中之阳，难亏难成，如见此证，确属难治，并非不治，故为大病。在临床上，虚劳证总以阴虚证候多见。有段时期内，人称刘老为"刘熟地"。但阴虚证以何脏多见呢？可谓仁者见仁，智者见智。明·绮石认为："阴虚为主者，统于肺"，"专补肾水者，不如补肺以滋其源"。而清代医家叶天士对虚劳之证治又独辟蹊径，首创胃阴学说。上述两种见解虽有其一定的临床指导意义，但又都有其片面性，刘老博采众长，通过长期的临床实践发现，阴虚证以肝肾肺胃常见，且相互依存，相互制约。故治疗上主张审证求因，治病求本，四者兼顾。

秦某，男，10 岁，家庭住址 366 医院，1993 年 7 月 23 日初诊。患者食欲减退半年，每餐进食不足 1 两。活动后感胃脘痛，肢软无力，喜冷饮，口腔溃疡反复发作，大便偏干，小便黄，舌淡红，苔薄白，脉弦细。诊断：虚劳（虚火上炎）。治宜滋阴补肾。方用三参首乌汤加味：太子参 12 克，沙参 10 克，丹参 12 克，制何首乌 12 克，半夏 4 克，陈皮 4 克，藿香 4 克，砂仁 3 克，白芍 10 克，炙甘草 5 克，菟丝子 12 克，山药 15 克，生山楂 10 克，荜澄茄 3 克，鸡内金 4 克。14 剂。

药后患者家属来告，诸症消失。嘱其原方再服 5 剂以巩固疗效。至今未见复发，发育正常。

医话：患者证属阴虚，虚火上炎，灼伤口腔络脉，故口

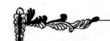

腔溃疡反复发作。"上病下取"，法应滋阴降火。但滋腻碍胃，加之患者本身食欲减退，故用药更宜慎重。以三参首乌汤加味（刘老经验方），滋而不腻，血得气助，阴赖阳生。沙参归肺、胃二经；何首乌入肝肾二经；山药引药入脾。白芍与何首乌合用，强化滋阴之功；丹参养血活血，山楂助化生血；太子参益气，加半夏、陈皮、炙甘草、藿香、砂仁，健脾开胃助化。加菟丝子、荜澄茄，以合善补阴者，阳中求阴之旨，使阴液的化生依赖于阳气的摄纳、运化、输布，不断充实。全方合用，共奏健脾开胃，益气活血，滋阴降火之功。

填补奇经，血肉充养

督、任、冲、带、阴跷、阳跷、阴维、阳维总称奇经八脉。其作用有：第一，进一步密切与十二经脉之间的联系。第二，调节十二经脉的气血。十二经脉气血有余时，则流注于奇经八脉，蓄以备用；十二经脉气血不足时，可由奇经"溢出"，给予补充。第三，奇经与肝、肾等脏及女子胞、脑、髓等奇恒之腑的关系较为密切，相互之间在生理、病理上均有一定的联系，故虚损已久，形瘦肌消、精血枯槁至极，延至奇经。正如清·叶天士所说："盖病久入络，气血消耗，正经病久，延及奇经之病，犹如河渠先枯，湖泽将竭。"可见，病至奇经，非常法可治。用"血肉有情之品"填补奇经首推清代名医叶天士。

《梦溪笔谈·药议》云："凡含血之物，血易长，筋次之，骨最难长，故人二十岁，骨髓方坚。麋鹿角，无两月长至二十余斤，凡骨之长，无速于此，草木亦不及之。头为诸阳之会，钟于茸、角，岂与凡血比哉！"刘老深悟其要，取类比象，常用龟、鹿有情之品治疗奇恒之腑虚极之病，取效

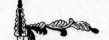

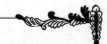

甚捷。

宋某，男，47岁。患头部空痛多年，眩晕，耳鸣，腰酸痛，下肢无力，睡眠差，食纳欠佳，二便正常，舌质淡红，苔薄白，脉弦细无力。中医诊断：虚劳。证属肾精亏损，脑海空虚。治宜补肾填精，佐以养肝息风之品。拟方：制何首乌15克，丹参12克，熟地黄15克，白芍12克，女贞子15克，墨旱莲12克，制龟板15克，鹿角霜12克，核桃仁15克，骨碎补12克，牛膝12克，桑叶10克，蒺藜10克，15剂。复诊：患者服药后，头晕、目眩、耳鸣、腰酸痛均明显好转，睡眠饮食正常。刘老嘱其继服原方去骨碎补，加山药15克，山茱萸6克，15剂。药后头痛止，他症随之而愈。

医话：本案病机为肾脑亏虚，其治疗关键在于用龟板静摄以补任，用鹿角（霜）温煦以补督，用制何首乌、熟地黄、白芍等味厚者以补肾精不足。肾脑亏虚之头痛，证多见于农村妇女，因屡次妊娠损伤元气，经常形寒肢冷，其痛以热敷则舒为特征，其治疗大法为"形不足者温之以气，精不足者补之以味"。方药以上方辨证加减为主，刘老用之屡验。

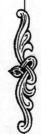

用药平和，刚柔相济

"用药如用兵"，遣方用药之关键，在于药物之恰当配伍。刘老强调虚劳用药不宜偏寒、偏热、偏补、偏散、偏收，应根据具体病情，寒热同用，攻补兼施，散收相济，升降协调。

对虚劳用药特点：培养先天之本，喜用甘凉，如生地黄、何首乌、枸杞子等；培养后天之本，常用甘淡，如山

药、茯苓、沙参、麦冬之属。药以平和为要，于平正之中出奇制胜。养阴配阳，从阴引阳，如用山药伍以杜仲；益气升阳之药多属刚燥，谨防温燥伤津，常佐少量甘寒或寒凉之品，如附子配白芍，刚柔相济，温而不燥。

药食同源，相得益彰

《素问·脏气法时论》曰："毒药攻邪，五谷为养，五果为助，五畜为益，五菜为充，气味合而服之，以补精益气。"

刘老认为"药补不如食补，食补不如神补"，故常用下列脏器疗法，疗效甚佳。如猪腰子配伍杜仲、补骨脂以治肾虚之腰痛、腿软无力；党参、白术、白胡椒、大蒜炖猪肚以治脾胃虚弱之胃脘痛或其他脾胃疾病之后期；杏仁、款冬花炖猪肺以治肺虚久咳；猪肝、羊肝或兔肝配枸杞子、菊花、密蒙花以治肝虚之目蒙、视物昏花、干涩等目疾；龙眼肉、炙远志、酸枣仁蒸猪心以治心血亏虚之心忡、心慌；薏苡仁、红枣、山药炖猪蹄筋骨及爪蹄以治手足无力、颤抖；黄精、核桃仁炖猪脊髓以治髓海空虚之脑鸣；党参、黄芪、龙眼肉蒸素肉以补气血之亏虚。

心理调节，治养结合

罗马名医盖伦认为："医生三件法宝：语言、药石、刀圭。"刘老深悟其意，逐步形成了"治病治人"的学术思想。强调人体正气，发挥自然疗能；重视调动人体的内在精神因素，使之产生战胜疾病的坚强信念，治养结合。

虚劳病证治疗，心理调治更不可忽视。因其病程日久，只可缓补，疗程较长，可导致病人失去治疗信心。如能告之以实情，陈之以有利条件，鼓舞其信心，调动病人主观积极

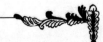

性，在平衡阴阳、治病求本的过程中有着积极的意义。

虚劳病证的治疗要求不仅辨证正确，更要能准确把握虚劳病机特点——"虚"，领悟虚劳病机变化的内在联系——各脏腑之间相互联系、互为因果，且理、法、方、药四个环节在治疗过程中同等重视。具体治疗时，或重升降，或重滋阴，或刚柔相济，或用血肉有情之品，或并用食疗，或心理调治，或多法并用，根据病人不同的体质、不同的诱因、不同的社会环境、不同的居住条件和不同的发病季节，因宜施治，治病治人，这就是治疗虚劳病证的特点及独到见解，对临床有极大的指导意义和实用价值。

晚期血吸虫病论治体会

全局整体观

晚期血吸虫病属于祖国医学的"蛊毒"范畴。唐代的孙思邈认为："蛊毒千品，种种不同"，说明其症状复杂，临床表现亦不一样。本病有"单腹胀""蜘蛛蛊"等名称。病人感染病原后由于蛊毒入络，长期损害导致经络阻塞、气滞血瘀而为右胁成痞（肝肿大），"肝病传脾"继则左胁痞，成为巨痞而肝脏萎缩（脾肿大）。肝脾同病影响整个消化功能而不能正常地吸收营养，运化水湿，从而形成鼓胀（腹水）。同时，湿困脾机，脾胃受损，则不能运化精微于肾。"肾为胃之关，关门不利，则聚水而从其类"。气化不行则小便短少，水的代谢受阻为腹水形成的重要因素。因肾阴、肾阳都

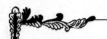

受影响，故在青少年则发育受限，成年则性欲减退，妇女则停经不育。蛊毒由肝传脾，由脾及肾，这是晚期血吸虫病腹水形成的主要病机。其他脏器有没有关系呢？对此，刘老认为肺、脾、肾、三焦等是机体输送营养，行气布津，维持体液代谢的主要脏器。明代张景岳云："水为至阴，故其本在肾，水化于气，故其标在肺，水惟畏土，故其制在脾"。"肺为水之上源"。如肺气不宣，则不能通调水道而将过剩水液排出体外。又"三焦者，决渎之官（职能），水道出焉"。"膀胱者，州都之官，津液藏焉，气化则能出矣"。这些脏器失职，就会出现小便不利，加快腹水的形成。此外，如心力衰竭，体循环瘀血，或因营养缺乏，造成下肢或全身性水肿，亦为晚期血吸虫病肝硬化腹水后期常兼见的症状。因此，对晚期腹水的形成，除注重肝脾肾外，应有全局的整体观。

分型与纵横关联

中医治疗本病由单方（如陈胡芦、虫笋、腹水草、半边莲、九头狮子草、车水丹、震天雷、牛奶浆草之类）到复方（如加减胃苓丸、含巴绛矾丸、舟车丸、丑甘散、复方防己黄芪丸、开门净腑丸等），对消除腹水，改善症状，有较好的作用。由于经验的积累，从1958年开始，对本病进行了辨证分型治疗。例如，上海在1960年以前，将晚期血吸虫病腹水分为瘀实型、阳虚型、阴虚型（包括阴阳两虚）（见《晚期血吸虫病之研究》）。江西根据《金匮要略》将本病的腹水分为风水、石水、皮水、正水、黄汗5型（见《江西中医杂志》1959年6月号）。湖南分为肝胀络瘀型、脾湿肿满型、肾虚气结型等。事物是向前发展的。近年来上海将本病

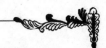

分为一般、阳虚、阴虚、郁热、精竭等5型（见上海市《血吸虫病防治手册》）。浙江的辨证分型与此基本一致。湖南分为湿热胀满、气滞血瘀、脾肾阳虚、肝肾阴虚4型（见湖南省血吸虫病防治研究所资料）。这些都是辨病与辨证相结合，从实践中提出了分型依据，已经有效地指导了中西医结合治疗晚期血吸虫病腹水的临床。这些分型，有的从病因（包括诱因）着眼，如瘀、湿、热之类；有的从病机着眼，如络瘀、胀满、阴虚、阳虚、精竭之类；有的从古代的病名着眼，如风水、石水之类；有的从脏器着眼，如肝脾肾之类。二十来年的实践证明，分型是为了更好地指导辨证论治，而不是机械地印定眼目，这些分型由演绎到归纳，可以综合为肝瘀（气滞血瘀、经络阻塞）；脾湿（湿热化胀、湿寒生满）；肾虚（肝肾阴虚、脾肾阳虚、精竭）。把病因、病机与受损的脏器结合起来，既不割断历史经验，也基本接近现在临床实际，既要看到纵的发展，也要看到横的联系。这是一个简单的概括，是否符合分型本质，有待在实践中进一步研究。

辨病与辨证论治

晚期血吸虫病的病理变化，从现代医学的角度来看，为门静脉高压及肝硬化、结缔组织增生等，以致肝内血流不畅，症见面色晦暗，巩膜色素沉着（"两目黧黑"），毛细血管扩张，腹壁静脉曲张（海蛇头），舌质两边青紫或瘀斑瘀点，舌底静脉如蚯蚓状突出（为门静脉瘀血之征），猪肝唇，鼻衄或齿龈出血，皮肤出现黑子或蜘蛛痣，或朱砂掌，甚至上消化道出血等症状，这些表现，都属于祖国医学瘀血内阻、血行失度的范畴。

从生化方面看，白蛋白的合成，主要是在肝脏，肝脏受损则合成白蛋白的功能减退。另外，由于蛋白类食物摄入不足和肝脾同病、消化吸收障碍以及血浆蛋白不断地漏入腹腔，因此血浆白蛋白含量显著降低，血浆胶体渗透压随之下降，A/G 倒置。症见腹部胀大，胃纳受限，面色苍黄，神疲肢瘦，尿少便溏，舌质淡而胖，边有锯齿纹，舌苔白腻，此属于脾虚生湿的范畴。同时要看到钠、水潴留也是形成顽固性腹水的重要因素之一。"肾为水主""肾气盛则水归于肾，肾气虚则水散于皮"（《中藏经》）。

在治疗上，应抓住肝瘀、脾湿、肾虚 3 个关键。行气活血以养肝为主；运湿助化以健脾为主；清肺利尿、化气利尿、育阴利尿、温阳利尿以益肾为主。但三者不是孤立的，也不是静止的，在病型上有外部的联系，在病机上有内部的联系。应根据中医的整体观进行辨证论治，这就是"在于具体地分析具体的情况"，"用不同的方法去解决不同的矛盾"。

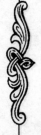

肝脾肿大型：过去称为中满腹胀。作者在湘阴白塘搞巡回医疗时，此型病人甚多，为制软肝缩脾丸，送药上门，几年后当地血防干部来信索方，认为群众对此药反映良好。但作者已根据近年的临床实践将原方作了进一步修定，即：党参 12 克，丹参 15 克，紫参 15 克，水蛭 3 克，地鳖虫 10 克，瓦楞子（煅红醋淬研细）15 克，隔山消 12 克，白术 10 克，鸡内金 5 克，蚕砂 12 克，生山楂 10 克，麦芽 10 克，荜澄茄 3 克（1 日量）。此方运用活血化瘀法，可使肿大的肝脾显著缩小，经肝穿刺活检，发现治疗后肝脏内增生的结缔组织大量消失。这是对形成腹水的预防。本方的适应证：①预防癌变；②脑血吸虫病癫痫样发作；③兼证中的冠心病。特别注重丹参一味。

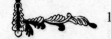

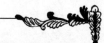

肝脾失调型：即沪、浙地区所谓一般型，未出现湿从热化或湿从寒化的症征，尿量 500～800 毫升／日，腹水波动在中轻度之间，A/G 倒置，病在进行性发展，将会由一般到特殊。这样的病例较多，要抓住关键时刻，做好转化工作，遵照"见肝之病，知肝传脾，当先实脾"，"四时百病，胃气为本"的道理，宜用健脾胃助消化，行气活血，养肝利尿的治则，采用归芍六君汤养肝健脾为主，因脾胃功能是平衡阴阳，调节升降的枢纽，肝功能的改善，也在于胃纳脾运。消化不好加鸡内金、麦芽、生山楂；肝区疼痛加五灵脂、蒲黄、延胡索、川楝子；肝脾肿大加丹参、紫参、瓦楞子；小便不利加樗木、半边莲；四肢浮肿加黄芪、防己、薏苡仁、五加皮。此作为平调治本的主要方剂。

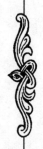

如湿从热化，低热或面目发黄，胸腹之热灼手，口渴不喜饮，小便黄短，舌质红苔黄白而腻，脉弦滑，此属湿遏热伏，宜清宣温化法，用茵陈四苓散（重用茵陈以解热利尿除疸）加藿香、薏苡仁、杏仁、白豆蔻，湿遏热伏，必须清宣温化，用药才能切中病机，以上证候缓解后，仍采用健脾养肝平调法。

如湿从寒化，体温或低于正常，面色淡黄，形寒嗜卧，神疲乏力，腹胀满，食纳少，不消化，口不渴，或渴喜热饮，大便溏，小便少，舌质淡，苔白滑，脉弦迟或沉细，此属脾肾阳虚，相互影响，宜温运脾肾之阳，用附子理中汤（党参、附子、白术、炮姜、炙甘草）加肉桂、茯苓，以温阳利尿。如见口腔溃疡，腹肌发热亦宜坚持本方。"气浮则生热，沉则生冷。温之则浮焰自熄，养之则虚冷自化"。应抓住本质，不为现象所惑。四肢浮肿者再加黄芪、防己以补气行湿。但温热之剂，用到形寒肢冷消失，宜改用健脾养肝法。

病到后期，往往出现肝肾阴虚型：亦即沪、浙地区所提示的"精竭""危重型"。肝肾功能严重受损，症见面色苍黄，午后低热，手足心热，咽干口燥，心烦，失眠，经常鼻衄，肝区自觉痛及压痛明显，腹大肢瘦，便秘，尿赤，24 小时尿量少于 200 毫升，甚至出现无尿症——肝肾功能衰竭，舌质红，舌尖起刺或光绛无苔，脉细数。本证多由于峻泻导水、强迫利尿、过多放液、大汗亡津或素质阴虚所致。测验阴伤液耗，舌诊最为有据。"舌为脏腑的外候"，如见舌质红，舌尖起刺或光绛无苔，前人认为"阴竭难医"。此时，"组织水脱，腹腔水留"成为矛盾的焦点，利尿则阴更伤，补液则腹更胀，且易诱发肝性昏迷。在这种情况下，中医采用育阴利尿法。以太子参、沙参、麦冬、生地黄、玄参、白芍、女贞子、墨旱莲、赤小豆、白茅根、楤木、半边莲、柘木组方，服药后以舌绛转淡，小便增长为转机。如兼见下肢逆冷，虚火上浮（喉痛），痰涎气促，舌质淡红无苔而痿软，脉细弱无神，属肾阴阳俱损，宜柔剂养阳，壮水益火以利尿，方用济生肾气丸加减。这都是晚期血吸虫病的最后阶段。在出现这些危象之前，要考虑血吸虫病的发展规律，进行预防性治疗。争取在健脾胃、养肝肾、补充蛋白质损耗的前提下，控制腹水的发生和发展。

此外，如大呕血后全血容量下降，白蛋白降低，迅速形成腹水及四肢浮肿，证见面色㿠白，眼睑、唇、舌俱淡，爪甲失华，心慌、心悸，头晕，耳鸣，神疲气短，脉微细无力，此属气血两虚，治宜气血双补，坚持归脾汤加味：党参、黄芪、白术、茯苓、炙甘草、炙远志（本品惹胃宜慎用，可易丹参）、酸枣仁、当归、白芍、木香、龙眼肉、赤

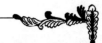

小豆、梂木、半边莲。这是"塞因塞用"之法，有改善血象，补充蛋白的作用，使"气内复而机自行"。通过整体疗法，改善肝功能，以达到利尿消肿的效果。

食物疗法

祖国医学对食疗很重视，古有食医，专司营养。远在《吴普本草》上即载有猪肝治积聚癥瘕。陈修园《医学从众录》中收载，猪肚大蒜汤主治鼓胀。民间单方一直认为猪肚是退水肿的食饵性药物，本品含有高蛋白和动物胶体，服用无副作用。此外，如桂皮炖羊肉、生姜煨子鸡、葱豉焖柴鱼（乌鱼）、苏叶炒鳝鱼等，其中寓有深意，因胃肠不健，消化不良的人，单纯进以富含蛋白脂肪的食物，由于吸收功能障碍，不仅无益，反而召致腹痛吐泻，如用姜桂烹调，能帮助消化，促进吸收。这是食疗实践中的宝贵经验。此外，还有冬瓜煨雌鸡、泥鳅炖冬瓜等，对阴虚肿满的病人不宜姜桂辛辣之品者颇相适用。这些药膳均富含动物蛋白，确有利尿消肿的辅助作用，但蛋白质系含氮物质，在小肠内经菌群作用而产生氨。如晚期肝损病人食用过多，可能引起肝性昏迷的发生，故对服用高蛋白食物的晚期病人，须加以严密观察。

鹅血治病早见于祝秀梅《普济良方》（寿世汇编）消痞一节，民间更有不少的使用经验，禽血含白蛋白78.6%。现代对肝损害患者，主张连续输血、血浆和水解蛋白，可见古代早已掌握了治疗原则。口服方法：鹅血30~50mL，黄酒加热冲服，每日1次，5~10日为一个疗程。

生物学家告诉我们：肝病引起血浆蛋白的减少，主要是白蛋白的减少。

白蛋白与血浆胶体渗透压有密切关系，它的减少是腹水

及水肿形成的一个重要因素，同时，血浆白蛋白减少，反映肝脏合成蛋白的能力低下，也反映组织蛋白的缺乏。故肝硬化致血浆蛋白减少时，必须注射大量血浆以增加白蛋白。"食养"疗法是从口服补充蛋白质，上述这些方法都是简便易行的。

血吸虫病与免疫关系的探讨

预防与免疫的关系

《本草纲目》载："吴楚之地暑湿郁蒸，多毒蛊及射工、沙虱之类（泛指血吸虫病的自然疫源），倡以雄黄、大蒜等分合捣一丸佩之（随身携带），或已中毒涂之（用于初感染皮疹期）良。"《荆楚岁时记》载："每年元旦饮椒柏酒以辟疫疬。"民间，五月端阳节时，家家户户饮雄黄酒。血吸虫病疫区，渔民、船民在下水前必喝一二盅。这些均已成为群众性的防病免疫习俗。

国内已有报告对血吸虫病患者免疫功能进行了初步观察。作者认为，在血吸虫病发展过程中细胞免疫起一定的作用，而患者体液抗体水平与病情轻重是不平行的。即使含有较高抗体的血清，也不能抑制感染的发展和病情的加重。这种现象和麻风、红斑狼疮很相似。故对于血吸虫病的发病、发展和转归不能只着眼于病原体一面，而忽视机体本身的细胞免疫功能状态。对细胞免疫功能低下的血吸虫病患者，尤其是晚期血吸虫病患者，应采用综合性防治措

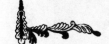

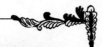

施，临床可试制特异性转移因子和中草药，以提高机体免疫功能。这一新的设想对防治血吸虫病，特别是对不能接受病原疗法及有兼夹证的晚期血吸虫病人是有极其重要的现实意义的。

现代医学研究表明，人体的免疫功能，包括防御、自身稳定与免疫监视等，在正常情况下，机体保持相对的动态平衡，并依靠免疫功能对抗各种感染，清除体内有害物质，这种作用是通过机体内因，也就是通过自身的作用来实现的。机体内部有一种能够识别"自己"（正气）与"非己"（邪气）的成分，其尚有排斥异构物质的生理功能。这种功能失调可导致机体自身组织的损伤而发生免疫性疾病。

从这一观点分析，"正气"与"邪气"是免疫功能的正反两个方面，"邪气盛则实，精（正）气夺则虚"，扶正类似免疫力的增强，祛邪类似免疫力的抑制，中医不同之点在于扶正是为了祛邪，所谓"养正邪自除"，祛邪是为了扶正，所谓"邪去正自安"（祛邪药亦能提高免疫力，因为它诱导了正气的恢复，即邪去正安的互辞）。但正邪斗争是积极的，矛盾的主要方面在正气。故《内经》说："正气存内，邪不可干""邪之所凑，其气必虚"。这就是说疾病的发生发展与人体抗病功能的强弱是密切相关的。

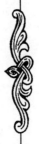

抗病能力强，病邪便无法入侵，或者侵而不害；抗病能力弱，病邪即乘虚而入。这两个论点是辩证的统一，可以说，它包含了免疫学的原理，特别是非特异性免疫的原理。如人对人株日本血吸虫可产生获得性免疫力。在流行区里，本地居民特别是年长者，粪便中虽有血吸虫卵，但临床表现不明显，急性血吸虫病发病率也比较低。更有带病原生存30年以上无明显临床表现者。这应归功于获得性免疫，包括"防"与"治"两个方面：一是无病早防，人工地提高获得性免疫力，《内经》"不治已病治未病"，指的是预防。防病不论用中草药、针灸、气功和体育或其他方法，都属于增强正气，协调阴阳，使卫固营守，脏腑坚强，这与提高免疫系统的防御作用是一致的。抗病能力增强了，"虽有大风苛毒，弗之能害"。另一方面，是有病早治，如《内经》说：善治者治皮毛，其次治筋脉，其次治六腑，"乘其未集而击之"则事半功倍。

治疗与免疫的关系

国内有人报道：大蒜素（注射液）小剂量长程疗法用于晚期血吸虫病，是以目前认为晚期血吸虫病的发病机制是免疫性疾病为根据的。作为调整机体免疫功能、改善症状体征的一种辅助治疗方法，此药初步获得较为满意的近期效果。

近年的实验证明，益气、养血、滋阴、温阳（扶正）、清热、解毒、利水、化瘀（祛邪）等法都能提高非特异性的免疫功能，但它们的作用是因人而异的。

治疗的前提是辨证，辨证与辨病都属于诊断范畴。现代医学有许多理、化诊断方法，包括病因的免疫测定和抵抗力强弱的免疫测定等。祖国医学也有一些好的诊断方法，例如察舌辨证，"舌乃心苗"，是内脏的外候，舌质舌苔能反映机体内部生理和病理的变化，如体质的强弱、病邪的浅深、津液的盈亏、气血的盛衰，一般都能在舌象上显示出来，对判断病情轻重，预后良否及指导治疗，均有一定的价值。这虽不能代替免疫测定，但至少也可以相当于免疫测定的直观表现，这是值得研究的。

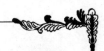

以传染性肝炎为例，在病的初期，舌质淡红，苔薄白，或薄白带腻，则通常表示病情轻，如舌质红绛，或舌苔黄腻、黄燥、灰黑及舌面光绛无苔时，均提示病情趋向严重，特别是光剥无苔（气液两亏），应防止恶化如肝性昏迷等。反之，如舌质由绛红转淡红，苔由黄厚干燥转为薄白而润，则表示病情有好转趋向。

在肝硬化（包括晚期血吸虫病肝硬化）患者可见到一种"肝舌"，呈醒目的红色，多为蓝红色，边有带洋红或油漆样红色者，一般无明显舌苔而有充血肿胀，病情进展时，舌质红色明显加深，病情好转时，舌质变淡，舌体积缩小。舌质红肿的原因：①门静脉侧枝循环血流瘀积影响舌的血管网，同时还表现舌边青紫，或舌底静脉曲张瘀血；②可能与脱水、血液浓缩、利尿后电解质紊乱等多种因素有关。这些舌诊，与T细胞等免疫测定对照，符合率是很高的。肝硬化（血吸虫病肝硬化）、肝癌病人到了最后阶段出现绛红舌光剥无苔，中医认为是危象，免疫功能测定也是非常低下，反之，我们在本病治疗的开始时，就注意它的脱水伤津，观察舌象，采取预防性措施，则延长了病人生命。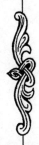

舌诊是中医望诊中的一个重要组成部分，日医和田东郭称：舌诊较脉诊、腹诊为有据。它与免疫测定的关系是密切的，应从宏观到微观进一步研究其病理生理变化在舌象上反映的实质。

治病必须治人。可否根据免疫学原理，贯彻一个预防思想和免疫疗法？我们认为是可以的。汉代张仲景在《金匮要略》中指出："见肝之病，知肝传脾，当先实脾"。这就是"先安未受邪之地"，即《内经》治未病的预防思想，"脾为后天之本"，通过调理脾胃防治疾病是祖国医学治疗体系中

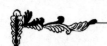

重要特色之一。"脾旺不受邪"，可能由于机体营养功能和能量代谢的正常，保证了免疫系统功能正常，亦是提高机体免疫功能的一种体现。

"肝病治脾"的辨证依据是什么？《内经》认为，"肝病者两胁下痛引少腹""肝热病者小便先黄""肝为罢极之本"，患者感到疲劳，虽休息也难恢复，"肝藏血，开窍于目""虚则目䀮䀮，如无所见"。"传脾"的症征临床常见的是"腹胀满，食不消，体重节痛，怠倦嗜卧"，"中气不足，溲便为之变"，中医抓住这些客观依据，就采取肝脾同治，而重在健脾助化。通过增进饮食，改善消化，帮助营养的吸收，从而改善肝功能，这就是肝病治脾，提高免疫力的用意所在。

中医所用的方药，经动物实验证实不一定具有抑菌和免疫作用，可是能达到扶正祛邪，增强免疫功效，所谓"不治而治"。反之，经动物筛选具有抑菌和免疫作用的中草药，用之于人体，不一定成正比，所谓"治而不治"。人与动物毕竟是有区别的。如鼠莽，人食之而死，羊食之而肥；巴豆，鼠食之而肥，鱼食之而死。人与人之间亦有个体的差异，在人体形成免疫力增强的过程中，扶正与祛邪的方法，只能起诱导作用，而真正发生效果在于被调整了的机体本身的功能。日医对此进行了研究，一位生物学教授说，有许多中药在临床上确实有效，可是动物实验却是否定的；有些药物动物实验有效，但用之于临床无效。他建议：实验技术必须改进，对中药作用机制的研究应当有特殊的实验手段。

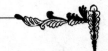

肿瘤论治要点

肿瘤特别是恶性肿瘤，人们对之谈虎色变，悚然而惊，但实质上并不可怕。周恩来同志说，在实践中逐渐探索和掌握了防治规律，它也同其他急、烈性传染病一样会被人们征服。刘老在这方面给我们提供了一些治疗肿瘤的途径和方法。刘老认为必须认真处理好以下 4 个关系。

整体与局部的关系

整个自然界是一个整体，人体内部也是一个整体，人与自然又是一个整体，这个整体是以不断运动变化的形式存在的，有人把它叫作"整体恒动观"，因而对于疾病的预防、诊断和治疗，便处处从这一观点出发，并强调因人、因时、因地制宜，这是祖国医学认识论的精华和防治疾病的指导思想。比如《内经》说："病在上，取之下。病在下，取之上。病在中，旁取之。"又说："从阳引阴，从阴引阳""得神者昌，失神者亡""治病之道，气内为宝"。这就是说，整体观既要注重形质，更要注重精神，才能避免"头痛医头，脚痛医脚"的局部观点而坚持辩证的形神统一观。作者曾治 1 例脑肿瘤，患者肖某，男，48 岁。头部剧痛，眼复视，且有顽固性呕吐（历时 5 个月）。某医院做头颅侧位 X 线摄片检查（76307 号）及脑静脉造影（编号 199）均确诊为颅底鞍区占位性病变，脑部蝶鞍瘤。认为必须手术治疗，并且告诉患者家属，手术的结果可能是"一死、二残、三苟延"。患

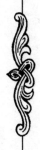

者不愿手术而于 1975 年 5 月来我院求治，头痛剧烈时，双手抱住后脑，挺向墙壁，头晕、恶心、呕吐与进食无关，眼睛视向右侧则复视，烦躁不眠，大便干结，口干喜饮，舌质红，苔黄白而干，脉弦劲细数。诊为肝风上冒，肝邪犯胃，治宜平肝降胃，息风通络：丹参 12 克，何首乌 15 克，生地黄 15 克，白芍 12 克，女贞子 15 克，墨旱莲 12 克，代赭石 30 克，珍珠母 20 克（上 2 味先煎），陈皮 5 克，竹茹 10 克，天葵子 10 克，蜈蚣 1 条，蛇蜕（焙）3 克，紫草 10 克，牛膝 10 克，黄连 3 克，另用锈铁、灶心土烧红入黄连淬水兑药服，15 剂后，痛缓，呕稀，大便已润，舌质红，黄苔已退，原方去代赭石、竹茹、黄连，加龟板 24 克，鳖甲 20 克，茺蔚子 12 克，石决明 20 克，服 30 剂，头痛渐止，呕更轻稀，舌红而干，少津，脉弦带数，原方加减：太子参 15 克，沙参 10 克，丹参 10 克，何首乌 15 克，生地黄 15 克，白芍 12 克，甘草 5 克，女贞子 15 克，墨旱莲 10 克，炙龟板 20 克，生牡蛎 20 克，紫草 10 克，牛膝 10 克，桑叶 15 克，蛇蜕（焙）3 克，五诊均原方加减共服 80 剂，5 个月后，头痛复视消失，舌质淡红，苔薄白而润，脉弦不数，以养肝肾药收功，几年后复查，自觉症状完全消失，体重增加，疗效巩固，恢复了工作。

潘某，男，45 岁。患右侧偏头痛，阵发性加剧，头昏眼胀已一年零三个月。右眼视物模糊，因头晕目眩不能行动，夜晚尤甚。扪及右额颞部冠状部裂开（1.5 厘米 ×5 厘米），凹陷 0.8 厘米，裂缝中有肿块，经某医院 X 线检查为："右额颞冠部裂缝新生物"，1976 年 8 月来我院就诊，症见头痛剧烈，浅表静脉怒张，眼球突出，视物模糊，头昏失眠、血压偏高，口干，便结，舌质红，苔薄白而干，脉弦带数。此

属肝阳上亢,络阻血瘀,治宜平肝潜阳,清瘀通络。方用三甲复脉汤加减:生地黄15克,白芍12克,丹参12克,女贞子15克,墨旱莲10克,龟板20克,鳖甲15克,生牡蛎15克,磁石12克,朱砂1克,骨碎补10克,牛膝10克,旋覆花10克,红花5克。服16剂后,症状明显改善,头痛头昏缓解,视物较前明晰,但大便仍结,原方加生何首乌、草决明,服20剂而大便通畅,头痛止,视力接近正常,冠状部裂缝渐缩小,眠食俱佳,舌质淡红而润,脉弦小,因夜尿多,原方去磁石、朱砂、旋覆花、红花,生地黄易熟地黄,加山药12克、山茱萸10克,服10剂,夜尿减少。冠状部裂缝仍明显,再加鹿角霜10克,核桃仁15克继服30剂,3个月后复查,头部裂缝愈合,新生物消失,返回工作岗位。至今疗效巩固。

此2例,"气上不下,头痛巅疾",治宜上病下取,从阴引阳,通过整体改善局部,从而取得疗效。

机体素质与免疫的关系

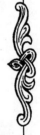

刘老曾刻意探索了《内经》广义的治本思想和《内经》所指出的"正气存内,邪不可干""邪之所凑,其气必虚"的相互关系。邪是致病因子,正是抗病能力,"扶正祛邪""祛邪扶正"(邪去正自安)无非是要达到"保存自己"的目的。又从长期医疗实践中体会到"脾胃为后天之本""肾为先天之本",均属人体生化之源,临床上包括肿瘤在内的许多慢性疾病,虽然错综复杂,而治疗时必须以保护脾胃的健运为第一目的,故前人有"四时百病,胃气为本"的说法,只有资助后天,才能达到培养先天的目的。这样,通过自然调节,使全身的阴阳相对平衡,从而增强机体的免疫能力。

例如作者曾治1例肺部肿瘤，患者易某，女，55岁，1973年6月因胸部胀闷，透视发现钙化点，在贵阳职业病防治院拍X线片，右肺门有肿块如核桃大。后去上海某医院复查，不排除肺癌（住院号73029141），建议住院手术，患者不同意，于1973年10月来我院要求中药治疗。证见胸闷气急、胸骨柄后隐痛，咳嗽间见痰红，面黄倦怠，神色沮丧，眠食俱差，舌质淡红苔薄白，脉弦缓无力，此属脾虚气弱，肺失清肃。治宜健脾固本，兼清肺化痰，用参苓白术散加减：人参15克，山药12克，茯苓10克，薏苡仁12克，炙甘草5克，冬虫夏草5克，紫参10克，白及10克，白石英30克，冬瓜子15克，土贝母10克，蛤蚧粉12克，三七3克，每日1剂，服20剂后，胸闷气急减轻，痰红未再出现。病者有治愈的信心。眠食转佳，原方坚持又服20剂，呼吸均匀，胸骨隐痛已止，原方去白石英、冬瓜子，加白术10克，鸡内金3克健脾助化。又30剂，自觉症状全部消失，1977年10月去北京某医院做CT断层扫描复查。右肺门前缘可见一圆形致密影，边缘不齐，时间较长无明显变化，考虑为良性肿块（X线号：778927）。继续间服中药观察4年，健康情况无变化，疗效巩固。

杨某，男，65岁。患下唇肿核，初起如胡椒大。6个月渐如梅核大，质坚硬，发展迅速，在某医院活检为鳞癌。手术后，历时两个月复发，因白细胞在3.5×10^9/L以下，不能进行化疗。1978年6月来我院就诊时，唇肿大如覆杯，原切口处翻花如剥开之石榴状，溃烂流水，诉进食困难，疼痛牵引到右侧头面部，右颌下淋巴结肿大如豌豆大，口干，大便结，小便黄短，舌质红，苔薄黄，脉弦细带数。此属阴伤热炽，毒滞血瘀之候，宜养阴清热解毒，活血通络化瘀，太

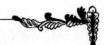

子参15克，沙参10克，何首乌15克，生地黄15克，黄精15克，牡丹皮10克，白芍12克，女贞子15克，墨旱莲10克，蒲黄10克，天葵子10克，土茯苓12克，甘草5克，蛇蜕（炒）5克，皂角刺炭3克煎服，每日服1剂。外用蛞蝓（鼻涕虫）、鼠妇（地虱婆）等分烘干加冰片少量，研极细，撒布癌灶溃烂处，撒上此药觉痛感加剧，患者坚持每日涂药4次，痛缓解。内服外涂，服上方20剂，溃烂面已消平缩小，头痛缓解，进食不感困难，大便通畅，尿转淡黄，坚持原方继续内服外涂，两个月后复诊，癌灶已全部平复，收口生肌，颌下淋巴结肿大也相继消失，口不渴，二便如常，舌质淡红，苔薄白，脉弦小而缓，改用六君子汤加沙参、石斛，调理脾胃善后。3个月后复查，疗效巩固。

医话：本例证见阴虚火炽，益肾水以资化源，口渴止，二便通调，改健脾胃以增进营养，结合消肿软坚，虫类搜剔，仍通过整体疗法以改善局部。

此2例标本兼治而重在治本，以增强机体的免疫功能，但治脾治肾各有侧重。

辨证论治与共性个性的关系

在恒动的整体观和个体差异的基础上进行辨证论治，作者曾治几例腹主动脉瘤，治法同中有异。伏某，男，54岁，近年来，自觉腹部有一股气向上冲，发作时，心悸头昏，耳鸣，恶心欲呕吐，颈动脉搏动明显，经某医院诊断为"腹主动脉瘤"。于1979年7月来我院就诊时，脐上2指处扪及肿块约4厘米×3厘米×1.5厘米，搏动应手，身体俯仰受限，纳差，倦怠乏力，形寒便溏，舌质紫，苔润白，舌下静脉曲张，脉弦缓带涩，此属脾肾阳虚，瘀血阻络。治宜温中

助化，活血通络，用附子理中汤：党参 12 克，白术 10 克，炮姜 3 克，炙甘草 5 克，附子 3 克，加酒炒白芍 10 克，肉桂 2 克，水蛭 5 克，地鳖虫 10 克，海藻 10 克，三七 3 克，荜澄茄 3 克，鸡内金 3 克，服 14 剂，食纳增进，形寒消失，大便成形，冲逆症状减轻，发作已稀，肿块未再增大。原方去附子、炮姜，加丹参、隔山消、瓦楞子（煅红醋淬）坚持服 3 个月，肿块逐渐消失，冲逆止而未作，眠食俱佳，复诊，舌质淡红，脉已不涩。体重由 52 公斤增至 57 公斤，最近复查疗效巩固。这种化瘀通络的方法，通过健脾胃助消化而达到治疗目的。

卿某，男，45 岁。患者近年来自觉腹部有股气向上冲，发作欲死，心忡心烦，头晕眼花，颈动脉搏动明显，恶心作呕，经某医院诊断为"腹主动脉瘤"。于 1980 年 2 月就诊于我院，患者纳差，睡眠不好，口干，便结，舌质暗紫，舌下静脉曲张，脉弦数带涩，证属阴虚阳亢冲气上逆，瘀血阻络，治宜镇冲潜阳，活血通络，丹参 12 克，何首乌 15 克，生地黄 15 克，白芍 12 克，代赭石 30 克，龙齿 12 克，珍珠母 20 克，瓦楞子 12 克（烧红醋淬），海藻 10 克，水蛭 3 克，肉桂 1 克（同煎以中和水蛭之腥气），地鳖虫 10 克，服 15 剂。

复诊：气上冲胸次数减少，发作时症状减轻，精神稍好，脉仍弦涩，小腹有点隐痛。原方肉桂加至 2 克，又服 15 剂，患者明显好转，气上冲胸渐止，眠食俱佳，大便带结，舌质稍红，苔薄白，脉弦不涩。原方去肉桂 1 克，加地龙 10 克，草决明 12 克。服上方 30 剂后。患者来信，病愈，已返工作岗位。

医话：以上 2 例，都属腹主动脉瘤，前者偏于脾肾阳

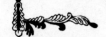

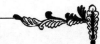

虚，形寒消失，即去姜、附。后者偏于肝肾阴虚，出现小腹作痛，即加重肉桂以化寒凝。此病同证异而治法不同，必须注意个体差异。

精神因素与自然疗能的关系

心理、社会因素对肿瘤病的发生、发展有很大的影响。因此，必须在加强祖国医学研究的同时，要加强精神医学和社会医学的研究。这在《内经》中早已指出："恬澹虚无，真气从之，精神内守，病安从来"。毛泽东同志给王观澜同志的信说："既来之，则安之，自己完全不着急，让体内慢慢产生抗力，与它作斗争，直至战而胜之。"国外学者曾详细调查了 1900～1965 年所报导的世界文献，在 65 年间有 176 例经病理组织学确诊无疑的许多种类癌瘤，却得到自然痊愈的"脱癌"（本文第三例亦属类似）。因此，作者常用毛泽东同志这一教导鼓舞病人斗志。例如老红军王某，男，61岁。1973 年患声音嘶哑，喉部隐痛，吞咽时有异物感，经某医院会诊为喉癌。曾去广州某医院放疗。因白细胞降低体力不支，病情未改变，于 1973 年 4 月回湖南，住我院就诊中医，治前检查，口裂水肿，假声带充血，咽后壁滤泡密布。右颈淋巴 2 厘米 × 2 厘米，右胸闷痛，咽干口燥，眠食俱差，大便干结，小便黄赤，舌质绛红无苔，脉弦细带数，此属肾阴亏损，虚火上炎，治宜滋阴降火，理肺清咽。方用太子参 15 克，沙参 10 克，生地黄 15 克，牡丹皮 10 克，女贞子 15 克，墨旱莲 10 克，白芍 10 克，甘草 5 克，冬虫夏草 5 克，川贝母 5 克，木蝴蝶 3 克，藏青果（另噙咽），日夜服 1 剂，"治上焦如羽"，嘱每隔两小时 1 次，小量呷服。并针对其悲观情绪，反复讲解毛泽东同志给王观澜同志的信，以增强其

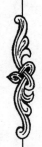

战胜疾病的信心。连服40剂，喉痛减轻。声音渐出，吞咽不困难，情绪乐观，大便已不干结，小便淡黄，舌质转淡红而润，仍无苔，脉弦细不数。原方去生地黄、牡丹皮，加熟地黄15克，山药12克，金樱子12克。又服30剂，病情进一步好转，1974年7月经某医院复查，喉部基本良好，声带变白，口裂未见异常。根据下肢冷感加附子4克，以艾叶40克，附子10克煎汤每晚睡前洗足1次，两周后冷感消失，语言嘹亮，吞咽无阻。每年秋冬，仍间服中药，现已8年，疗效巩固。

医话：综上所述，虽举例不同，但整体观、辨证论治、提高免疫力、增强自然疗能是相同的，并且是有内在联系的。治病必须治人，既要针对素质，更要注意精神，按照自然规律办事，治疗肿瘤如此，治疗其他疾病也不例外。现举数例病案如下，供临床参考。

1. 头痛肿突（颅咽管瘤）

【病者】 易某，女，8岁，醴陵瓷厂。

【病名】 头痛肿突。

【来诊原因】 患儿素体虚弱，于1981年初开始视力减退，视物模糊，同年8月突出头痛，剧烈呕吐。

【诊疗经过】 经当地中西医结合治疗，呕吐即止。后经广州某医院神经科检查示"心电图异常，T波改变"，又转上海某医院CT扫描，诊断为"颅咽管瘤"，建议手术，开颅后，因肿瘤不能摘除，行抽水术，保留金属管于颅内。建议如发现颅压高，随时来沪行抽水术，家长负担不起，遂来我院中医治疗。

【证候】 就诊时，患儿偶发头痛，手术部突出坚硬，心前区疼痛，烦躁不安，叫心胸不适，精神疲乏，偶见神志不

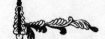

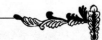

清，乱摔东西，甚则打其父母，纳差，大便溏，日 1～2 次，睡眠不好，口不干，舌淡红，苔薄白，脉弦细带滑。

【辨证】 此系脾失健运，水停心下，水气乘心则见心忡，脑内瘀阻，则神志不清。

【治法】 治宜健脾利水，养心安神，佐以活血化瘀。

【方药】 茯苓桂枝白术甘草汤加减：茯苓 12 克，白术 6 克，党参 6 克，炙甘草 4 克，山药 12 克，丹参 10 克，炙远志 3 克，酸枣仁 5 克，琥珀 3 克，白芍 12 克，五灵脂 7 克，蒲黄 8 克，石菖蒲 3 克，鸡内金 5 克，麦芽 6 克。

二诊：进上方 10 剂，头痛缓解，心痛、心忡、心胸不适症状明显减轻，神志清楚，纳食增进，但仍烦躁，睡觉不安，脉舌同前，仍以上方加龙骨 10 克，柏子仁霜 5 克镇静以安神。

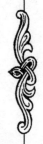

三诊：上方再进 20 剂，头痛减轻，发作间歇延长，每夜能睡 10 小时，但患儿两腿无力，烦躁，腰酸，不愿活动，舌淡红，苔薄白，脉弦小，仍以健脾利水，养心安神，佐以强筋壮骨之品。方用：党参 10 克，白术 10 克，茯苓 12 克，山药 12 克，薏苡仁 12 克，丹参 12 克，炙远志 3 克，柏子仁霜 5 克，五灵脂 6 克，蒲黄 6 克，杜仲 8 克，巴戟天 8 克，牛膝 8 克。

四诊：坚持上方 1 个月，小儿腿已有力，诸证渐除。为巩固疗效，仍以养心安神、调理脾胃而收功。

【效果】 迄今已 2 年，情况良好，服中药后，未行过抽水术，去上海复查认为是奇迹，并为其取出金属插管。

医话：本病由于脾肾虚弱，水饮内停于心下，则心中忡悸不安，时而烦躁，时而神志不清，水泛高位，脑内瘀阻，间歇性头痛头昏，治以健脾利水，养心安神，未斤斤于治颅

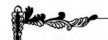

咽管瘤，通过整体疗法，改善了局部病变。

2. 剧烈头痛（脑垂体肿瘤）

【病者】 邱某，女，46岁。

【病名】 剧烈头痛。

【来诊原因】 情绪易激动，头痛，视物为狭长形已1年余。

【诊疗经过】 经某医院摄片检查诊断为"脑垂体肿瘤"，手术危险性大，遂来我院就诊。

【证候】 头痛剧烈，痛无休止，干呕，面红目赤，视物模糊，烦躁不安，夜不能寐，纳差，口干不欲饮水，小便色黄，大便干燥，舌稍红，苔薄白，脉弦数。

【辨证】 此系肝风上冒，肝阳上扰清空，致浊阴不降，瘀阻脑络。

【治法】 宜滋养肝肾之阴，平其上扰之肝阳，息风通络。

【方药】 太子参15克，沙参10克，丹参15克，制何首乌15克，龟板15克，珍珠母20克，天葵子10克，白芍15克，山药12克，守宫5克，女贞子15克，墨旱莲10克，蛇蜕（焙）3克，全蝎1只，桑叶10克，菊花2克。

另锈铁烧红入黄连1克淬水兑药。

二诊：坚持服上方20剂，日1剂，头痛明显减轻，视物较前清晰，干呕已稀，大便通畅，乃平肝降胃之效，但仍烦躁，睡眠不佳，以原方去守宫，加生地黄15克，百合12克，皂角刺炭3克，九香虫5克。

三诊：坚持此方服2个月来诊，头痛已止，干呕未作，视物较前更清晰，烦躁症状消失，眠食均佳，二便如常，舌淡红，苔薄白，脉弦缓不数，以六味地黄汤去山茱萸、泽

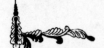

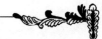

泻，加女贞子 15 克，人参、沙参各 12 克，墨旱莲 10 克，白芍 12 克，丹参 12 克，滋养肝肾之阴而收功。亦即"见于阳者，以阴法救之"之遗意，用以巩固疗效。

【效果】 1 年后患者复查，西医院见病明显好转，不同意再摄片，建议继续以中药巩固。1 年半后，病人情况良好。

医话：此例脑垂体肿瘤，突出见症为头痛，干呕，视物为狭长形，属中医肝阳头痛、血瘀头痛的范畴，病在上，治在下，以平肝潜阳，佐化瘀息风通络为治，实从《内经》"上病下取"之旨，方中制何首乌、太子参、珍珠母、龟板、锈铁水、女贞子、墨旱莲、白芍，滋养肝肾之阴，平其上扰之阳，止其干呕；桑叶、蛇蜕，清头面之风；重用丹参，活血化瘀；守宫、全蝎、九香虫化瘀通络，为治疗脑肿瘤、久病入络之要药。虫类药物有深搜缓攻之能，搜剔络邪，达他药不及之效。使本病迅速得愈。善后"以阴和阳"，从根本上解决肝阳上亢问题。

3. 脑肿块（蝶鞍增大、脑垂体肿瘤）

【病者】 李某，女，50 岁，湘潭电机厂职工。

【病名】 脑肿块。

【来诊原因】 情怀抑郁，头晕头痛已 2 年，视力减退已半年。

【诊疗经过】 经某医院 X 线摄片示"蝶鞍增大，脑垂体肿瘤"，患者遂来我院门诊求治。

【证候】 自诉头痛呈针刺样感，视力减退，以右眼为甚，仅有光感，但头痛甚剧时无呕吐，睡眠差，食纳一般，大便干结，伴见全身关节疼痛。舌淡红，苔薄白，脉弦小。

【辨证】 此系肝阴不足，瘀阻脑络。

【治法】 宜滋阴通络，活血化瘀，佐以祛风化浊。

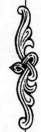

【方药】 制何首乌15克，丹参5克，白芍15克，女贞子15克，墨旱莲10克，水蛭3克，肉桂1克（同煎），海藻10克，牛膝10克，天葵子10克，石决明12克，土贝母10克，夜交藤15克，蚕砂12克，朱砂5克。

二诊：服上方14剂，头痛稍减，关节疼痛缓解，口不干，但大便仍干，两三天1次，舌淡红，苔薄白，脉弦细。上方去夜交藤、蚕砂，加生地黄15克，草决明12克，肉苁蓉12克。

三诊：继续进上方21剂，大便已通，头痛大减，视力稳定，舌淡红，苔薄白，脉弦小，仍上方加减以养肝肾之阴，兼以剔搜脑络：生地黄15克，制何首乌15克，丹参12克，白芍15克，女贞子15克，墨旱莲10克，石决明20克，天葵子10克，水蛭3克，肉桂1克（同煎），海藻10克，川牛膝10克，骨碎补10克，土贝母10克，守宫5克。

四诊：头痛消失，视力已稳定，二便已正常，但食纳欠佳，精神较差，嗜卧，舌淡红，苔薄白，脉弦小，以归芪六君子汤健脾助化，合制何首乌、丹参、女贞子、墨旱莲养阴而收功。

【效果】 1年后随访，病人情况良好，现已恢复工作。

医话：叶天士云："久病入络，久痛入络"，此例头痛已2年，久痛则阴受损，治以制何首乌、生地黄、白芍、女贞子、墨旱莲，滋养肝肾之阴，朱砂、石决明清肝明目，天葵子、土贝母、壁虎软坚以解毒。水蛭、海藻化瘀通络，方中肉桂1克（同煎）取其芳香化水蛭之腥浊，配伍得当，肝阴渐充，阳有所附，阴阳平衡，头痛自止。

4. 头痛发厥（鞍区肿瘤）

【病者】 孔某，男，45岁，平江县农业生产资料公司

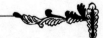

干部。

【病名】 头痛发厥。

【来诊原因】 患者 1986 年元月 17 日晨，曾因摔倒，头痛难支，倒在床上不知人事。救醒后隔 2 个月又卒倒不知人，咬破舌尖。

【诊疗经过】 在某医院 CT 扫描，诊为鞍区恶性肿瘤。发时头痛如劈，项背强硬，失眠健忘，左眼视力模糊，不愿意手术。

【证候】 就诊于我院，扶来。双手抱头，面色憔悴，食纳差，大便结，小便黄，口虽干不欲饮，舌质暗红，苔厚腻，脉弦滑。

【辨证】 此病起于突然，发展较快，既属肿瘤，实属瘀毒所聚。

【治法】 应用消肿软坚，活血通络之法。

【方药】 以王清任通窍活血汤加减：赤芍 10 克，川芎 3 克，桃仁 12 克，红花 5 克，丹参 15 克，菝葜 15 克，天葵子 10 克，海藻 12 克，水蛭 3 克，肉桂 1 克（同煎），全蝎 1 只，守宫 5 克。嘱用锈铁烧红淬水煎药，连服上方 14 剂，头痛逐渐缓解，原方再服 14 剂，X 线检查瘤体未再增长（230951），但视物仍模糊，记忆未恢复，原方去桃仁、红花，加远志 4 克，石菖蒲 5 克，朱砂 10 克，苍术 10 克，蚕砂 12 克，服 14 剂，视力恢复，效不更方，原方续服 1 个月。

【效果】 头痛止而未发，记忆清楚，属临床治愈。

医话：本证用王氏通窍活血汤是适宜的，方中麝香难觅，幸有川芎以通脑络，嫌其力弱故佐以海藻、水蛭，以疏通凝瘀，重用丹参者取其活血化瘀，而能护心安神也。

5. 阳亢络瘀头痛（癌细胞脑转移）

【病者】 粟某，男，42岁，住叙蒲县黄毛园学校。

【病名】 阳亢络瘀头痛。

【来诊原因】 患直肠癌术后已4年，患者因劳累突发头痛，痛无休止，烦躁不安，眠食受限。

【诊疗经过】 经某肿瘤医院复查示"癌细胞脑转移"，因白细胞减少，不能进行化疗，认为病已危重，建议回家疗养。患者抱最后一线希望就诊于我院。

【证候】 诉头痛剧烈，日夜无休止，头皮漫肿疼痛，眼复视，睹物不清，烦躁不安，夜不能寐，食纳极差，舌暗红苔薄黄，脉弦小。

【辨证】 据证分析，属肝阳上亢，毒瘀入络。

【治法】 治宜平肝潜阳，息风通络。

【方药】 以三藤汤合复脉汤加减治之：太子参15克，沙参10克，丹参15克，何首乌15克，鸡矢藤15克，常春藤15克，夜交藤15克，鳖甲15克，龟板15克，珍珠母30克，白芍15克，蒺藜10克，女贞子15克，墨旱莲10克，炙甘草5克，土茯苓30克。

二诊：服上方5剂，头痛明显减轻，服10剂头皮漫肿不明显，烦躁减，夜能入睡，口干喜饮，舌仍暗红，苔薄白，脉弦缓，仍上方加黄药子5克，天葵子10克，土贝母10克，守宫5克，甘草5克，以软坚开结，活血通络为治。

三诊：服上方40剂，患者头痛已止，睡眠正常，唯纳食不香，服寒凉药后腹胀，大便溏，日2次，治宜健脾益气，以固后天之本，用香砂六君子汤加天葵子、守宫、麦芽、鸡内金调理善后。

【效果】 1年后随访，病人健康情况良好，能坚持学校

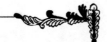

图书管理工作。

医话：肝阳上亢头痛，属中医内伤头痛的范围。《素问·五脏生成篇》云："是以头痛巅疾，下虚上实。"此证属肝肾之阴不足，而阳气亢盛，故发头痛。治宜养肝肾之阴，平肝息风通络，方中三藤为要药，活血通络止痛，对于虚中夹实顽固性疼痛者，配伍养阴潜阳之品而有较好的疗效。善后以香砂六君子汤加麦芽、鸡内金，健脾助化，以达到疗效巩固。

6. 喉瘤（喉左侧血管瘤）

【病者】 龙某，男，9岁。

【病名】 喉瘤。

【来诊原因】 患儿素因体弱，又因奔跑引起呼吸急促，吞咽受阻一月余。

【诊疗经过】 经某医院诊断为"喉左侧血管瘤"。西医治疗，病无进展，乃求诊于中医。

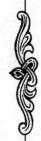

【证候】 诊时呼吸困难，吞咽受阻，涕出如泉，饮食不能入，极度消瘦，大便量少而难解，口干咽燥，但欲饮水，舌偏红，苔薄白，脉小数。

【辨证】 此系瘀血闭阻上窍，络脉损伤。

【治法】 宜养阴清热，活血化瘀，软坚开结，采用内外兼治之法。

【方药】 内服：太子参12克，丹参10克，紫草5克，沙参10克，山慈菇5克，僵蚕5克，蝉蜕3克，黄药子5克，皂角刺炭3克，天葵子6克，甘草3克，马勃5克（包），百草霜9克（包），鸡内金5克。水煎，每次小量呷服。

外用：地下明珠（茅膏菜）研细粉，贴喉头患侧外部。

二诊：服上方5剂，外用药贴1次，历30小时，局部发泡如梅核大，刺穿排水，覆以消毒纱布，小儿呼吸即通畅，流涕大减，喉头血管瘤缩小，色淡红，舌脉同前，原方去马勃、紫草，续服15剂。

三诊：喉头血管瘤已明显缩小，呼吸吞咽均已正常，但觉咽喉干燥，双下肢冷，舌淡红，苔薄白，脉细，"少阴之脉循喉咙挟舌本"，此仍宜滋养肝肾，以《金匮》肾气丸加减：熟地黄10克，山药10克，山茱萸5克，茯苓10克，牡丹皮5克，菟丝子6克，附子2克，炙甘草5克，砂仁3克，骨碎补6克，百草霜10克（布包）。再外用吴茱萸30克，明矾30克研细，水调敷足心。

【效果】 内外兼治服药35剂，病已告愈。但见神疲面黄食减，以参苓白术散续服10剂，健脾善后以巩固疗效。

医话：本病属中医喉瘤范畴。《医宗金鉴》有此病名记载，指肿瘤生于咽喉，乃元气亏虚，肺经积热，痰凝、气滞、血瘀而成。治宜养阴开结，活血化瘀，方中太子参、沙参为养阴而设，山慈菇、黄药子、皂角刺炭，软坚开结，丹参、僵蚕活血化瘀通络，紫草、马勃、百草霜凉血解毒。服药5剂即生效，外用地下明珠粉贴喉头部为一种刺激疗法，达到通则不痛之效。此病后期出现肾阴阳两伤之证，"少阴之脉循喉咙挟舌本"，宜柔剂养阳。外用吴茱萸、明矾研粉贴涌泉穴为导龙归海之法，使火就燥而归根。善后剂培后天以养先天也。

7. 上腭瘤（腮腺混合瘤）

【病者】 曹某，男，39岁，国营江南机器厂干部。

【病名】 上腭瘤。

【来诊原因】 患者喜食辛辣，上腭部生1肿块。

【诊疗经过】 1972年4月去某医院检查：右侧硬、软腭

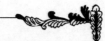

交界处有 1 肿块约 4 厘米 ×3 厘米 ×1.3 厘米，周界清楚，病理检查报告（腭部）"腮腺混合瘤，低度恶变不能排除"（病理号：179502），又去某肿瘤医院检查：肿块表面有少许溃烂，诊断为"软腭混合瘤"，建议手术切除，并声明术后可能说话功能有障碍，患者拒绝手术于同年 6 月来请中医治疗。

【证候】 患部表面色灰白，质坚硬如雀卵大，棉签刺之不痛，吞咽困难，自诉患本病后，头痛逐渐加剧，巩膜充血，心烦不眠，口干舌红苔黄，便结尿赤，脉象弦数。

【辨证】 此乃热毒内壅，痰凝气结，瘀腐阻塞。

【治法】 宜清热解毒，消肿软坚，脱腐祛着。

【方药】 紫草 15 克，生地黄 12 克，玄参 12 克，麦冬 10 克，牡丹皮 10 克，赤芍 10 克，金银花 10 克，连翘 10 克，马勃 10 克，山豆根 10 克，夏枯草 15 克，土茯苓 20 克，甘草 5 克，每日 2 剂，煎服。

外用：蛞蝓（鼻涕虫）[①]、鼠妇（地虱婆）[②]（均焙干）、枯矾 3 药各 10 克，入梅花和冰片各 1.5 克，共研极细，以消毒的鸭毛蘸药粉薄薄涂于局部病灶上，分上午、下午、晚间、夜间涂药 4 次，涂药之时，先用苦参、甘草、食盐（少量锻赤）、米醋熬汁噙取涎，然后再涂药。

二诊：坚持服上方及外用药 1 个月后，烦热口渴消退，头痛消失，大便畅通，眠食正常，局部用鼠妇、蛞蝓等分（焙研细），加冰片少许，再涂患处。内服药照原方去玄参、麦冬、牡丹皮、赤芍、山豆根，加制何首乌 15 克，丹参 10 克，重楼 10 克，蜂房 5 克，天葵子 10 克，皂角刺 5 克，全蝎 1 只，服法同上。

三诊：经继续内服外用药后，肿块顶部坚硬，拨之能活动，舌淡红，苔薄白，脉弦，仍内服原方，外用原方加乌梅

炭适量共研细末涂患处，至9月上旬，肿块触之活动更明显，检查：患部正常组织与肿块组织业已分离，即用电动手术针拨出肿块③，将上腭表皮牵引缝合（历时仅20分钟），6天后拆线，局部无瘢痕，吞咽进食、语言发声均正常，观其体健善纳，无须再服中药已返回工作岗位。

【效果】 6年后复查，疗效巩固，至今未复发。

医话：本病上腭混合瘤，发展较快，据头痛，眼结膜充血，心烦不眠，便结尿赤，口干喜冷，舌红苔黄，脉象弦数等症状分析"火炎上，性急速"，病虽见于外，根实在于内，宜清热解毒，凉血化瘀以治其内，消肿软坚，脱腐祛着以治其外，初服15剂疗效不显，改日夜服2剂后因方中有增水行舟的增液汤使大便畅通，浊气下降，故头痛止而瘤体增大已控制，此符合"上病下取"之旨。方中鼠妇（地虱婆）解毒祛腐作用强，蛞蝓（鼻涕虫）消肿解毒滑以去着，枯矾防腐解毒，乌梅炭收敛瘤体，皂角刺达病所，使腐败的瘤体与正常组织迅速分离，以苦酸泄涌取出恶涎（醋米、盐食、苦参、盐矾之用乃《医宗金鉴·外科心法》治上腭痈之方也）。内外兼治从而收到脱瘤的疗效。

①鼻涕虫（《本草纲目》）的生活习性，夜半以后人声寂静时，出现在潮湿的阴沟涮缸边（形如鼻涕，两头尖）。

②地虱婆（《本草纲目》）的生活习性，常潜伏在潮湿的陈砖下（形如黄瓜子大，色灰褐，头部有触角，边足7对）。

③拨出的肿块大如核桃，质坚硬，用防腐药液固定。1973年9月曾在省展览馆展出。

8. 软腭癌（右侧软腭黏液表面样癌）

【病者】 胡某，男，34岁。省制药厂干部。

【病名】 软腭癌。

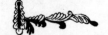

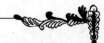

【来诊原因】 患者于1973年普查发现右侧软腭部肿块，约1.5厘米×0.5厘米，质硬，边缘清晰。

【诊疗经过】 在某医院连续3次切片，确诊为"右侧软腭黏液表面样癌"（普查号14750）。劝令手术，患者不愿接受，来我院中医治疗

【证候】 来诊时，癌灶溃口色淡，上蒙灰白色恶液，面苍白，体消瘦，咽干口燥，腰酸脚软，双下肢冷感，足履泥地即胃痛，视物模糊，小便夜多，大便尚可，舌质红而苔润白，脉弦小。

【辨证】 此系肾虚阴损及阳，虚火上浮所致。

【治法】 用柔剂养阳法。

【方药】 以八味地黄丸加减：熟地黄12克，山药12克，山茱萸5克，茯苓10克，牡丹皮5克，泽泻6克，附子5克，牛膝10克，砂仁3克。

二诊：服上方15剂，双下肢渐温，腰腿有力，足履泥地胃不痛，癌灶溃口分泌减少，原方加守宫5克，蛇蜕5克（焙黄），全蝎1只。

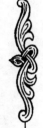

三诊：此方续服15剂，面色转润，癌灶溃口分泌更减少，未再渗血，自觉精神疲乏，活动气短，舌质淡红而润，脉软弱无力，下元虽固，目前脾肺气虚，易方用：党参12克，白术10克，土茯苓12克，炙甘草5克，黄芪15克，当归10克，守宫5克，天葵子10克，蛇蜕（焙）5克。

四诊：服上方20剂，精神振作，饮食起居正常，癌灶溃口已洁净，原方去天葵子加皂角刺炭3克，服30剂，溃口缩小平复，已无分泌物，黏膜色正常，仍以六君子汤加守宫5克，蛇蜕（焙）5克，皂角刺炭3克，服20剂，溃口愈合，全身情况良好。

【效果】 10年后来院反映,疗效巩固。

医话:此病之治疗,前医皆用清热解毒药,服后上热不除,胃脘作痛,患者反映,足履泥地则胃痛更明显,《内经》云"临病人问所便",这是治病必须求本的客观依据。用温药治胃,则上热剧增。据咽干口燥,下肢冷感分析,属肾虚火浮无疑,不为现象所惑,宜从整体着眼,上病下取柔剂养阳,火就燥而归根,下肢一温,上热自熄,改用健脾药,胃纳增,精神振,癌灶逐渐腐去新生而愈,可见治病必须治人,治人必须治思想,患者乐观合作,发挥自然疗能,也是治愈疾病的重要因素之一。

9. 扁桃体瘤(扁桃体未分化细胞癌)

【病者】 向某,男,45岁,岳阳人。

【病名】 扁桃体瘤。

【来诊原因】 1976年冬进干燥食物患扁桃体炎,反复发作,经常咽喉疼痛干燥,口干口苦,常服清热解毒之药,而暂时缓解症状。

【诊疗经过】 1978年3月在某医院检查:"扁桃体未分化细胞癌",患者要求服中药治疗。

【证候】 来诊时,咽喉干燥,疼痛,自觉喉中痰阻,扁桃体红肿,大便稍干,小便正常,舌质暗红无苔,脉弦。

【辨证】《内经》云:"诸寒之而热者,取之于阴",本证乃肾阴亏损引起的咽喉疼痛,故用苦寒泻热而热不退。

【治法】 当滋养肾水,佐以活血祛瘀而解毒。

【方药】 太子参15克,沙参10克,生地黄12克,山药12克,牡丹皮10克,山茱萸10克,泽泻10克,紫草6克,天葵子10克,皂角刺炭3克,牛膝10克,蒲黄10克,浙贝母10克。

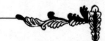

二诊：坚持服上方20剂，每日1剂，扁桃体红肿已消，咽喉干燥明显好转，吞咽无碍，但有时仍感觉双下肢冷，纳食不香，舌淡苔白，脉弦细，易方六味地黄汤加附子3克，砂仁3克，皂角刺炭3克，蛇蜕3克（焙），麦芽10克，鸡内金5克，以柔剂养阳和中助化。

三诊：服药14剂，下肢已温，咽喉异物感消失，纳食增进，口不干，二便如常，仍以六味地黄汤加附子3克，砂仁3克，木蝴蝶3克，蛇蜕（焙）3克，炙甘草5克，炼蜜为丸梧桐子大，每服30丸，日夜3次饭前服之，乃炉中覆灰火不灭之法。

【效果】　间断服此丸方至今已4年，病愈而疗效巩固。

医话："扁桃体未分化细胞癌"属阴虚喉痛的范畴。此病系肾虚火上浮，首用甘寒养肺肾之阴，继而根据下肢冷感以六味地黄汤重用山药佐附子少量，牛膝、炙甘草，引上浮之火下行，此为炉中覆灰之治。蛇蜕、皂角刺炭祛腐解毒，治整体以改善局部，此为"上病下取"之法。制丸久服，所谓"滋苗者必溉其根也"。

10.舌根肿块（舌根肿瘤）

【病者】　吴某，男，42岁，涟源梅塘中学教师。

【病名】　舌根肿块。

【来诊原因】　患者素有大便溏稀，1979年7月发现舌根部有一肿块，枣子大小，不疼痛，不碍进食，但喉头有异物感，痰多。

【诊疗经过】　经某医院检查为"舌根肿瘤"，手术可能影响发音，患者遂来我院求治中医。

【证候】　就诊时，舌根部肿块半个核桃大，无触痛，质地硬，喉中痰多，有异物感，口不渴，大便带稀，日1～2

次，舌质暗红，苔薄白而润，脉弦缓。

【辨证】 此乃脾虚气弱，运化失常，凝聚成痰，痰瘀相合，发为肿瘤。

【治法】 宜健脾化痰，软坚通络。

【方药】 拟六君子汤加软坚通络之品：党参12克，白术12克，土茯苓15克，炙甘草5克，半夏5克，陈皮5克，菝葜15克，守宫5克，土贝母10克，山慈菇5克，僵蚕5克，水蛭3克，九香虫3克，鸡内金5克。

二诊：服上方15剂，喉头异物感减轻，肿块缩小，舌根部两个乳突也缩小，但仍纳差，食后腹胀，舌脉同前，仍上方加荜澄茄5克，麦芽10克，继进14剂。

三诊：喉头肿块缩小如蚕豆大，异物感消失，大便已成形，舌苔薄白，脉弦缓。上方将土茯苓改茯苓10克，加天葵子10克。

四诊：继进上方14剂，肿块已消平，异物感未再出现，纳食欠佳，气短，舌质暗红，苔薄白，脉弦缓，仍用六君子汤健脾助化而收功。

【效果】 6个月后来信感谢，治愈后未复发。

医话："脾为生痰之源"，足太阴之脉"连舌本，散舌下"，脾气虚，运化失常，痰湿凝聚，与痰血相合，则发为舌根肿瘤，喉中痰阻，大便稀，腹胀，纳差为脾虚气弱运化失职之征。治宜健脾化痰，为治本之法。佐以僵蚕、土贝母、山慈菇软坚散结，僵蚕、水蛭、九香虫活血通络，痰化络通，即《内经》所言"伏其所主，先其所因"。找到了致病因素是脾虚痰阻，除去了病因，病即痊愈。

11. 失音（声带息肉）

【病者】 梁某，男，48岁，汨罗人，干部。

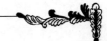

【病名】 失音。

【来诊原因】 焦劳受寒，患声音嘶哑，言语困难，吞咽阻碍已半年。

【诊疗经过】 经某医院五官科检查为"声带息肉"，患者不愿手术，而就诊于中医。

【证候】 证见咽后壁滤泡明显，喉头淡红，口腔泛涎，常有痰，吞之不下，吐之不出。两足常冷，口喜热饮，舌质淡红而润滑，脉弦细。

【辨证】 病虽见于上，根实在于下，单纯喉痛治喉，所以无效。

【治法】 当上病下取，强壮肾机。

【方药】 制何首乌15克，熟地黄12克，山药12克，山茱萸6克，土茯苓15克，牡丹皮10克，泽泻10克，牛膝10克，菟丝子12克，附子（蜜炙）5克，蛇蜕（焙）3克，皂角刺炭3克，炙甘草3克，砂仁3克，鸡内金5克。

复诊：服前方20剂后，讲话声音渐出，口不泛涎，胸膈阻塞感减轻，下肢已温。仍用原方去皂角刺炭、蛇蜕，附子减为3克，加人参3克，白术10克，守宫5克，木蝴蝶3克。续服30剂，声音转清亮，声带息肉及咽壁滤泡基本消失。

【效果】 半年后复查，体重增加，疗效巩固。

医话：声音嘶哑，膈常有痰，两足常冷，是肾虚水泛，肾气上逆的病征。"足少阴之脉，循喉咙，挟舌本"，故用附桂八味丸加减，补肾纳气以治本。针对局部息肉，加皂角刺炭、蛇蜕开破散结以治标，但治本是主要的。善后方加参、术合苓、草，培后天以养先天，从而达到疗效巩固。

12. 鼻咽癌（鼻咽鳞状上皮癌）

【病者】 吴某，女，38岁，本所职工。

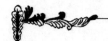

【病名】 鼻咽癌。

【来诊原因】 易感冒，鼻窍不通，耳内有阻塞感。

【诊疗经过】 经省某医院检查为鼻咽鳞状上皮癌，患者1975年3月去广州肿瘤医院放疗。放疗时因白细胞降低，局部及全身反应明显，头痛，耳聋，咽喉及牙龈溃烂，口张不开，口渴引饮，被迫停止放疗，改服中药。

【证候】 舌红苔黄，口臭，张口上下齿缝只能开1分宽，进食困难，脉弦数。

【辨证】 气阴两虚，疫毒内蕴。

【治法】 宜养阴清热解毒。

【方药】 予以太子参15克，沙参12克，玄参10克，玉竹12克，生地黄12克，麦冬10克，天花粉10克，紫草12克，天葵子15克，女贞子15克，蝉蜕5克，僵蚕5克等出入加减，坚持服至3个月去广州某肿瘤医院复查，以上症状消失，能张口进食，鼻咽部检查，溃疡愈合未见新生物，不需要再放疗，建议仍服中草药。

【效果】 坚持上方加减，配合和胃健脾药，又服一年零一个月，疗效巩固（每3个月复查1次，未见特殊复发现象）。现已13年仍健在。

医话：本例在放疗后，口渴异常，欲引饮而不能张口。虽输液也不能解决口渴问题，乃采用晒衣小木夹，将其尾端插入齿缝，利用其弹力分开上下门齿。由于咀嚼肌痉挛，阻力很大，乃取米醋注入两腮之内，再以木夹展之，1周后，即可进食糖粒，又1周则能张口进食矣。局部疗法与整体疗法紧密结合，和胃健脾增进饮食，是其关键。

13. 鼻咽癌（鼻咽鳞癌Ⅲ级）

【病者】 杨某，女，41岁，叙蒲县黄毛园公社毛万大队。

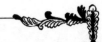

【病名】 鼻咽癌。

【来诊原因】 易感冒，头痛，鼻寒，晨起有回缩性血涕已6个月。

【诊疗经过】 患者1981年在省某医院切片诊断为"鼻咽鳞癌Ⅲ级"，经放疗两个疗程，因体力不支而出院。出院后因连续感冒受凉，病情复发，鼻干涩疼痛，头痛剧烈，头皮肿起，手不可近，经当地中西医结合治疗，无法止痛，患者自找《名老中医之路·五字经》，用三藤汤治疗顽固性疼痛，按法用之，服药3剂，疼痛即止，然后来长沙求治。

【证候】 就诊时，头痛已缓解，但头皮仍肿起，压之则痛，面部浮肿，纳差，口干喜冷饮，大便秘结，二三日1次，烦躁，失眠，舌淡红，苔薄黄，脉弦细。

【辨证】 此系肝肾不足，髓海空虚，瘀血阻络，致结毒不化。

【治法】 宜养阴清热解毒，通络止痛。

【方药】 三藤汤加减：太子参15克，沙参10克，制何首乌20克，丹参10克，常春藤15克，鸡矢藤15克，鸡血藤10克，夜交藤15克，土贝母10克，天葵子10克，忍冬藤15克，甘草5克。

二诊：服上方40剂头痛止而未发，精神好转，面浮肿已消，但大便有时仍干燥，口干，喜冷饮，舌脉同前，仍以上方加女贞子15克，墨旱莲12克，黄精15克，天花粉15克，草决明15克，白芍15克。

三诊：患者服上方100余剂，大便润通，精神，食欲如常，口已不干，未服任何西药，情况良好。1983年10月经湖南省肿瘤医院复查示"鼻咽部后壁和上壁稍增厚，两边骨质无破坏现象，未发现异常"。为巩固疗效，仍以六味地黄

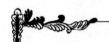

汤滋养肝肾而收功。

【效果】 1 年后来信反映，病情稳定，未复发。

医话：本病病变部位在上，邪气稽留，导致气血逆乱，瘀阻经络，治宜滋养肝肾之阴，用何首乌、草决明润肠通便，浊气下降，则清阳上升，头痛即止。方中三藤（鸡矢藤、常春藤、鸡血藤）活血通络止痛，为此病之要药。土贝母、天花粉、天葵子、忍冬藤清热解毒消肿，女贞子、墨旱莲、太子参养肝肾之阴而保气液，标本兼治，以治本为主。

14. 鼻咽癌（右鼻咽未分化癌）

【病者】 张某，女，54 岁，住溁湾镇。

【病名】 鼻咽癌。

【来诊原因】 患者经常头痛，劳累加剧，鼻塞，鼻腔溃烂反复不愈已 1 年。

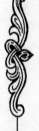

【诊疗经过】 1976 年 11 月经某医院检查诊断为"右鼻咽未分化癌"，未经化疗，要求服中药。

【证候】 就诊时，患者头痛剧烈，鼻塞不通，右鼻腔黏膜溃烂，充血，有一白色肿块，影响呼吸，口干心烦失眠，纳差，大便干结。舌质淡红，苔薄白，脉弦细。

【辨证】 据脉证此乃血瘀络阻，毒气凝结。

【治法】 宜养阴通络，凉血解毒。

【方药】 太子参 15 克，紫参（石见穿）15 克，生地黄 12 克，紫草 5 克，苍耳子 5 克，辛夷 3 克，生何首乌 12 克，甘草 5 克，蛇蜕（焙）5 克，女贞子 15 克，墨旱莲 10 克，桑叶 10 克，皂角刺炭 3 克，天葵子 10 克，丝瓜络 5 克。

二诊：方中紫参名石见穿，活血通络，苍耳子、辛夷通鼻窍，服上方 20 剂，头痛减轻，肿块消退，鼻已通气，口干缓解，精神好转，大便润通，舌淡红，苔薄白，脉弦小。

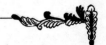

原方加蒺藜 10 克，再服 20 剂。

三诊：头痛消失，鼻塞渐通，肿块完全消除，患者唯纳食不佳，舌脉如常，当调理脾胃。易方：党参 12 克，白术 10 克，土茯苓 15 克，黄芪 15 克，炙甘草 5 克，当归 10 克，丹参 15 克，半夏 5 克，陈皮 5 克，蛇蜕（焙）3 克，麦芽 10 克，鸡内金 5 克。

四诊：患者始终坚持上方服药 50 余剂，头痛再未发作，鼻已通畅，面色红润，食纳增进，睡眠正常。

【效果】 1977 年 8 月经广州某肿瘤医院复查示"已未发现癌，见炎症新生肉芽组织"。病灶已消失。

医话："鼻咽未分化癌"中医属"鼻疽"之类，见《诸病源候论》，此病因肺经热毒上炎壅聚而成。初起鼻中粟粒，白色肿物，痛如火炙，久则鼻塞不通，溃烂充血，损伤阴络，治宜泻热养阴，清热解毒，方中太子参、丹参、紫草、天花粉、女贞子、墨旱莲清热养阴，苍耳子、丝瓜络、辛夷、皂角刺炭、天葵子、蛇蜕通络软坚，脱腐消肿。刚达到治疗目的，即注意"热病未已，寒病又起"的病情变化，乃针对纳食不佳这一病机，结合调理脾胃以固后天之本。患者系一般平民，无思想顾虑，故收效快而无后遗症。

15. 鼻咽瘤（鼻咽部纤维瘤）

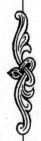

【病者】 李某，男，11 岁，湘潭江南机器厂三村。

【病名】 鼻瘤。

【来诊原因】 患者左鼻腔阻塞不通气，不闻香臭，呼吸急促一月余。

【诊疗经过】 1978 年 10 月因出现窒息做气管切开术，鼻腔内排出 200mL 污血，同时在某医院进一步检查诊断为"鼻咽部纤维瘤"，但患儿体质瘦弱不能进行手术，遂求中医

治疗。

【证候】 就诊时，患儿鼻塞不通，呼吸急促，鼻干燥、疼痛，口干纳差，大便干结，舌淡红，苔薄白，脉弦细。

【辨证】 鼻为肺之上窍，热毒蕴结，闭塞不通，属络瘀毒阻。

【治法】 宜清热解毒，养阴通络，软坚祛腐。

【方药】 丹参12克，制何首乌15克，天葵子10克，紫草5克，土贝母10克，守宫5克，黄药子6克，甘草5克，山慈菇5克，蛤蚧粉12克，僵蚕3克，皂角刺炭3克，藿香5克，蛇蜕（焙）3克。

另：柘木30克（煎水代茶）。

二诊：服上方14剂，鼻阻塞减轻，呼吸平稳，但患儿纳差，吞咽不畅，夜间盗汗，低烧，脉舌同前，属脾虚气弱，治宜健脾助化，驱邪外出。方拟六君子汤加减：党参10克，白术10克，土茯苓15克，炙甘草5克，半夏5克，陈皮5克，土贝母5克，黄药子5克，天葵子10克，蛇蜕3克（焙），皂角刺炭3克，藿香5克，鸡内金5克

三诊：服上方20剂，汗出热退，饮食增进，二便如常。鼻咽部无不适感。为巩固疗效，善后方党参12克，白术10克，茯苓10克，炙甘草5克，黄芪10克，山药12克，白芍10克，女贞子12克，墨旱莲10克，木蝴蝶3克，守宫5克，牡丹皮6克，桑叶6克，珍珠母15克，30剂，以益气养阴而收功。

【效果】 服上方30剂后复查示鼻咽部肿瘤消退。患儿无其他不适，已复课学习。1年后反映，病灶完全消失。

医话：鼻为肺窍，肺为呼吸之橐籥，位居最高，禀清肃之体，性主乎降，此病因热毒上扰，清窍闭塞，故呼吸急

促，鼻不闻香臭，呼吸困难，濒于危急，治宜清热解毒，芳香开窍，软坚祛腐，养阴通络。方中天葵子、紫草、柘木、守宫清热解毒，黄药子、土贝母、皂角刺炭、蛇蜕软坚散结脱腐，妙在藿香、皂角刺香窜开窍，而皂角刺辛温，搜风拔毒，消肿排脓，《本草汇言》谓："皂角刺炭拔毒祛风，凡痈疽未成者，能引之以消散，将破者，能引之以出头，已溃者能引之以行脓"，于疡毒药中为第一要剂。本例虽然急则治标，但根据机体变化情况，仍标本兼治，复合健脾胃益气养阴收功。

16. 鼻䶎（右上颌窦圆柱瘤）

【病者】 巩某，男，50岁，干部，在黔阳工作。

【病名】 鼻䶎。

【诊疗经过】 经广东省某医院两次检查，病理切片诊断为"（右）上颌窦圆柱瘤恶变"（诊断证明编号：000261）。手术后，头仍痛，涕中仍带血丝，鼻塞通气不畅，遵嘱就诊于中医。

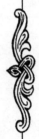

【证候】 鼻塞不知香臭，口渴，便干，头晕，失眠，舌质红、边青紫，患侧颞浅静脉瘀血可见，脉弦带数。

【辨证】 属阴虚有热，络瘀则痛。

【治法】 宜养阴清热，化瘀通络。

【方药】 人参12克，沙参12克，丹参12克，生地黄24克，牡丹皮10克，紫草10克，天葵子15克，女贞子30克，墨旱莲12克，夜交藤30克，旋覆花10克，红花5克，丝瓜络5克，苍耳子6克，辛夷5克。上方连服20剂，头痛缓解。

【效果】 鼻塞已通，未再发现血涕。复诊：眠食正常，颞浅静脉瘀血不明显，舌质淡红而润，脉弦不数，原方去苍耳子、辛夷、紫草、夜交藤，加制何首乌 15 克，菝葜 30 克 30 剂以巩固疗效。

医话：本例究竟是手术未彻底，还是复发？未予确证，但根据阴虚有热，络瘀则痛的客观指征，给以养阴清热，化瘀通络之剂即缓解，方中复入苍耳子、辛夷似嫌温燥，但在养阴清热之中加此二味，则用其所长，补其所短，6 个月后复查，病灶未见新生物，其组织已修复，鼻腔缩小，通气正常。

17. 颈部肿块（甲状腺异位腺瘤）

【病者】 屈某，女，21 岁。

【病名】 颈部肿块。

【来诊原因】 患者多愁善怒，1975 年开始发现喉头痰阻，自觉吞之不下，吐之不出，继而发现颈左侧肿块，3 厘米×3 厘米×1.5 厘米，逐渐增大，自觉颈部胀痛，有紧束感。

【诊疗经过】 经某医院诊断为"甲状腺异位腺瘤"，要手术摘除，患者不同意，遂来门诊就医。

【证候】 诉颈部胀痛，烦躁不安，口苦口干，经水色黑，纳差疲乏，睡眠不安，大便时干时稀，扪及肿块，质地稍硬，舌质淡红，苔薄白，脉弦缓。

【辨证】 此系痰湿搏结，凝滞络脉，经脉久闭，引动肝阳上亢所致。

【治法】 先用火针刺入瘤体的中央部位，并迅速拔针，随即在针孔纳入 0.3 克蚁狮膏，盖以消毒纱布 24 小时，瘤体内容物化作豆渣样流出而肿消大半，内治宜化痰软坚，化瘀通络，平肝潜阳。

【方药】 丹参 12 克，制何首乌 15 克，天葵子 10 克，

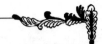

黄药子 6 克，玄参 10 克，土贝母 10 克，蛇蜕 3 克，炙甘草 5 克，牡蛎 15 克，龟板 15 克，鳖甲 15 克，女贞子 15 克，墨旱莲 10 克。

另常春藤 30 克煎水代茶饮。

二诊：服上方 20 剂，肿块缩小变软，未再突起，烦躁症状减轻，睡眠亦安，但仍不思食，疲乏腿软，舌脉同前，原方加减：党参 12 克，沙参 10 克，何首乌 15 克，土贝母 15 克，黄药子 5 克，守宫 5 克，天葵子 10 克，海藻 10 克，牡蛎 15 克，龟板 15 克，鳖甲 15 克，爬壁藤 30 克，甘草 5 克。

三诊：继服上方 15 剂，肿块已渐平，烦躁症状消失，精神好转，眠食正常，仍上方加砂仁 3 克，麦芽 10 克，鸡内金 3 克，健胃助化，增进营养吸收。以 5 剂共研细末瓶装，每 10 克略煎连渣服下，日夜 3 次，兼顾后天之本。

【效果】3 个月后复查，肿块完全消失，诸证已除。

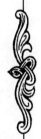

医话：甲状腺异位腺瘤属中医瘿瘤范畴。此病多因情绪郁结，气聚痰凝，阻塞经络引动肝阳，故见一派肝阳偏亢之征，痰湿久滞，化火伤阴，治宜化痰软坚，平肝潜阳。但肿块坚硬如石，遵《内经》"坚者削之""留者攻之"之旨，采用醴陵名老中医殷孝吟经验，取蚁狮膏＊化去瘤体而不伤好肉但用时注意避开血管。其内服方中土贝母、黄药子、蛇蜕、守宫、海藻、山慈菇，为化痰软坚而设，三甲复脉平肝潜阳，丹参、爬壁藤化瘀通络，常春藤为通络之要药，《本草从新》记载：常春藤治"肝郁，滑痰，通络，行血活血，并能理气"，故而本病始终用之，以治受病之源也。局部症状消失后，兼以健胃助化，提高抵抗力以善后。

＊蚁狮又名地牯牛，性温，味辛咸，有小毒，以作沙窝

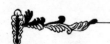

诱食蚂蚁为主，故名蚁狮，《生草药性备要》谓其"治瘰疬，初起消散，破烂拔毒埋口"。殷老制成蚁狮膏常用以治淋巴冷结节，针刺入药局部良效。其方药组成见拙著《黄帝内经临证指要·外疡病类》。

18. 颈部肿块

【病者】 叶某，女，31岁，湘潭钢铁厂职工三宿舍。

【病名】 颈部肿块。

【来诊原因】 情怀抑郁，患颈部右侧肿块已一年余，近半年来逐渐增大，肿块3.3厘米×3厘米×2.5厘米。

【诊疗经过】 某医院诊断"颈部肿瘤待排除"，建议手术，患者拒绝，前来我院中医治疗。

【证候】 诊察时，颈部胀痛，向左侧偏斜，肿块有时呈针刺样疼痛，质地中等，口干喜冷饮，舌淡红，苔润白，脉弦滑。

【辨证】 此系痰凝气滞，络脉受阻。

【治法】 宜化痰软坚，养阴通络。

【方药】 拟三藤汤加减：制何首乌，黄药子5克，天葵子15克，土贝母10克，生牡蛎15克，守宫5克，夏枯草10克，常春藤15克，鸡血藤10克，隔山消12克，玄参10克，爬壁藤30克，海藻15克，山慈菇6克，甘草5克。

二诊：服上方15剂，肿块已经控制，质地变软，但仍肿胀疼痛，脉舌同前，采用内外兼治法：生何首乌12克，土贝母6克，天葵子10克，黄药子10克，山慈菇5克，守宫5克，全蝎1只，常春藤15克，爬壁藤30克，土茯苓15克，甘草5克。

外用：黄药子30克，山慈菇15克，蜈蚣3克，文蛤15克，土贝母15克，重楼15克共研细，醋调敷患部。

三诊：内服上方 20 剂，配合外用药，肿块明显缩小，变软，颈胀减轻，但纳食不香，仍宜健脾化痰，通络软坚。方用党参 12 克，白术 10 克，土茯苓 15 克，炙甘草 5 克，丹参 10 克，海藻 15 克，鸡血藤 10 克，隔山消 12 克，麦芽 10 克，鸡内金 5 克。

四诊：继服上方 14 剂。

【效果】 颈部肿块完全消失，病已痊愈上班。

医话：本病颈部肿瘤属中医瘿瘤范围，《说文》："瘿，颈瘤也。"本病由于忧思气结，肝郁不舒，脾失健运，致气滞痰凝而成，痰凝不化，久而损伤脉络，故发疼痛，治宜化痰软坚，化瘀通络，方中黄药子消瘿瘤，《本草纲目》盛赞其功，但对肝脏有影响，"损其肝者缓其中"，故配伍甘草以中和之。三藤汤为活血通络止痛之要药，综合用之，肿块自消。

19. 腮部肿块（腮腺混合瘤）

【病者】 全某，男，37 岁。

【病名】 腮部肿块。

【来诊原因】 情绪郁结。患腮腺肿块，肤色不变，逐渐增大如鸽蛋已 3 年。

【诊疗经过】 1967 年经某医院切片确诊为"腮腺混合瘤"。间服中西药治疗，近年以来，病情开始发展，肿块明显增大，7 厘米 ×6 厘米 ×2 厘米，坚硬如石，压迫颈部向左偏斜。医院要动手术，患者不愿。

【证候】 就诊时，患者头部胀痛，张口困难，每餐进少量流食，肿块逐渐红肿灼热，呈针刺样疼痛，口干便结，烦躁不安，舌红苔黄，脉弦而数。

【辨证】 此系痰凝气滞，日久不化，郁而生热，热毒炽

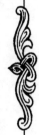

盛而成。

【治法】 急宜清热解毒，凉血养阴，软坚通络。

【方药】 太子参 15 克，制何首乌 18 克，水牛角 30 克（先煎），荆芥穗 5 克，牛蒡子 10 克（炒），生地黄 15 克，赤芍 12 克，牡丹皮 12 克，紫草 10 克，天葵子 10 克，土贝母 10 克，守宫 5 克，僵蚕 5 克，全蝎 1 只，山慈菇 5 克，海藻 15 克，忍冬藤 30 克，爬壁藤 30 克，常春藤 30 克。

外用黄药子、山慈菇、生鹿角、三七，茶水磨汁搽局部。

二诊：服上方 7 剂，外搽日夜 4 次，肿块红肿灼热已减轻，口稍能张合，可进软食，餐 2 两，舌质仍红，脉象仍数，肿痛虽减，但血分热毒仍盛，宜再进上方加黄药子 5 克，甘草 5 克，继服 10 剂。

三诊：肿块红肿灼热已除，根盘收束缩小，舌质淡红，脉已不数，大便通畅，血热已退，此宜养阴通络，化痰息风为治。易方生地黄 15 克，制何首乌 15 克，牡丹皮 10 克，女贞子 15 克，墨旱莲 10 克，守宫 5 克，僵蚕 5 克，全蝎 2 只，忍冬藤 15 克，爬壁藤 15 克，常春藤 15 克。

【效果】 继方服药 28 剂，肿块完全消退，颈项活动正常，除纳食较差外，已无其他不适，据舌红口干，以叶氏养胃汤善其后。

医话：本病似《诸病源候论》的石痈，多因时行寒邪侵及经络所致。本例病 3 年后才大发作与火郁乃发有关。故仍按"风寒郁而为热"的机制，用宣发清热解毒、凉血养阴、软坚通络而转危为安，以养胃增食，机体改善而疗效巩固。

20. 腮部肿块（腮腺癌）

【病者】 朱某，男，53 岁，祁东铅锌矿。

【病名】 腮部肿块。

【来诊原因】 患者因寒郁而化热，左下颌部肿块，鹅蛋大小，红肿疼痛，压迫颈部不适，引起头昏头痛。

【诊疗经过】 经某医院肿块穿刺诊断为腮腺癌，患者因体弱——白细胞 3×10^9/L 左右，不能进行化疗，遂来我院服中药。

【证候】 病人消瘦，肿块质硬，周围焮热，颈部胀痛不适，疲乏无力，口干不欲饮水，头痛头晕，夜间不能入睡，大便干结，舌质红，苔薄白，脉弦缓。

【辨证】 此属热毒内蕴，久则伤阴。损伤肝肾之阴，阴阳失其平衡，致郁结之邪不化。

【治法】 宜养阴清热，化痰软坚，祛腐解毒。

【方药】 太子参 15 克，沙参 12 克，制何首乌 18 克，丹参 15 克，女贞子 15 克，墨旱莲 10 克，牛蒡子 10 克（炒），土贝母 10 克，守宫 5 克，黄药子 6 克，海藻 15 克，天葵子 10 克，天花粉 12 克，皂角刺炭 5 克，焙蛇蜕 3 克，山慈菇 5 克，甘草 6 克。

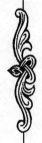

二诊：服上方 30 剂，头痛已止，肿块消失大半，精神好转，但大便干燥，舌淡红，苔薄白，脉弦缓，仍上方加肉苁蓉 12 克，草决明 15 克。

三诊：继续坚持服上方 20 剂，大便通畅，肿块完全消失，以六味地黄汤滋养肝肾之阴，并用健脾胃助消化之六君子汤加麦芽、鸡内金 14 剂以善其后。

【效果】 1 年后复查，疗效巩固。

医话：腮腺癌属中医石疽、石痈范畴。《诸病源候论》云："此由寒气客于经络，与血气相搏，血涩结而成疽也。"病久则风寒郁而为热，治宜养阴清热解毒，化痰软坚。诸药

相伍，使肿块消除，培后天以促进营养吸收使正气壮盛，病灶得到控制，故未复发。

21. 瘿瘤（甲状腺肿瘤）

【病者】 李某，女，27岁，省广播设备厂。

【病名】 瘿瘤。

【来诊原因】 患者情怀郁结，自己发现颈部长1肿块，逐渐增大，7厘米×7厘米，伴疲乏无力。

【经过】 经某医院做 ^{131}I 试验，排除甲亢，诊为"甲状腺肿瘤"，建议手术，患者不愿而求诊于中医。

【证候】 就诊时，心忡心慌，烦躁汗出，颈部胀痛，纳差便结，口干但不欲饮，舌质淡红，苔薄白而润，脉弦小。

【辨证】 此系痰湿凝聚成瘿，蕴久不化损伤肝肾之阴。

【治法】 宜滋养肝肾，软坚散结。

【方药】 制何首乌15克，丹参10克，白芍12克，女贞子15克，墨旱莲10克，香附（醋炒）10克，土贝母10克，黄药子5克，天葵子10克，守宫5克，山慈菇5克，皂角刺炭5克，蛤蚧粉12克，海藻12克，甘草5克，麦芽10克，鸡内金5克。

二诊：服上方10剂，烦躁心慌、颈胀等症明显减轻，肿块缩小至5厘米×5厘米，能坚持看完一场电影，纳食正常，舌淡红，苔薄白，脉弦小，上方加蛇蜕（焙黄）3克。继服14剂。

外用：生鹿角30克，黄药子30克，三七10克，山慈菇30克，茶水磨汁，外搽肿块。

三诊：肿块缩小至2.5厘米×2厘米，其他症状继续减轻，原方再服30剂加外用药。

【效果】 至肿块完全消失、诸证缓解后，以参苓白术散

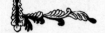

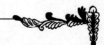

20 剂善后，未复发。

医话：瘿瘤病名出于《中藏经》，《圣济总录》有五瘿（石瘿、泥瘿、劳瘿、忧瘿、气瘿）的记载，《三因极一病证方论》也有五瘿（石瘿、肉瘿、筋瘿、血瘿、气瘿），此病属气瘿的范畴，发病与忧思郁怒，肝气不舒有关，忧思伤脾，脾失健运，致使气滞痰凝而成。痰湿郁久不化，损伤肝肾之阴，治以制何首乌、白芍、女贞子、墨旱莲滋养肝肾之阴，土贝母、黄药子、山慈菇、天葵子、蛤蚧粉、海藻化痰软坚，服药 60 余剂而治愈未复发。

22. 咳嗽咯血（中央型肺癌）

【病者】 刘某，男，58 岁。原湖南动力机械厂技术职工。

【病名】 咳嗽咯血。

【来诊原因】 有烟酒史，于 1992 年 12 月咳嗽胸痛，逐渐加剧。

【诊疗经过】 住入某医院经 X 线胸片和 CT 扫描，诊为中央型肺癌，在检查期间咳嗽咯血，医院通知手术治疗，并做了手术准备，患者不愿，求救于中药。

【证候】 神疲低热，咳嗽咯血，胸闷气短，痰涎黏滞，声嘶不爽，咳时则胸痛气促，咯血鲜红，有时多至 100 毫升，影响眠食，口不干，二便如常，舌质淡红苔白腻，脉弦小。

【辨证】 此病其标在肺，其本在肾，其关键在脾，切不可见癌治癌。

【治法】 宜润肺宁血，健脾纳肾，整体调节。

【方药】 党参 12 克，白术 10 克，土茯苓 15 克，炙甘草 5 克，半夏 5 克，陈皮 5 克，杏仁 12 克，款冬花 6 克，

薏苡仁 15 克，山药 18 克，白及 12 克，杜仲 12 克，补骨脂 15 克，菟丝子 15 克，女贞子 15 克，仙鹤草 15 克，砂仁 4 克，鸡内金 4 克。每日 1 剂，煎 3 次作 6 次分服。连服 10 剂，低热退，咳嗽减，胸痛止，咯血未再出现，病人有治愈的信心，原方加减续服 30 剂，咯血止未复发，咳痰更稀，胸痛未作，声音已清朗，眠食已安。患者素有冠心病史，发则心动过速，脉律失常，胸闷气短，必须住院输氧抢救，才能缓解发绀现象。这次在治肺的过程中突发本病，心慌、心仲、心动过速，脉参伍不调，给归脾养心汤去木香，重用黄芪，加丹参 10 剂而症状消失。患者问善后之计，予党参、黄芪、丹参、炙远志、酸枣仁、龙眼肉、枸杞子，蒸猪心 1 具，即中医的脏器疗法，每月服 4 次。

【效果】 半年后复查，肺癌疗效巩固，原来易发的冠心病，亦未再复发，患者遵医嘱坚决戒断了烟酒。

医话：此案说明"癌症的姑息治疗"是治病治人，缓解痛苦，改善人的自觉症状，增强病人的治愈信心，从而激发人体的免疫功能和自然疗能，达到治愈目的。癌症如此，治疗冠心病也是如此。

23. 噎膈（食道中下段癌）

【病者】 刘某，男，64 岁，汨罗县红卫大队。

【病名】 噎膈。

【来诊原因】 有饮酒史，3 个月前进食梗阻，厌油，腹部胀痛，逐渐消瘦，只能食少量糖拌稀饭。

【诊疗经过】 经某医院做食道镜检，诊断为"食道中下段癌"，患者拒绝手术，遂来我院求治。

【证候】 就诊时，食之即吐，日进 2 两流食，厌油，腹胀，消瘦，口干喜热饮，大便干结，舌淡红，苔润白，脉

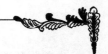

弦细。

【辨证】　此系阴虚气结，顽痰瘀血阻塞食道，结滞不行。

【治法】　宜滋阴开结，软坚化痰。

【方药】　太子参15克，沙参12克，丹参12克，制何首乌20克，菟丝子15克，女贞子15克，墨旱莲10克，半夏5克，陈皮5克，守宫5克，急性子5克，蜈蚣1条，瓦楞子12克（煅），草决明12克，肉苁蓉12克，杵头糠10克，白蜜30克（饭上蒸1次）兑服。每服1茶匙，细咽缓吞，每两小时服药1次。

二诊：服上方10剂，食道梗阻感明显减轻，大便亦润通，每日能进流汁5~6两，但食道仍有疼痛感，口干，舌脉同前，仍上方加重丹参15克，加水蛭10克，海藻10克，继续服14剂。

三诊：患者症状继续减轻，纳食增进，精神好转，口干减，舌淡红，苔薄白，脉弦缓。仍以养肝肾之阴药物佐之。另用单方鲜菝葜200克，猪肉2两，炖烊吃，始终坚持此方，共服菝葜37斤。

【效果】　食道梗阻感完全消失，饮食如常，患者1年后反映情况良好。

医话：食道中下段癌系中医的膈证。《医述》引《会心录》云："愚按膈证病在上焦，其源实在下焦。"而膈证之火，其根实发乎肾，若肾中水亏，不能摄伏阳光。故虚火上浮，火与痰结搏于食道，致使阻塞不通，食不得下。除按"阴虚气结"论治外，单方菝葜味虽甘温而带涩，宜配伍猪肉炖汤，能消肿软坚，润肠通下，始终坚持服之，与内服药相辅相成，济上焦之枯，润肠道之燥，因而收效甚良。仍不

失养阴开结，益血润肠之治。

24. 乳腺肿块（乳腺癌Ⅲ期）

【病者】 顾某，女，36岁，省财政厅宿舍。

【病名】 乳腺肿块（乳腺癌Ⅲ期）。

【病因】 肝气郁结。

【诊疗经过】 因患左侧乳房上部肿块如梅核大，逐年增长至如核桃大已3年，抚之坚硬不移，皮色不变，按之隐痛，乃去某医院切片确诊为乳腺癌，建议做根治手术，患者不愿，于1972年5月住中医药研究院服中药治疗。

【证候】 面色青黄不泽，似忧郁深沉而情绪易于激动，近因感冒恶寒发热，患侧乳腺局部除瘤块坚硬、乳头内陷之外出现红肿，有轻度灼热，左腋窝淋巴结如桔核大，自述月经不调而眠食不安，大便干结，口干喜饮，舌质暗红而苔薄黄，脉弦带数。

【辨证】 属肝郁气结之乳腺肿块，更因感冒发热激发，故局部红肿灼热。

【治法】 肃清诱发因素以治标，针对病因开导情结以治本，消肿软坚、清热解毒以外治局部。

【方药】 治标：荆芥穗5克，防风10克，金银花12克，连翘12克，炒牛蒡子10克，薄荷3克，蒲公英30克，天葵子15克，荠苨5克，紫花地丁15克，橘核10克，丝瓜络10克，麦芽30克，甘草5克。每日1剂，3剂，并用语言开导以调畅心情。

外用方：石螃蟹2只，山慈菇10克，土贝母10克，黄药子10克（后3味研粉），和螃蟹捣匀（入陈茶水适量调如糊状）外敷局部，在药上刺孔透气。

服标方3剂汗出热退，敷药3日夜，红肿虽消而坚硬未

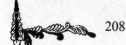

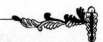
减，但病人因语言疗法而情绪稳定。上方减去荆芥、防风，加漏芦 10 克，马蔺子 10 克，外用方不变，连服 10 剂，二便畅通而肿块缩小，病人有治愈信心，眠食俱安。

复诊：患者面呈喜色，舌质转淡红，苔薄白，脉弦不数。内服方减去金银花、连翘、牛蒡子、薄荷、荠苨、紫花地丁，加白芍 15 克，制香附 10 克，夏枯草 10 克，生鹿角 10 克，三七 3 克，砂仁 4 克，鸡内金 5 克。外敷方去石螃蟹，用生鹿角 30 克，三七 10 克，山慈菇、黄药子各 30 克，用茶水磨成浓汁搽肿块局部，日夜 3 次。

三诊：以精神开导为主，坚持中药内服外敷 3 个月，乳腺肿块缩小如豌豆大变软，压之不痛，腋窝淋巴核消失，月经正常，原方去漏芦制成粉剂，每服 10 克，日 4 次，外敷药不变。

【效果】 出院后半年复查，乳腺肿块全消而疗效巩固，至今健在。

医话：治病必须治人，治人必须先治思想，开郁解结，语言胜过药石刀圭。本例在癌症激发之际针对内外因素而治之，得以逆转，主方得力之处在于芍药以平肝，香附、夏枯草以达肝，麦芽、甘草以养肝，漏芦、马蔺子疏肝以开下行之路，亦上病下取以肝主疏泄故也。外敷药前后有差别，首先出现红肿热痛，乃以咸寒的石螃蟹为主，红热一退则以咸温的生鹿角为主，其行气活血、消肿软坚则无不同。内外兼治，使精神悦，眠食安，月经正常，人治而癌亦愈，所谓"女子以肝为先天"。此去其沉重的思想包袱，发挥其生命潜力的自然疗能也。

25. 乳房溃烂（乳腺癌溃烂）

【病者】 边某，女，32 岁，中南矿冶学院。

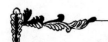

【病名】 乳房溃烂。

【来诊原因】 情志郁结，右乳房肿块，疼痛，继而右乳溃烂，5个溃口，化脓流黄水，涂药则表面收口，反复发作不愈。

【诊疗经过】 曾辗转北京等地治疗，病无明显好转，此次复发，经某医院诊断为"乳腺癌溃烂"。

【证候】 5个溃口局部灼热，流黄水，乳房紧束疼痛，纳食不香，口干不欲饮，大便不爽，舌质淡红，苔薄白，脉弦小。

【辨证】 乳房属足阳明胃经所过，足厥阴肝经"上贯膈，布胁肋"。患者忧思气结，肝气郁而不舒，热毒内蕴，久而不化，经常溃烂流水，已生漏管，所以久治不愈。

【治法】 宜疏肝解郁，清血解毒，化瘀通络，托毒外出。

【方药】 内服生黄芪20克，金银花15克，甘草5克，郁金5克，马蔺子*10克，土贝母15克，土茯苓15克，半夏5克，陈皮5克，紫荆皮5克，赤芍10克，牡丹皮10克，白芷10克，丝瓜络5克，麦芽10克。

外用九一丹祛腐引脓。先用红升丹（研极细）卷入1毫米粗的棉纸引条内，探针测深浅，随即插入漏管，每日换药1次，流出豆腐渣样物。

二诊：内服上方20剂，化管后外用九一丹，效果明显，溃腐脱落，新肉始生，溃疡口明显缩小，疼痛灼热亦有减轻，舌脉同前，久败疮伤阴伤血，仍养阴清血解毒，软坚消结。原方加减：生黄芪20克，金银花15克，甘草5克，太子参15克，丹参10克，制何首乌15克，女贞子15克，天葵子10克，生牡蛎15克，马蔺子10克，土贝母10克，土

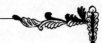

茯苓 15 克，丝瓜络 5 克，蒲公英 15 克，冬瓜子 30 克。

仍外用九一丹，加珍珠粉。

三诊：续服上方 25 剂，溃口开始愈合，乳房掣痛缓解，饮食正常，唯大便稍干，舌脉同前，仍以上方去冬瓜子、生牡蛎，加肉苁蓉 12 克，草决明 12 克，续服 14 剂。

【效果】 乳房溃疡收口变平，已无其他不适，后以养阴柔肝，调理肝脾以异功散加白芍而收功。3 年后病人情况良好。

医话：乳癌出于《丹溪心法》，又名石榴花发、乳栗，多见于中年妇女，此病乃情志郁结所致，乳房为足阳明胃经、足厥阴肝经所过，病由于肝气郁结，胃热壅滞而成。蕴热不化，则渐溃烂，溃如岩穴，形似菜花，时流污水或出血，治此始宜清热凉血，方中黄芪治久败疮，祛腐生新，托毒外出，金银花、甘草、土茯苓清热解毒，赤芍、牡丹皮清热凉血，马蔺子、紫荆皮疏肝通络，白芷引经排脓，终用滋阴养血，治久败疮伤阴伤血。此病妙在先用红升丹化去漏管，再外用九一丹方，九一丹即：红升丹 3 克，熟石膏 27 克共研细末外用，祛腐生新化管拔毒外出，故见良效，内外兼治而获成功。又"女子以肝为先天"，且"脾主肌肉"，故善后方肝脾兼顾。

＊马蔺子性味甘平，《本经》谓其宣通脉络，《别录》谓其降泄结滞，亦上病下取法也。用时，勿误发马钱子，以免医疗事故。

26. 流痰（多发性血管脂肪瘤）

【病者】 李某，男，44 岁，城步县林业局干部。

【病名】 流痰。

【来诊原因】 患者从 1961 年开始患全身多发性血管脂

肪瘤，已切除22个，术后发展更快，目前全身大小瘤44个，大如核桃，小如荔核，分布于全身。

【诊疗经过】 经某医院做肿瘤切除术诊断为"多发性血管脂肪瘤"。西医建议再行手术切除，因手术后继续发展，患者拒绝，遂来我院求诊。

【证候】 症见疲乏无力，全身肿块胀痛，头痛头昏，甚则觉房屋旋转，而发现肉眼血尿，口干，大便干结，舌质淡红，苔薄白，脉弦缓。

【辨证】 此病乃脾虚失运，湿蕴酿痰，痰郁不化，故成有被膜的小瘤，又因痰凝气结已久，化热损伤阴络，而见便结血尿。

【治法】 养阴清热，化痰软坚通络。

【方药】 太子参15克，沙参10克，丹参10克，昆布12克，海藻12克，白芥子10克，女贞子15克，墨旱莲10克，守宫5克，土贝母10克，三七3克，白茅根15克，藕节5个，肉苁蓉12克，草决明12克。

二诊：服上方14剂，大便已行，血尿已止，全身胀痛减轻，头昏头痛缓解，瘤核已控制未增大，舌脉如前，久病药宜缓投，仍按原方加减治疗：黄芪60克，何首乌90克，丹参60克，菝葜60克，昆布30克，海藻30克，白芥子60克，女贞子30克，墨旱莲30克，常春藤60克，七叶莲30克，八月札30克，隔山消30克，守宫15克，蜈蚣10克，全蝎10克，乌梢蛇30克，白花蛇15克，土贝母30克，三七15克。

上方3剂共研细末，水蜜为丸梧桐子大小，瓶装，每服40丸，日夜3次。

三诊：服上方2剂，3个月后复诊，腹部以上肿瘤全部

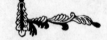

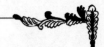

消失，血尿止后未再发，腹以下肿瘤大的化小，小的已消失，均变软，未再出现新的肿块，药已显效，上方去女贞子、墨旱莲，加莱菔子30克，仍上法坚持再服5剂，全身瘤已消失。

【效果】 病告痊愈。2年后随访，病未再发。

医话：多发性血管脂肪瘤属"湿痰流注"的范围，此病多由于脾失健运，湿蕴酿痰。痰湿流注于人体的不同部位，凝聚久而不化，则损伤阴络，证见口干便结，小便赤色，此病痰凝为标，阴伤热结为本，"治病必求于本"，养阴清热，润肠通便止血，继而化痰软坚，久病药宜缓投，改汤为丸。久服之，8个月周身44个肿瘤消失，病获痊愈，丸药缓投为慢性疾病的一种治疗方法。

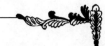

炎黄文化与医药的渊源关系

溯源

凡我中华儿女均为炎黄子孙。班固在《汉书·古今人表》合称"炎帝神农"。炎帝以姜水成，生而异德，故以姜为姓。始作耒耜，教民耕种，号神农。自西徂东，"神农氏以赭鞭鞭草木，尝百草，始有医药"（《补史记·三皇本纪》）。《史记·三皇本纪》："神农氏葬长沙"。《路史》："神农盖宇于沙，是为长沙。崩葬长沙茶乡之尾，是曰茶陵"，即今酃县之炎陵山。墓碑上书"炎帝神农氏之墓"。宋·刘恕《通鉴外纪》："民有疾病，未知药石，炎帝始味草木之滋，尝一日而遇十二毒，一说七十毒，神而化之……以疗民疾，而医道立矣。"

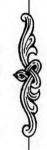

以上诸传说，说明当时劳动人民在寻找食物的过程中，已发现若干植物有催吐或泻下的作用，此为草药治病的嚆矢。

据史料记载，黄帝以姬水成，故姓姬，号有熊氏，名轩辕。他建立了世界上第一个有共主的国家。他与先民们一道，制弓箭，造舟楫，教桑植，做衣裳，定算数，研医药，创音律。《汉书·艺文志》载："太古有岐伯、俞跗，中古有扁鹊、和、缓，盖论病以及国，原诊以知政。"今称岐黄为医家之祖，岐是岐伯，黄是黄帝。黄帝陵在陕西省中北部，黄土高原的丛岭中，有沮水环抱，古柏簇拥的奇特山峰。黄帝陵就坐落在高峻如桥的桥山之巅。庙院后有大殿，门眉上高悬"人文始祖"金字匾，为程潜先生手迹。1937 年，抗日烽火连天，国共两党同祭黄帝陵，毛泽东同志亲撰祭文曰："赫赫始祖，吾华肇造；胄衍祀绵，岳峨河浩。聪明睿智，光被遐荒；建此伟业，雄立东方……"，高度概括了黄帝的历史功勋。

据历史考证，神农在前，属于母系氏族社会；黄帝在后，属于父系氏族社会。在不同的历史时期，共同创造了中华民族的炎黄文化，于刀耕火种的生产实践中，关心民瘼，发明了灸疗和砭疗，在攻战的过程中，从亼（含甲）、矢（弓箭）、殳（兵戈）、巫（符咒）、酉（酒醴）中，制造了象形的"毉""醫"字。发明了灸、针刺（骨针）、导引、按摩、药熨等外治医疗技术。随着时代的进步，逐渐发明和发展了汤液醪醴等内服汤药，至伊尹而完备。它们都是先有实践后有理论的。可见，"实践出真知"是颠扑不破的道理。

传统

祖国医学如《黄帝内经》《神农本草经》均有补充，除

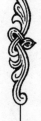

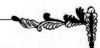

自身发展外，还不断吸收了国内外医药成果和诸子百家之说以丰富传统典籍的内容。如《周易》阴阳学说，"一阴一阳之谓道"；《书经》五行学说和"若药不瞑眩则厥疾不瘳"；《诗经》药物知识，如"采苤"以避产难；《礼记》"医不三世，不服其药"；《春秋·左传》医缓论"膏肓"之疾，医和论"六淫"之灾；《论语》"丘未达，不敢尝"，"人而无恒不可以作巫医"；《孟子》"七年之病求三年之艾"；《老子》"万物负阴而抱阳"；《庄子》"熊经鸟伸以为寿也"；《荀子》："养备而动时则天不能病"；《吕览》："譬之若良医，病万变，药亦万变"；《山海经》载动、植、矿物药 146 种，其中有避孕药 2 种。国外传入的医学理论有印度的"地水火风"和药物大麻、暹罗的犀角、安南的胖果，其他如龙脑、苏合香等。近人日本的间中喜雄先生说："远在几千年前，当西洋还处在野蛮蒙昧的黑暗中，在中国就已积起了真可以说是汗牛充栋的医籍，妙用了进步的技术。"这一评估，并非虚语。

然而，"经验的自然科学由于自身的局限性，在近代相继被实验科学淘汰了，唯有我们的祖国医学，不但把一个完整的理论体系保留到今天，而且还处处爆发出夺目的光彩，引发了世界性的中医热、中药热，这是科学史上一个奇迹"。

特色

"中医的特色"，在于"天人相应""内外环境统一"的整体恒动观，和"唯变所适""辨证论治"的阴阳平衡观。中医研究的对象是人，"人体科学一定要有系统观，而这就是中医的观点"。"道经千载更光辉。"现在世界医疗模式在改变，由单一的生物医学，跃进到生物、心理、社会、自然等多因素、多层次的医疗模式，即由局部到整体，由分析又

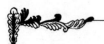

回到综合的时代。

钱学森说："中医本身不是现代科学意义上的科学，它是一个哲学，或者说是在早年现代科学还没有形成的时候所谓的自然哲学，这个自然哲学在有了现代科学以后，就被代替了。但我们中医还是自然哲学。因此，你要用现代的控制论、信息论、系统论或者还有什么硬往上套的话，我看是好心办不成好事。但恰恰相反，中医的理论和实践，我们真正理解了，总结了以后，要影响整个现代科学技术，要引起科学革命"。钱氏这种提法，实际上是对中医学寄予极大的希望，与国际科学界有识之士们的见解是一致的。因此，"中医虽是'自然哲学'，但中医不等于西方的自然哲学。仅提'自然哲学'是不够的。还应使之具体化，要用包括自然辩证法、历史唯物主义、数学、人天观、系统论、认识论、美学、军事哲学等在内的全部马克思主义哲学，去总结阐述中医药学这门中国自然哲学，并和其他学科的同志一道，逐步打开中国自然哲学和中华民族几千年来，赖以创造的辉煌的东方技术文明和文化奇迹，这一科学宝藏的大门"。"如中医的《黄帝内经》，它包含了许多学科——幻方数理、气候学、天文学、生物钟学、心理学、乐理学、方法论等，后人称为古代的'百科全书'"，它奠定了中国医学的理论基础。又如继《神农本草经》之后，明·李时珍的《本草纲目》载药1 892种，是一部杰出的分类学著作，在植物学、矿物学、动物学、冶金学、地质学、化学、物候学等方面作出了巨大的贡献。自公元1606年以后，先后译成拉丁文及日、法、德、英、朝、俄等国文字流传国外，成为国际科学界重要文献之一。该书较西方植物学分类——《自然系统》的认识，要早一个半世纪。其对生物进化的认识，比英国生物学家达

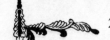

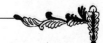

尔文的进化论要早出三个世纪。达尔文曾称赞《本草纲目》为中国古代的'百科全书'"。自神农尝百草以来，传统医药从无到有、从简单到复杂、从低级到高级不断发展壮大，形成了自己的特色。

可见炎黄文化与医药的形成与发展，源远流长。日本、朝鲜、东南亚国家在奉读中医典籍、信仰中医中药的同时，首先产生了"中医热"。日本在 20 世纪 30 年代初复兴中医，重视汉方研究，至今中药方用于临床占 80%，其中经方占 60%。他们经过反复实践总结经验认为："中药疗效稳定，少副作用，没有累积中毒现象。"因此厚生省搜集了 210 个汉方（中国经方及时方），大幅度地推广应用。国外如此，国内就更应该保持和发扬中医特色了。台湾的陈立夫先生亦强调"致中和，天地位焉，万物育焉"为中医的理论基础，并说："阴阳消长，五行生克，质能时空，变动调节"，阐明了中医特色的实质。

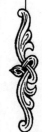

语云"根深者叶茂，源远者流长"。炎帝之陵，有龙脑石和龙爪石的维护，黄帝手栽之柏历 5 000 年而长青。毛泽东同志说："中国对人类有贡献的话，医药是其一"。它将放出更鲜、更美的异采而被发扬光大，屹立于世界之林。

《内经》脏腑功能与临床应用的系统思维

《内经》把人体看作一个能进行自我调节和控制的系统。其特色是什么？不是指一方一法的"灵丹妙药"，只能是指那些合于科学、行之有效、认识人体、疾病以及防病治病

的学术思想体系，而有别于其他学术体系的东西。可大体归纳为如下几个主要方面：①从自然和社会的整体环境中观察人体（治病必须治人）；②侧重从动态功能和整体结构研究生理、病理与病因（宜坚持辩证的方法，避免机械的方法）；③注重人体内部以及人体与外界环境的信息联系，重视和利用人体系统的反馈调节（要考虑人体科学与心理、社会、自然多因素，它与全息医学属同一范畴）（见《全息医学大全》13页）。本文以《素问·灵兰秘典论》的系统观为依据，征引各家学说及其实践经验，从脏腑功能的角度，反映民族思维和元气论的临证特点并举例印证，仅供同道参考。

《素问·灵兰秘典论》首载："心者，君主之官，神明出焉"，认为心是控制中枢。但经后人研究，心如未开之莲花，主血脉又主循环，为全身主宰，非直接出神明而是间接表现。反之，如心不供血于脑则神明不出，故明·李时珍称"脑为元神之府"（《本草纲目·辛夷》）。清·王清任认为"灵机记性不在心而在脑"（《医林改错·脑髓说》）。脑的知觉、运动（大脑主思维，小脑主平衡）全靠心血供应，所以有神明之心（指脑）、血脉之心（指循环）的区分。心主血脉，可察心力之强弱，气血之盛衰。心开窍于舌，舌乃心苗，舌诊可以验病势之浅深、寒热虚实之变化，谨察脉舌可以深切了解受病后的机体反应。不只可察病之阴阳，特别是断真假寒热的疑难杂症，如《伤寒论》："脉滑而厥（手足逆冷）者，白虎汤主之"（宋本350条），此属阳明实热，内有真热，外有假寒，舌质必红，苔必干燥，故以清热泻火的石膏为主；"下利清谷，里寒外热，手足厥逆，脉微欲绝者，通脉四逆汤主之"（宋本317条），此属少阴虚寒，内有真寒，

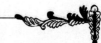

外有假热，舌质必淡，苔必润滑，故以温经回阳的附子为主。观察脉舌是中医诊断的重要组成部分，可体现与心脑相关的物质、能量、信息在机体的反应。

肺为华盖，居心上，有相傅之称。因肺主气又主呼吸，司吸氧吐二氧化碳而出治节，形同橐龠。肺主出气，肾主纳气，上下协调则营卫脏腑无不治。如肺病哮喘，"发时治肺，平时治肾，治肺宜开，治肾宜纳"。再从广度上说，《难经·四难》云："呼出心与肺，吸入肾与肝，呼吸之间脾受谷味也，其脉在中"。如肺心病的呼吸喘急，不能仅治局部，要注意上、中、下三焦的整体调节，而调节的机制在于胃纳脾运，脉得缓和（说明胃气充实），其症征是可逆的。如一例老年哮喘，脉间歇，伴心脏病发作，而胸闷气短。用治肺治心的局部疗法无进步，改用中药麻黄（蜜炙）、杏仁开肺，陈半六君子汤健脾，山药、杜仲、补骨脂纳肾气，并重用黄芪以畅通血脉流量（日医后藤艮山曰："后世以黄芪、人参为补涩邪气，误矣"）。3剂缓解，7剂而息平脉复。此整体调节的系统思维也。气喘而用黄芪是针对胸闷气短的。

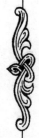

又肺主皮毛，在外则司汗腺的开合；在内则主水道的通调，开窍于鼻，常为外邪入侵的报使和受邪的门户，所以鼻孔有绒毛，以适应于寒温调节与自然防御。

肝主藏血，好比人身的生化工厂，孙宏训亦云："肝脏的生理学，实际上就是一部生物化学，肝主疏泄而司二便。肝为刚脏，其经脉上通于脑而会于巅顶与脑密切相关，因此有'运筹揆度的将军之称'，主谋虑而捍卫机体，排除有害物质的毒素，而调控人的生命过程（以肝主藏血，如洞庭湖也）"。清·叶天士治妇人病得出两条经验，一是注重奇经八脉的冲任督带为病；二是认为女子"以肝为先天"，所以

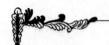

《临证指南·调经门》中往往活用四物汤，以当归补肝，地黄凉肝或滋肝（有生熟之分），白芍平肝，川芎疏肝，针对女子易于拂郁，郁则气滞而血亦滞矣。此治病治人之典范。

肝开窍于目，五脏六腑之精华皆上注于目，目者神之外候。得神者昌，失神者亡，神藏于气，气耗神丧，故神之存亡，目为外候。日医荻台野洲云："劳瘵之热，熇熇熏骨，而眼中发光如闪电。此精华外露，必伴有两颧嫣红，乃死兆也。"和田东郭曰："病者目赤，眼睛不转如鱼目者为难治之候"（均见《先哲医话》）。此皆全身衰竭在目候上的反应。

《金匮要略》云："治肝之病，知肝传脾，当先实脾"。一例青壮年患晚期血吸虫病肝硬化高度腹水，曾用过吡喹酮及安体舒通、双氢克尿塞等，腹水反复增长。就诊时腹胀如鼓，自带利刃拟穿刺放水，食纳虽可，因胀不能进食，形寒，舌淡，苔滑，脉弦小。小便 200 毫升／日，口干喜热不敢饮。中医认为腹水久渍，肠的消化吸收功能减退造成腹水不退的恶性循环，乃用黄芪 30 克强心利尿，苍术 30 克扩张肠管、增进消化吸收，附子 5 克，荜澄茄 10 克，以缓解肠肌麻痹。每日 1 剂，服 7 剂小便日增而腹胀减，患者喜形于色，丢掉利刃，对治愈有了信心，坚持服药 1 个月，经检查腹水全消、食纳倍增而健康恢复。此治病治人，系统调整机体之效。

胆居肝叶之中，为清净之府，胆囊贮有胆汁与胰腺的膵液均下十二指肠，以助消化脂肪油腻。如消化不良则全身营养受阻。胆者敢也，"如同春气之升，故十一脏皆取决于胆，春气升则万化安"，故职司中正而出决断。情绪激动经心脉而运血于脑故胆敢而决断出。有趣的是，如《集验方》载温胆汤，"治胆虚痰热不眠，虚烦惊悸，口苦呕涎"，证似复杂

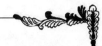

而笼统，但详析之，胆虚口苦是主症（属胆），痰热呕涎是次症（属胃），悸属心，烦惊不眠属脑，这是一组胆胃心脑综合征，此方但治受病之源，用二陈汤加生姜、竹茹以和胃降逆，枳实利胆，开下行之路，特别是其中的半夏能和胃而通阴阳，胃不和则卧不安，用《内经》半夏秫米汤意，而烦悸止矣。此不治病的现象，而治病的本质，亦系统调节的要妙也。

膻中含心包络，为心主的宫城。膻中气化则阳气舒而心情开朗故喜乐出，如温邪犯肺，逆传心包则影响神明，可见"臣使"与心脑的关系同样密切。故清·叶天士在所著《外感温热篇》云："其热传营，舌色必绛。绛，深红色也。纯绛鲜色者，包络受病，宜犀角、鲜生地、连翘、郁金、石菖蒲等，此透热转气之法。过此则外热一陷，里络就闭（指热邪干脑），非上方所能开，须用牛黄丸、至宝丹之类以醒脑清神，芳香开窍，恐其昏厥为痉也。"此温热病"其热传营，舌色必绛"，治宜凉开，与中风杂病，痰浊昏沉，舌淡苔滑，治宜温开者不可同日而语，后者无心包络参与也。

脾胃者有仓廪之形容，胃主受纳，脾主运化。脾气散精上归于肺，故脾宜升则健；胃主纳食而下行于肠，故胃宜降则和。脾胃同为消化器，实则阳明（胃），虚则太阴（脾）。能消不能食病在胃，能食不能消病在脾。或云：手术切了脾，还有什么消化器。答曰：此指消化管，非指左侧9～11肋间的脾腺。营出中焦，取汁化赤而为血，"洒陈于六腑，调和于五脏"。胃之大络上通心包，故心有病常影响到胃肠，胃肠有病亦影响到心，《内经》所谓二阳之病发（自）心脾也。如一例冠心病，胸闷气短，室性早搏，腹胀、打呃而大便不通，心电监护，打呃时，心搏跳动如跃，参伍不调，医

用硝、黄、开塞露等便不通而胀呃反甚。中医诊之,认为是循环性腹胀(见阎德润《伤寒论评释》),据舌淡而胖,苔白滑,脉弦细参伍不调,便闭是肠肌麻痹导致胃气上逆,影响心脏的主要矛盾,单纯治心无益,用附桂理中汤开冰解冻,加重人参、黄芪用量以畅通血脉流量。1剂而大便通腹胀消,再剂而呃逆平,5剂而肢温脉不间歇。即以此方制成丸剂善后,至今已5年未发。此舍弃局部疗法而从整体着眼,即《内经》"伏其所主,必先其所因"是也。

华佗《中藏经》云:"胃气壮则五脏六腑皆壮",故脾胃为生化之源,说明"无阳则阴无以生,无阴则阳无以化"。《难经》云:"脾主四肢,倦怠嗜卧,四肢不收者脾病也。"脾气上通于唇,唇之荣枯红淡可以察机体之盛衰,脾开窍于口,口和则知五味,要把住病从口入这一关。"四时百病,胃气为本""有胃气则生,无胃气则死",脉有胃气者,和缓有神气,故称"脾(胃)为后天之本"。

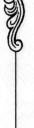

大肠有传导之能。"食入则胃实而肠虚,食下则肠实而胃虚,更实更虚其气乃居"(石入水则沉,以其中无气也)。"六腑传化物而不藏",故大肠传导是矛盾的主要方面。

小肠最长有受盛之能,分清泌浊为消化吸收之府。腹痛多为肠道痉挛,每发现于小儿,肠鸣多为阴寒凝滞,常出现于老弱。如肠肌麻痹,大肠失于传导,则受盛被阻而出现"关格"之证。"关"则不得大小便,"格"则呕吐气逆(类似现代的肠梗阻)。某男,56岁,大便不通已7日,饮食入口则吐出。医院会诊须手术,患者不愿,邀余诊治。患者于暑月贪凉,又多食瓜果,恶寒发热无汗,舌润苔白,脉浮紧。此乃"阳气为阴邪所遏"而生冷伤中,致表闭而肠肌麻痹,属"关格"证也。用三物香薷饮(香薷20克,厚朴15

克，扁豆用杏仁 12 克代）加丁香、肉桂（兑入），夏月用香薷犹冬月用麻黄，煎汤，前半夜服药，后半夜全身汗出，腹中雷鸣转矢气，排下粪便半桶而小便随行，腹胀全消，次早进食。此"欲求南风，须开北牖"之治，避免了手术，亦系统观察、整体调节之效也。

肾者有作强之能。肾主骨生髓，而脑为髓海，精髓足则智慧充，故出技巧，所谓"肾脑同源"。又肾主水而藏命门之火，职司二便，命火上蒸三焦，腐熟水谷使百体皆温。人之活动能量与肾有关，小儿肾气盛故常动，老人肾气衰故常静，此自然之变化也，前人喻为"走马灯"，灯中有油而火炽则群象飞舞，灯干油尽而火熄则诸动寂然，油者，阴也，为物质，火者，阳也，为功能，故物质为功能的基础。肾气上通于心，心肾相交则水火既济，既济是生理，未济是病理。

一例因案牍烦劳，致心肾不交，梦遗频繁影响眠食，而白日精神不振，颇以为苦。一般治法补肾涩精，此局部疗法"适燕而南其指"，宜其久服无效，宜师朱丹溪、叶天士治此病的方法：治上宜清心宁神如生地黄、百合、酸枣仁之类，治中宜健脾益气如参、芪、白术之类，治下宜益肾葆精，如山药、芡实、金樱子、桑螵蛸、龟板、淫羊藿（本品通精止遗）尤为要药。此交通心肾，重在脾升胃降之整体调节。但应注意生活规律和工作节奏。

肾开窍于耳。耳聋治肾，用磁朱六味地黄丸，所谓治病求本，上病下取也，故李士材称为"先天之本"。又语云："乙（肝）癸（肾）同源"，谓肾出技巧，肝主生化，相辅相成者也。

三焦者含胸腔、腹腔，有决渎之能。"上焦如雾"司气化，宗气出于上焦；"中焦如沤"司腐熟水谷，营气出于中焦；"下焦如渎"出二便，卫气出于下焦。"三焦的整体功能包括呼吸、循环、消化、造血、泌尿等系统和能量的产生，当然也就包括了近代所提出的淋巴、油膜、水液平衡等作用在内"，所以《难经·三十一难》说："三焦者，水谷之道路，气之所终始也"。如《伤寒论·阳明篇》："阳明病，胁下硬满（少阳证），不大便而呕（阳明证），舌上白苔者（未完全化热，虽不大便不可妄用承气）。可与小柴胡汤和解表里，仲景自注'上焦得通，津液得下，胃气因和，身濈然汗出而解'"（宋本230条），说明"胁下硬满"是上焦不通的标志。用小柴胡汤调整枢机，则汗自出而大便自行，体现出"三焦者，水谷之道路，气之所终始也"之意。

膀胱比如州都，为贮尿之所，故津液藏焉。"上口来源于肾盂之输尿管"。水之化者由气，有化有入，是谓气化则能出矣。但气化能出则与整体有关。①《灵枢·本脏》云："三焦膀胱者，腠理毫毛其应"，故天暑衣厚则汗多尿少，天寒衣薄则汗少尿多，汗尿之多少互为调节，此皮毛与泌尿的关系。②"导水必自高源"，如一例小便癃闭，用利水导尿，不愈反剧。中医诊得脉浮而气短，认为病在上不在下，用黄芪20克，桔梗5克，升麻5克，紫菀15克，杏仁12克，桑白皮15克，1剂拔去导尿管而小便如注，3剂便尿如常。此陈修园《三字经》："上窍开则下窍泄"，重全身气化不斤斤于局部形质，所以收效甚速。此肺之肃降通调与泌尿的关系。③益气温中促进循环与利尿的关系。如一妇患水肿（诊为慢性肾炎），颜面及四肢大腹肿而无汗尿少，尿蛋白（+++）。用发汗利尿，不效而反剧。诊之，面色㿠白，舌质淡胖而润，脉细弱。用《冷庐医话》所载的单味黄芪重用30~60

克，因腹中肠鸣乃配合《金匮》附子粳米汤（附子 6 克，粳米 1 小酒杯），每日 1 剂，10 日小便增长，而精神振作，黄芪加至每日 100 克，连服 1 个月，汗出、小便畅利而水肿消，尿蛋白由原来（＋＋＋）减至微量，肠已不鸣。去附子、粳米，再 10 剂而疗效巩固。清·邹润安《本经疏证·黄芪条》云："阳得正其治于上，阴自顺其化于下"，此促进循环，心与泌尿的关系也。④中气不足与泌尿的关系。如一例妇女患慢性肾盂肾炎而急性发作，求根治于中医，尿频尿急，尿检有红细胞、白细胞、脓细胞，诉神疲气乏，每次小便刺痛有坠胀感，下午晚间更甚，舌质淡红，苔薄白，惧尿多不敢饮水。据证分析属阴虚气陷，此《灵枢·口问》所云"中气不足则溲便为之变"。与补中益气汤加女贞子、墨旱莲、仙鹤草每日 1 剂，服 1 周上述症征消失，再服 7 剂尿检正常而愈，后未复发。此中焦运化与泌尿的关系，亦即整体疗法以调整局部也。⑤肝主疏泄与利尿的关系。某男，情绪易激动而善怒，一夕小便点滴，淋闭不通有明显胀痛难忍，前医无效，乃跪地求余诊治。诊其目赤、口苦，而脉弦上出鱼际。此《难经·十六难》所说："肝病者，闭淋、溲便难"是也。乃取张锡纯《医学衷中参西录》重用白芍 30～45 克之旨，并用甘草 3 克，日 1 剂，连服 5 天小便畅通，自诉阴部痉挛感亦消失，此白芍并有解痉作用也。这是肝失疏泄与泌尿的关系；⑥肺脾肾与泌尿的关系。华佗云："肾气盛则水归于肾，肾气虚则水散于皮"。如一例慢性肾炎水肿，遇感冒则反复发作，西药利尿则肿消，停药又复肿，尿蛋白（＋＋＋），中医认为不宜单纯治肾而利尿，应肺脾肾同治而重在脾肾。据形寒肢冷，口淡舌和，脉弦细，断为脾肾阳虚，因其反复发作，而胸闷气短，乃用真武汤（白术 15 克，茯苓 20 克，白

芍 15 克，附子 10 克，生姜 10 克）加黄芪 30 克，真武治阳虚水泛，黄芪则强心利尿，每日 1 剂，10 剂肿消，再加玉米须 60 克，又 20 剂尿蛋白（－）。形寒肢冷消失，即以此方附子由 10 克减为 3 克，服 1 个月疗效巩固。此整体疗法以改善局部，即肺脾肾与泌尿的关系也。语云："水之在地下，无所往而不在也，譬如掘井得泉而说水即在此"，决无此理，那怕是"膀胱尿潴留"都不能单治膀胱。此为利尿而专门利尿者，开整体观之实例也。

此十二脏腑功能是有机联系、整体调节的。"整体观点是系统方法的核心"，二者相反相成，不得相失也。现代医学认为"心、肺、脑为三死门"，而祖国医学更强调"生气之原的肾间动气"，《难经·八难》认为"此五脏六腑之本，十二经之根，呼吸之门，三焦之原，亦名守邪之神（即免疫功能），故气者人之根本也，根绝则茎叶枯矣"。

肾间动气即元气，为中医学术思想体系的基本理论，以此衡之，肾为生气之原才是根本，语云："伤寒偏死下虚人"，故"滋苗者必溉其根，伐下者必枯其上"，这是信而有征的。

"气聚则生，气散则死"。《素问·六微旨大论》云："出入废（指呼吸、饮食停止）则神机化灭，升降息（指循环运动停止）则气立孤危。故非出入则无以生长壮老已（死），非升降则无以生长化收藏。是以升降出入无器不有。""凡人与万物皆生长于自然环境，皆属有形，均谓之器"。近人研究，"出入废则神机化灭，升降息则气立孤危"，这与心、肺、脑三死门之西医说法，形近而实不同。其歧异在于元气论与原子论，整体观与局部观，宏观辨证与微观辨病，综合与分析，中西医之学术思想体系不同。

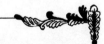

上述脏腑功能是指有生命过程和思维活动的人。它的生理病理变化，在解剖学上是看不到的，也是合于科学，行之有效的。只要我们把人体的整体领域作为主要对象，贯彻中医学术认识论的基本精神，就是坚持了中医特色。所以，中医的学术体系是重在系统思维，治病必须治人，世界医疗模式的转变，是趋同这一原则的。所以，要按照中医自身学术规律发展，中西医并重，首先贵在自重，外因是通过内因而起作用的。

从《伤寒论》探讨临床科研思路

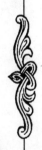

国内外许多学者认为，中医理论属于一种哲学性理论，就科学的方法而言，中医把人体视为一个动态地相互作用的开放的巨系统，而不是各个解剖单位的综合体。中医学的研究对象是人，"人体科学一定要有系统，而这就是中医的观点"。人体的健康，是科学工程系统协调和谐的表现，这与西医方法论完全不同。中医学非常注意自然环境、社会环境对人体健康与疾病影响的研究。"中医的理论和实践，我们真正理解了、总结了以后，要影响整个现代科学技术，要引起科学革命"。这些提法实际上是对中医学寄予了极大的希望。国内外科学界有识之士的见解是一致的。我国第一部临床实践医学著作——汉代张仲景的《伤寒杂病论》，经过了1 700多年的中外验证，为我们奠定了临床医学的理论基础，清代医学家徐灵胎说："医者之学问，全在明伤寒之理，则万病可通"。所谓"伤寒之理"，也就是指该书研究疾病的方

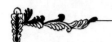

式方法而言，它处处贯穿着普遍联系的天人相应观、恒动的整体观、对立统一观等，这就是古代朴素的系统思想。

《伤寒论》始终着重从整体与局部、人体内外环境之间的相互联系、相互作用、相互制约的关系中，综合地、精确地考察对象，以达到最佳地处理问题。《伤寒论》不仅论述了外感病的辨证论治，而且能指导很多内科病的临床实践，所以陈修园说："书虽论伤寒，而百病在其中。"柯韵伯说："仲景伤寒兼六气、六经主病，已赅杂证，非专指伤寒立言。"但它并不是诊疗一切外感疾病的唯一书籍，而是其所运用的恒动整体观与辨证论治的典范，具有普遍的指导意义。

鲁讯《离骚》集句有一联名言："望崦嵫而勿迫，恐鹈鴂之先鸣"，是表示要抓紧时间，争分夺秒去学习，以完成自己的战斗任务。因此，我在学习《伤寒论》的同时，从学习的角度，谈谈自己对内科临床科研思路的几点体会。

究整体

祖国医学，是一个以阴阳五行为理论基础，以脏腑经络为核心，以六经、八纲、脏腑、经络、卫气营血、三焦等为辨证纲领，以四气、五味、归经等为用药原则的独特的理论体系。这些理论体系也无不是建立在整体研究方法之上的，从而建立了治疗上的整体原则，例如《内经》"病在上，取之下，病在下，取之上，病在中，旁取之"等原则。"下既不通，必反上逆，上游阻塞，下必不通；中结者不四布，过泄者必中虚。"上下内外，既然互为消长，彼此牵引，因此在治疗上就必须全面考虑，而不能局限在病灶部位了。《伤寒论》继承《内经》传统而广泛地实践于临床。如伤寒，下

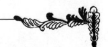

利清谷"急当救里"，后身疼痛"急当救表"（91条，指宋本《伤寒论》条文，下同）。先后缓急，必从整体考虑。"水入则吐，名曰水逆"（74条），"哕而腹满，视其前后，知何部不利，利之则愈"（380条）。此皆上病下取的治疗原则。仲景既重视整体，又不忽略局部，如"喘家作，桂枝加厚朴杏子汤"（43条），"汗出而喘，无大热者，麻杏甘石汤"（63条），等等，则是整体和局部结合起来辨证治疗的范例，并反复强调"外证未解，当先解外"这一普遍性原则，常可收到"表解里自和"的效果。但仲景又说："本发汗，而复下之，此为逆也；若先发汗，治不为逆。本先下之，而反汗之，为逆；若先下之，治不为逆"（90条）。这就是辨证的整体观在治则中恒动的反映。仲景还注意到局部症状可以影响整个病理变化，如桂枝加葛根汤用于桂枝证见项背强几几（14条）。考虑太阳之邪将传入阳明，经脉失濡，加葛根不但濡润经脉，而且可以截断邪入阳明之路。又如"伤寒，脉浮紧，不发汗，因致衄者，麻黄汤主之"（55条）。此寒束于表（脉浮），热郁于经（鼻衄），用汗法，使热越而衄自止，乃从整体以改善局部的证治。

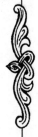

在疾病的传变中强调机体的免疫因素，如"太阳病，头痛至七日以上自愈者，以行其经尽故也，若欲作再经者，针足阳明，使经不传则愈"（8条）。不少人认为这里的"自愈"是自然疗能的作用，所针的穴位应是足三里，已有不少实验均证明针刺足三里穴可提高机体的免疫功能，发挥"治未病""防传变"的免疫祛邪作用。

可见，《伤寒论》在前人研究机体和疾病的漫长历史中，产生了这些整体观的丰富内容，实为基础。

重素质

"风雨寒热，不得虚，邪不能独伤人"。仲景继承《内经》的理论体系，强调"若五脏元真通畅，人即安和"，承认内因为发病的根据，外因必须通过内因而起作用。如伤寒初起，虽多始于太阳，有的却"直中三阴"；伤寒邪入少阴，有从寒化，表现为四逆汤证，有从热化，表现为黄连阿胶汤证，在疾病传变上，虽然决定因素有三种，但其中正气的强弱是起主导作用的。在辨证治疗上，《伤寒论》强调维护正气。正气，即人体抵抗病邪的基本物质，亦即扶阳气、保津液、护胃气、调和营卫等。只有正气存内，邪气才能祛除，人体也才能康复。如《太阳篇》："脉浮紧者，法当身疼痛，宜以汗解之，假令尺中迟者，不可发汗"（50条）。"凡用栀子豉汤，病人旧为溏者，不可服"（81条）。前条为荣气不足而血虚，就不能轻率发汗，许学士先予黄芪建中汤以培养汗源；后条是脾胃素有虚寒而大便微溏，不可用苦寒之剂以损脾胃，这就是治病必须治人，治人必须注重素质的范例。因为正气不伤，则能抗邪御病，而立于不败之地。若忽视这一原则，用药伤了正气，则抗邪之力下降，导致邪气滋长，使治疗处于被动地位。如"太阳病，中风，以火劫发汗，邪风被火热，血气流溢，失其常度，两阳相熏灼"（11条），导致发黄，欲衄，小便难，身体枯燥，腹满，微喘，口干，咽烂等一系列阴阳俱枯竭的症状，因而致死者有矣。近世虽很少以火劫发汗，但以治伤寒之法治温病，以辛温发汗，其害相等。扩而言之，凡咽喉干燥者、淋家、疮家、亡血家、衄家、汗家，皆在禁汗之列。因为这些病人，或为阴虚，或为气血俱虚，皆属正气不足。"要知易风为病者，表气素虚；

易寒为病者，阳气素弱；易热为病者，阴气素衰；易伤食者，脾胃素亏；易劳伤者，中气必损"。如不顾素质，治病不治人而妄汗之，则引起变证。如"疮家，虽身疼痛，不可发汗，发汗则痉"（86条），即其明证。又如"阳明病，不能食，攻其热必哕……胃中虚冷故也"（194条）。谓其人平素胃中虚冷，虽有热象，亦不可下，下之则胃败气逆而哕。清代医学家叶天士说："平素体质不可不论"，可见体质与辨证论治的关系是非常密切的。

察阴阳

"一阴一阳之谓道""偏阴偏阳之谓疾"。"既有阴阳之患"（10条）。"室大则多阴，台高则多阳，多阴则厥，多阳则痿，此阴阳不适之患也"。可见阴阳学说多见于诸子百家，祖国医学不仅受其影响，而且把它吸收过来，作为自己的理论基础，整个阴阳学说贯穿于《内经》之中。而仲景撰用《素问》《九卷》《八十一难》《阴阳大论》而继业传统，因之阴阳学说亦贯穿于《伤寒论》中，更实践于临床。仲景吸收《素问·热论》三阴三阳这一形式，将有热无寒，有实无虚的证治内容发展成为有表有里，有热有寒，有实有虚的辨证内容。"经络府俞，阴阳会通。"这使阴阳学说的运用更为明确、具体、实有所指，与临床实践结合得更为紧密了，将复杂万变的证候和脉象，按其对立、互根、消长、转化的趋势，分析归纳为阴性和阳性两个基本类型，以决定施治方针，这便是《伤寒论》中之阴阳。例如《太阳篇》"病有发热恶寒者，发于阳也，无热恶寒者，发于阴也"。此以体质的虚实与病因的关系来判别阴阳。《玉函经》以此节为太阳病开卷第一章，柯韵伯的《伤寒来苏集》将本条作为总纲列

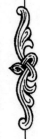

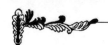

于卷首，丹波元简亦认为"发阴发阳"这两句所含奥义，是"全经之大旨"。治病必须注意人的素质，不为无见。病有阴阳，脉亦有阴阳，《辨脉篇》"凡脉大、浮、数、动、滑，此名阳也"，"阴阳之在人，脉沉、涩、弱、弦、微，此名阴也"，便是从体温之高低和心力之强弱来判别阴阳。此10脉辨表里寒热虚实以阴阳为总纲。"阴阳之在人，均则宁，偏则病，盛则过矣，虚则不用矣"。盛则能传，虚则能受，如"伤寒三日，三阳为尽，三阴当受邪，其人反能食而不呕者，此为三阴不受邪也"（270条）。从能食不呕来分析，可见致邪在于先天之本，所谓肾为"守邪之神"；御邪在于后天之本，所谓"四时百病，胃气为本"。能食则胃强，不呕则胃和，阳之不传，阴之不受，关键在于脾胃的健运，柯韵伯说："借胃为之蔽其外也"。所以阳明是三阴之屏障。可见仲景的阴阳学说不是徒托空言，而是以人的素质为依据。在全部《伤寒论》中，仲景谈阴阳学说虽极端注意了动态平衡，但从《内经》阳生阴长之义而阳是特别被重视的。如"藏结无阳证，不往来寒热，其人反静，舌上苔滑者，不可攻也"（130条）。"反"字是大眼目，即正气衰不能与邪争，舌上苔滑，消化功能减退，用药无凭借之地，故曰"不可攻"，"无阳"故也。"心下痞，而复恶寒汗出者，附子泻心汤主之"（155条）。用麻沸汤渍三黄以泻痞热，别煮附子以温经回阳，两句话为后人树立热甚心衰的治疗原则。"少阴病，下利，若利自止，恶寒而踡卧，手足温者，可治"（288条）。本条精神"若利自止"并不足贵，如阴尽利止还是死证，必须是"手足温"证明阳回利止，才是生机。"伤寒六七日不利，便发热而利，其人汗出不止者，死，有阴无阳故也"（346条）。方中行说："发热而利，里阴内盛也，故曰有阴；汗出不止，

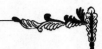

表阳外绝也，故曰无阳"。无阳则阴独，所以成为死候。然而"阴平阳秘，精神乃治"，仲景是非常重视这个方面的，如在辨脉法中说："寸口、关上、尺中三处，大小、浮沉、迟数同等，虽有寒热不解者，此脉阴阳为和平，虽剧当愈"。此识在机先，成无己说："三部脉均等，即正气已和，虽有余邪，何害之有"，亦即《难经·二十一难》"人形病脉不病曰生，脉病形不病曰死"的理论实践。扩而充之，"凡病，若发汗，若吐，若下，若亡血，亡津液，阴阳自和者，必自愈"（58条）。此指诸治失当，亡血亡津液尚未至超限的程度，机体起自然调节作用，以达到"正胜邪却"的目的。从阴阳协调的趋势，提出两个"自"字，不要用药物扰乱其自然疗能。

以上举例，仅窥一斑，可见《伤寒论》的六经辨证是通过大量临床实践。以阴阳的互相消长来说明急性热病的发展过程的，它反映了病邪的性质及其变化，人体正气的变化以及邪正双方力量的对比，用阴阳胜复来解释伤寒六经辨证，是从整体出发，从动态变化看问题的。"伤寒纲领，惟阴阳最要，此而有错，必致杀人"，说明了辨别阴阳在诊断治疗上的重要性。

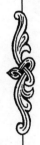

明表里

表里，就人体来说是指内外，《素问·阴阳应象大论》"外内之应，皆有表里"，用以表示病邪所在的部位，病势的出入，疾病的浅深轻重，表为阳，里为阴，由阳入阴，为疾病发展之势，从阴出阳，为疾病向愈之机。"善治者治皮毛，其次治肌肉"，仲景明表里之辨，即御敌于国门之外之意也。所以极端重视病邪在表之治，故太阳篇几占全书的一

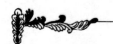
半，如"太阳病，下之后，其气上冲者，可与桂枝汤，方用前法"（15条），一般下之后，其气下陷而为腹痛下利等证，若其气不下陷而上冲，则是正气抗邪的反映，以桂枝汤因势利导，啜以热粥，益胃以助药力，则表解里和而愈。又"太阳病，下之后，脉促，胸满者，桂枝去芍药汤主之"（21条）。"脉促，胸满"是从另一方面发现下后其气上冲，桂枝汤不变而药变，去芍药以显示桂枝甘草的强心复脉作用，以阳盛脉促，阳衰脉亦促也。挽失误于既下之后，重在表也。"太阳与阳明合病者，必自下利，葛根汤主之"（32条）。太阳属表，阳明属里，下利是里证，为什么要用桂枝汤加葛根麻黄治？此即《内经》"从外而之内者先治其外"之旨，汗出表和而下利自止，后人演为"逆流挽舟"法，亦"下病上取"之理，此法能否用于一切表里证？曰：否。如表寒内热而烦躁，则用大青龙汤，表寒内饮而喘咳，则用小青龙汤，表热里寒而下利，则用桂枝人参汤，此外因同而内因不同也。然则"恶寒者，表未解也"，宜成定例乎？曰：不可。如"必恶寒"与无汗、脉浮紧联系，当然是麻黄证，如"少阴病，得之一二日，口中和，其背恶寒者，当灸之，附子汤主之"（304条）。同样是"恶寒"，为什么这条不属表证？此无热恶寒，发于阴也，灸之助阳消阴，与附子温经散寒，说明在里不在表。"伤寒，无大热，口燥渴，心烦，背微恶寒者，白虎加人参汤主之"（169条）。此种恶寒既非表实，又非阳虚，乃属阳明内热薰蒸，汗出肌疏，故畏恶风寒，它的鉴别诊断在于口燥渴心烦。同一恶寒，仲景是如此严明表里之辨的。更有病在里而治表，病在表而治里者，如"伤寒，不大便六七日，头痛有热者，与承气汤；其小便清者，知不在里仍在表也，当须发汗，宜桂枝汤"（56条）。不大便六七日乃

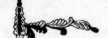

腑邪成实之证可用承气，为什么不用承气而反用桂枝汤？辨证的关键在于"小便清者，知不在里仍在表也"。"服桂枝汤，或下之，仍头项强痛，翕翕发热，无汗，胸下满微痛，小便不利者，桂枝去桂加茯苓白术汤主之"（28条）。"头项强痛，翕翕发热"，表证也。为什么有桂枝证不用桂枝汤而要去主药加茯苓白术？从"仍"字上看，说明不能原封不动地再用桂枝汤；与上条对勘，桂枝证的小便必清，才是仍在表的确证。本条的加减是在"小便不利者"的前提下进行的。陈修园说："因变其解肌之法而为利水，水利则满减热除，而头项强痛亦愈矣"。观方后注"小便利则愈"即知，可见里病治表，表病治里，辨治的准确性在于审证求因。

辨寒热

寒热，用以表示机体功能衰退或亢进，虽是两种相反的病情，但它们之间，常常是相互转化的，正如《素问·热论》"人之伤于寒也，则为病热"所论。"始病热中，末传寒中"。《素问·调经论》："阳虚则外寒，阴虚则内热，阳盛则外热，阴盛则内寒。"仲景寒热之辨，基本上是渊源于《内经》理论的。但必断之以情，断之以证，断之以脉。如"病人身大热，反欲得衣者，热在皮肤，寒在骨髓也；身大寒，反不欲近衣者，寒在皮肤，热在骨髓也"（11条），前者是沉阴内锢而阳外浮，后者是阳邪内郁而阴外凝，寒热之在皮肤者属标属假，寒热之在骨髓者属本属真，本真难见，标假亦知，故直从欲与不欲之病情断，则无假也。更有寒热之惑人者，如"少阴病，下利清谷，里寒外热，手足厥逆，脉微欲绝，身反不恶寒，其人面色赤"（317条）。身热面赤是现象，下利厥逆是本质。"身反不恶寒"使人产生对阴证似阳

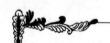

的疑惑，关键在于脉微欲绝，所以主通脉四逆汤。又如"伤寒，脉滑而厥者，里有热，白虎汤主之"（350 条），此阳热在里，阴气被格，所谓"阳证似阴"。何以证之？《活人书》云："大抵热厥须脉沉伏而滑"，与上条对照，"伤寒，脉微而厥者，阴邪所中，寒在里也，脉滑而厥者，阳邪所伤，热在里也"。可见脉证合参，何等重要。在寒热辨证中有上热下寒，有下热上寒，如"伤寒，胸中有热，胃中有邪气，腹中痛，欲呕者，黄连汤主之"（173 条）。此证胃中有热，所以欲呕，肠中有寒，所以腹中痛，此属阴阳升降失调，导致上热下寒见证，小柴胡汤加减变通，改和表里为和上下，可见经方的灵活性。反之，"湿家下后，舌上如苔者，以丹田有热，胸上有寒"。尤在泾认为"下后阳气反陷于下，而寒湿仍聚于上，于是丹田有热而渴欲得饮，胸上有寒复不能饮"，从常规论，火性上炎，水性润下，病冷热不调，则热必浮于上，寒必沉于下，如厥阴提纲证、干姜黄芩黄连人参汤证均是，此条阴阳反作，别具辨证的一格。仲景从寒热进退之量，以判断疾病的预后。如"伤寒发热四日，厥反三日，复热四日，厥少热多者，其病当愈，四至七日，热不除者，必便脓血"（341 条），"伤寒厥四日，热反三日，复厥五日，其病为进，寒多热少阳气退，故为进也"（342 条）。此阴阳胜复之机，表现为寒热进退之象。上条说明阳复胜阴为愈候，而阳复太过，虽热胜于厥而伤阴，仍为病愈；下条说明阳复不用，阴寒气胜，厥胜于热而伤阳，故为病进，调停二者治法，须合乎阴阳进退之机，阳胜宜下（清），阴胜宜温，若图之不早，坐令阴竭阳亡，其死必矣。的确，临床上遇到这种寒热错杂，阴阳疑似的证候，必须下一番见表知里，去伪存真的功夫，勿为现象所惑。

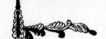

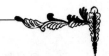

审虚实

虚实，表示机体抵抗力与病因刺激的消长状态。《内经》云："邪气盛则实，精气夺则虚。""脉盛、皮热、腹胀、闷瞀、前后不通"列为五实；"脉细、皮寒、气少、泻利前后、饮食不进"列为五虚，并提出了治疗原则——"身汗，得后利则实者活；浆粥入胃，注泻止则虚者活"。这些原则都融会在《伤寒论》中，并根据人的素质把虚实贯穿整个治疗过程，如"脉微而恶寒者，此阴阳俱虚，不可更发汗，更下，更吐"（23 条），"下之后，复发汗，必振寒，脉微细，所以然者，以内外俱虚故也"（60 条）。语云"不治其虚，安问其余"，即此意。而"伤寒二三日，心中悸而烦者，小建中汤主之"（102 条），"伤寒脉结代，心动悸，炙甘草汤主之"（177 条），此皆阴阳俱虚，前者侧重在阳，后者侧重在阴，都未提虚字，互文见义也，但仲景虚实辨证是非常明确的，如"发汗，不解，反恶寒者，虚故也。芍药甘草附子汤主之"（68 条），"……不恶寒，但热者，实也，当和胃气，与调胃承气汤"（70 条）。同是汗后，恶寒者，气泄而阳虚，故用附子芍药；不恶寒反恶热者，津伤而阳实，故用芒硝大黄，然而，都用甘草取和胃之气，可见治虚治实都必须注意保护人的脾胃之气。然"实则阳明，虚则太阴"，实则注意胃阴，虚则注意脾阳，同属消化器官而虚实之治不同如此。至于"大实有羸状，误补益疾，至虚有盛候，反泻含冤"，仲景是明辨是非，当机立断的。如"少阴病，自利清水，色纯青，心下必痛，口干燥者，急下之，宜大承气汤"（321 条），此从"脉微细，但欲寐"的形羸现象中，察出"心下必痛，口干燥"为内实本质，所以急下以存阴。又如"下之后，复发

汗，昼日烦躁不得眠，夜而安静，不呕、不渴，无表证，脉沉微，身无大热者，干姜附子汤主之"（61条），此从发热"烦躁"的表面现象中，抓住"不呕、不渴、脉沉微"的内虚本质，所以急温以复阳。寒热有真假，虚实亦然，都不能逾越仲景的辨证法则。

《伤寒论》虽未明言八纲辨证，八法论治，而阴阳表里寒热虚实用汗吐下和温清消补，交织互见，错综为用。如前人评说："仲景书犹神龙也，见首不见尾，鳞甲森然"，诚然，能得书中之精义要诀，则"对病真方，有神验者"。虽历代注家对条文布以己意，但任其颠倒错乱，而纵的研究，横的研究，综合与分析的研究，亦其内在联系，据经以察病机，验方而悟经验，钤治伤寒杂病，自然融会贯通，所以朱丹溪云："仲景诸方，实万世医门之规矩准绳也。后世欲为方圆平直者，必于是而取则焉"。《伤寒论》实祖国医学方法论的嚆矢，宜取精用宏，予以继承发扬。

《伤寒论》"反"字浅析

据明代赵开美复刻本，《伤寒论》13404字397条中，作为辨证论治的鉴别者有70个"反"字。此出自历代祖述，至仲景识用精微。作者以其医疗实践经验积累，在大论中，画龙点睛，这一个"反"字成为指导辨证的关键词。说来容易却艰辛，它不仅鉴别其表里、寒热、虚实、阴阳，而且同时提示了逆反治法，不仅是宜熟读深思的典范文字，而且举一反三，更在于启发无数的辨证法门。兹从《伤寒论》中摘

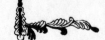

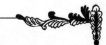

出部分有关"反"字的条文，予以断层分析。

内外察机

"从内之外，从外之内"是《伤寒论》常用的诊察方法。如《伤寒论》第11条（条码据宋本，下同）以两个"反"字，辨"真寒假热证"和"真热假寒证"。其要在于诊其外形以析其内情，谨察病机，见微知著，其辨证原则是以整体观为前提的。

察机之要，在于辨证方法，仲师重视"有者求之，无者求之"。如14条"太阳病，项背强几几，无汗是其常，宜用含麻黄的葛根汤；有汗是其变，故云"反"乃用不含麻黄的桂枝加葛根汤，此即"有无求责"的体现，察机在于持重，效不更方是其常，不效亦不更方是其变，如24条"太阳病，初服桂枝汤，反烦不解者"认为量不变则质亦不变，故加针刺以决壅，促其疏泄而烦自解。

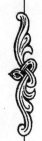

医不执方，执方则无权，如29条"伤寒，脉浮，自汗出（似桂枝证），小便数，心烦（似阴虚有热），微恶寒，脚挛急（似阳虚有寒）"，此条病情复杂，应按"随证治之"的原则，多方向、多角度、多层次组方用药。如执其惯例，"反与桂枝汤，欲攻其表"是错误的。故仲景下一"反"字以提醒执方不悟者。不然扰乱了人体的自然疗能，必引起一连串的病理变化。然而病变药亦变，故观其脉证，予甘草干姜汤以温其阳，芍药甘草以复其阴，即"谨察阴阳所在而调之"之旨。或以承气汤责其实，或以四逆汤责其虚，此即太阳篇第16条"知犯何逆，随证治之"的补充。虽然先表后里是仲景的一个重要原则，如34条"太阳病，桂枝证，医反下之，利遂不止"。按表证规律，不下而汗是其正，不汗而

下是其反，反者违反抗病功能及生理之常也。误下之后，脉促者，知正气上冲，尚能托邪外出，如桂枝证不在，绝不能刻舟求剑而用桂枝汤，应针对"利不止""喘而汗出"。里热协表热而下利的证治用葛根芩连汤，是药随病变的规律性体现，才是恰到好处。

医无定方而有定法，如45条"太阳病，先发汗，而复下之，脉浮者不愈"，为什么？"浮为在外，而反下之"，违反抗病的生理功能，"故令不愈"。怎么办？"今脉浮（不因下而内陷），故知在外，当须解外则愈，宜桂枝汤"。为什么都是反而误下，前条不用桂枝汤而用葛根芩连汤，此条不用葛根芩连而用桂枝汤？因前条病势下趋而肠热，上冲脉促而喘汗，此条脉但浮无余证，"脉浮无汗宜麻黄汤"（52条）。此条不用麻黄汤而用桂枝汤者，证必有汗意在言外，且误下后用桂枝汤有建中和胃之效，亦即无定方而有定法的方证对应，是着眼于内外察机的。

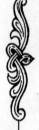

必须理解正常责同，反常责异，如68条"发汗，病不解"（外证发汗，应解而不解），"反恶寒者，虚故也"。以其素体阳虚，发汗以伤其阳，则发热恶寒之表证，成为无热恶寒之虚证，恶寒的现象同而本质不同，故曰"反"，所以用芍药甘草附子汤者以敛其阴而温其阳，则内外之机皆协调矣。

有原文中用"反复"一词以强化其证型者。如76条"发汗吐下后，虚烦不得眠，若剧者，必反复颠倒，心中懊恼"。因汗吐下失当，扰乱了机体的阴阳平衡，在症状上提出了"虚烦"二字，既不同于白虎、承气的实烦，也不同于酸枣仁汤的"虚劳虚烦不得眠"，而是胸膈间自觉有一种烧灼样的嘈杂证，所以仲师在"心中懊恼"的见证上强调"必

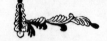

反复颠倒",以别于经腑热炽的"实烦"和劳累焦灼的"虚烦",由于本已虚而标未实,故只用一寒一温,一升一降的栀豉汤,宣通郁热而病自解,此"反复"二字连用,不啻为栀豉汤之主治传神写意,亦为虚实察机以立于不败之地着眼。

活用原则

先汗后下,是治伤寒的常例,先下后汗,是治伤寒的变例。如90条"本发汗(病在表本应先用汗法)而复下之(挫伤了人体抗病功能),此为逆也;若先发汗(顺其自然疗能),治不为逆。本先下之(里邪急迫,表邪轻微,通其里而表自解),而反汗之,为逆;若先下之,治不为逆"。只知矛盾的普遍性,忽视了矛盾的特殊性,因而也是错误的。说明"反下"与"反汗",均违反了治疗规律,宜有定见而无成见,要在原则中体现其通权达变的灵活性。

发现了脉、证不符的病例,是从证还是从脉?如92条:"病发热头痛(表证),脉反沉(阳证而见阴脉)。若不差(瘥)"(即从表治无效),"身体疼痛"(实属阴寒内盛),"急当救里,宜四逆汤"。此脉反沉的反字,即发阴发阳的鉴别诊断,诫人勿为发热头痛的现象所惑,要灵活地抓住"脉反沉"这一本质用药,其旨深矣。更重要的是,治宜辨证为主,勿拘守病程的时间,如103条"太阳病,过经(转入少阳)十余日,反二三下之",此一误再误。"后四五日,柴胡证仍在者,先与小柴胡",因方中有参草姜枣,以抚绥屡下致伤之胃气,此仲师治病必须保胃气的心法,小柴胡汤是能够治呕的,若服之"呕不止,心下急,郁郁微烦者(里邪复结)为未解也,与大柴胡汤下之则愈"(此疏下而非攻下),

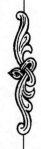

仲师于本条"二三下之"用一"反"字领先,是针对时弊拘守《素问·热论》"其未满三日者可汗已,其满三日者可泄而已"的模式而立言的,活用原则才不致生搬硬套。

当既有治病的"水法",又有治病的"火法",如 115条"脉浮热甚(是温病的见证),而反灸之,此为实,实以虚治(以治虚寒之法误治温热实证),因火而动,必咽燥吐血。"说明温病脉浮热甚,治宜辛凉解表,灸之是误治,或只见"脉浮发热",不从"甚"字考虑其热量之多少,而轻用麻桂发汗解表也是错误的,灸与辛温之药,必导致血因热动而吐衄,仲师着一"反"字,言灸未言药者,因太阳篇第 6 条已言之,意在言外也。大论已严明寒温之辨,且备清解之方,如能灵活运用,必无此失。可知仲景撰用《素问》《九卷》其活用原则,是信而有征的。

经云:"凡治病必察其下"(指二便)。如原文 126 条"伤寒有热,少腹满(常见的是指膀胱气化不行),应小便不利(属五苓散证),今反利者(知病不在气分而在血分),为有血也(即血蓄下焦之证),当下之,不可余药,宜抵当丸",从小便之利与不利,以辨少腹满是蓄水还是蓄血。此治病察下在《伤寒论》中是屡见不鲜的。这一"反"字提示,可以扩充到大便的通秘、汗腺的开合等活用原则,以达到诊疗目的,仲景非无师之智也。

然而,《伤寒论》的诊察方法是变化多端的,如 130 条"脏结无阳证,不往来寒热,其人反静,舌上苔滑者,不可攻也"。为什么提出"攻"字?虽然有"脏结"(大便不通等证),切不可用治阳结的方法去攻下,其理由是掌握原则,善于排疑。"无阳证,不往来寒热,其人反静"排除了三阳热证。"反静"二字与"舌上苔滑"结合判断,更排除了内

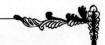

热，然后得出难治的结论，非不治也，言外之意此属脏有寒宜四逆理中辈以"开冰解冻"为法。如果因藏结（便秘）而用攻下，则失去了辨证的灵活性。

对比互勘

研究《伤寒论》的学者认为"辨阳明病脉证并治"提纲，仅"胃家实"三字虽嫌不够，但仲景在"反"字中作了补充，如182条"问曰：阳明病，外证云何？答曰：身热，汗自出，不恶寒，反恶热也"。提示了风寒郁而为热，由太阳病的恶寒无汗转变到阳明病的不恶寒反恶热的身热自汗，这一"反"字，既是太阳到阳明由量变到质变的标志，又如陈修园所说，此节亦是阳明提纲证"胃家实"的外证补充，是可从的。但不论外证内证，证是可变的。而证变常与机体密切相关，如214条"阳明病，谵语、发潮热、脉滑而疾者，小承气汤主之（此证谵语、潮热仅试用小承气汤而不用大承气汤者，以脉仅滑疾而不沉实）……明日又不大便（此非热结而属功能减退），脉反微涩者，里虚也，为难治，不可与承气汤也"。这一"反"字，提示昨日脉滑疾的邪气实，经过下之后变为今日脉微涩的正气虚，而大便又秘，对比互勘，此非腑实，由于阳气不充，阴气不润，不能再用攻下的方法以求通便，必须是"气内复而机自行"，难治之中有可治之意，其辨别处在于治病必须治人。此辨虚实凭之以脉，说明切诊是不可忽视的。

亦有辨寒热凭之以证者，如243条"食谷欲（而）呕，属阳明也，吴茱萸汤主之"（温胃散寒，吐酸冷涎沫者必愈），若"得汤（吴茱萸汤）反剧，属上焦也"（必呕苦水呈喷射状）。此属"上焦有热而呕吐"之黄连汤证，不能误用

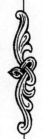

245

纯温剂，所以加一"反"字，为寒热辨证之鉴别，可见同属阳明，证有虚实寒热之辨，医者应注意前沿症状的变化征兆。

从另一角度说，仲景虽沿用《素问·热论》传经之论，但在临床上是以证候为主的。如 270 条"伤寒三日，三阳为尽，三阴当受邪（即传里之同义词），其人反能食而不呕，此为三阴不受邪也"，这一"反"字，是借"传经"的形式，充实辨证的内容，三阴受邪不受邪，不在时间的长短，而在于胃气的强弱，胃阳盛则寒邪自解，胃阳虚则寒邪深入阴经而为病。能食不呕则胃为三阴之屏障，故下一"反"字，以示传经之义在此不在彼。仲师更进一步说明人为造成的三阴证候，如 279 条"本太阳病，医反下之（损其胃气），腹满时痛者，属太阴也（'腹满时痛'四字是太阳见证特点），桂枝加芍药汤主之。"以桂枝汤"内证得之化气调阴阳"，倍芍药者解痉挛之腹痛，亦小建中汤之未用饴糖者，以其体非素虚也。本条误下之失，正说明邪入三阴之途径，与胃是有密切关系的，这一"反"字就是对比互勘出来的。

有无求责

这里要注意治病必须注重素质的反应。如 301 条"少阴病，始得之，反发热，脉沉者，麻黄附子细辛汤主之"。始得病即发热，属太阳，脉应浮，今脉沉属少阴当不发热，仲景以"不问其虚，安问其余"的观点，故不责脉沉而责反发热，则治疗的原则已跃然纸上。虽用麻黄启皮毛以发汗解热。细辛以解内在凝寒，必用附子温少阴之里，鼓舞血行，以脉资始于肾也。但本条之"反"字既不同于 11 条之热在皮肤寒在骨髓之"反"，也不同于 317 条"脉微欲绝，身反

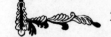

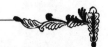

不恶寒"之"反"。如 317 条"少阴病，下利清谷，里寒外热（内真寒而外假热），手足厥逆，脉微欲绝（真寒），身反不恶寒，其人面色赤"（假热），其用一"反"字，是身不恶寒，属阴盛格阳的假象，下利清谷，脉微欲绝，才是真寒在内的本质。要抓住本质，勿为现象所惑。为现象所惑者常以失败而告终。如 333 条"伤寒脉迟六七日，而反与黄芩汤彻其热。脉迟为寒。今反与黄芩汤复除其热，腹中应冷，当不能食，今反能食者，此名除中，必死。"黄芩汤是桂枝汤以黄芩易桂枝去生姜者，乃治太阳少阳合病自下利之方。今忽视了脏寒脉迟的本质，把阴证下利当作阳证下利，误用黄芩汤以清热，此雪上加霜，故中阳立败而功能熄灭，当不能食，今胃冷而反能食者，是胃中虚阳外露，"除中"必死者以中气除去，胃阳将绝，乃引食以自救也。此条两个"反"字如老吏断狱，何等严厉，以为实实虚虚之诫。

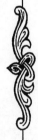

然而，求责之中，更有甚者，厥热进退之机，阴阳胜复之理，在厥阴病中尤为多见，如何持重察机，仲师示人以规矩，如 335 条"伤寒一二日至四五日，厥者必发热，前热者后必厥，厥深者热亦深，厥微者热亦微。厥应下之，而反发汗者，必口伤烂赤"。厥证多属阴寒，此条是阳气内郁，不能外布，出现四逆，前人经验"伤寒一二日至四五日，而见热厥"，厥者手足逆冷是也，由阳郁于内，菀其阴于外，致阴阳气不相顺接，与寒厥的现象同而本质不同，热必兼有烦渴舌赤，胸腹灼热之里证。此种"阳证似阴"之厥，只宜用下法（刘河间主凉膈散），不宜用汗法，只宜用清法（柯韵伯主轻则四逆散，重则白虎汤），不宜用温法。无论寒厥、热厥都不能用汗法，本条"反发其汗"无异火上添油，应下而反汗，其全身见证，重则为斑黄狂越矣。医之失在于未能

持重察机以深于求责也。

仲景重视脉诊，在他的原序中，是十分强调的。在阳明篇中"明日又不大便，脉微涩者"不可再下。少阴篇中"反发热，脉沉者"，不可独汗。证实脉虚，即舍证从脉。亦有与此相反者，如386条"伤寒下利，日十余行，脉反实者，死"。为什么不从"阴证见阳脉，虽困无害"来判断，而从《内经》"泄而脉大，脱血而脉实，皆难治"来判断？正如陆渊雷所说：此下元虚脱，脉无胃气，真脏脉见，此种脉实的假象多见于虚性兴奋的临危病人，即残灯焰发之理，本条对实脉提出一个"反"字，即"盛者责之"之义也。

拈出阴阳辨证临界线的"反"字，试析其精义所在，如"内外察机"的物质基础是整体观；"活用原则"的指导思想是辩证观；"对比互勘"，是"一分为二与合二为一"的临证体现；"有无求责"是《内经》病机的高度概括。

通络法在临床上的运用

通络法，是运用祖国医学理论与疾病作斗争的优秀遗产之一。早在古典医籍《灵枢·百病始生》篇中就有"阳络伤则血外溢，阴络伤则血内溢"的记载；《难经·二十二难》有"气主煦之，血主濡之，气留而不行者为气先病，血壅而不濡者为血后病"的记载。《伤寒论》《金匮要略》中用当归四逆汤、旋覆花汤、鳖甲煎丸、大黄䗪虫丸，分别为辛温通络、辛润通络、虫类通络创出了范例。清代叶天士以自己的医疗实践，在前人经验的基础上扩大了活络的范围。他认为

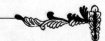

人身"经络皆统气血"，疾病的规律"初为气结在经，久则血伤入络"，并提出"久病入络""久痛入络"的著名论断。民间传说"风、痨、臌、膈"为难治之病，叶氏常用"化瘀通络"法治疗癥瘕、痞块、鼓胀、噎膈、偏瘫、久痛、经闭等病，取得了满意的疗效，均散见于叶氏《临证指南医案》。

近年来医刊杂志报道，经现代医学检查诊断为血管性头痛、冻结肩、心绞痛、慢性肝炎、慢性阑尾炎、手术后肠粘连、子宫出血等内外各科多种疾患以及部分肿瘤等顽固性疾病，中医诊察认为"血瘀络阻"是这些病的共同病机，均采取"异病同治"的通络方法。同时，必须重视和强调整体观念及络病特点，进行辨证论治。"久病入络"要注意一个"瘀"字，如肌肤不仁（麻木感）、肌肤甲错（皮肤如鳞甲）、两目黯黑（营养障碍）、白睛赤脉、舌边青紫、爪甲乌紫等，这是"瘀"的表现；络伤出血、络瘀风动、络阻痰凝、络阻气结等，这是"瘀"的病机。至于"久痛入络"，则以"痛"字为主，有隐痛、胀痛、钝痛、刺痛、抽掣痛、痉挛痛之殊，这是痛的性质；局限一处多为络实证，游走不定多为络虚证，痛无休止为实，痛有间歇为虚，痛而拒按为实，痛而喜按为虚，得凉稍解为热，得温痛缓为寒，这是"痛"的病机。两者均病史较长，病情迁延，常常连结在一起，"痛"又是络阻的一个重要症征，故叶天士说："痛则不通，'通'字须究气血阴阳，便是诊察要旨"。

治络的方法，不能千篇一律，在异病同治的过程中贯穿着个体的特殊性，要分析同中之异、异中之同以及络病的合并症。病有标本，治有缓急，但应该注意的是治络与治经不同。经长而络短，经直而络横，经深而络浅，经粗而络细。治经病重在五味归经，引经报使，如桂枝入太阳，葛根入阳

明，柴胡入少阳之类。治络病不论虚实寒热以"通"为主。但经病与络病也不能截然分开，如当归四逆汤既可温通经脉，又可辛温通络。经病与络病相互之间虽关系密切，但两者又有一定的区别。

尝考叶天士在络病的辨证方面，必注意虚实寒热，气血阴阳。

络实证："积伤入络，气血尽瘀"，"络中气血不行，遂致凝塞为痛，"法宜"辛香通络"或"虫类缓攻"；

络虚证："络虚则痛""络虚则胀"，"此络虚留邪"，"久则色夺脉衰"，法宜辛润通络；

络虚寒证："络脉牵掣"或"收引而痛"，"浊阴气聚成痕"或"阴邪留络，着而不移"，法宜辛温或温润通络；

络虚热证："阴亏气燥，化热入络"或"络伤失血，心悸晡热"，法宜清润通络。

叶氏通络法，强调方药灵活，应避免刚燥劫液，辛燥耗气，又认为苦寒阻遏，也与络病不宜，尤恐苦寒伤胃致病增剧。这些实践经验给后人的启发很大，以之运用于临床，收效甚好，值得借鉴。

现将刘老运用通络法的有关治例引证十余则，拟对通络法作进一步研究。

例1：脑损伤后遗症（癫痫样发作）

李某，男，16岁，住长沙市麓山公社石岭圹大队。患外伤头部愈合后，癫痫样发作已十年余，西医院诊断为"脑损伤后遗症"。近来发作频繁，日夜二十余次，据述发作前自觉有一股逆气，从足底上冲到头部为发作的先兆，来所就诊时正值癫痫样发作，目斜视，口吐白沫，四肢抽搐，出汗，头热足冷，巩膜青黯，脉络充血，爪甲乌紫，舌质红，边青

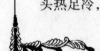

250

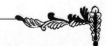

紫,苔薄黄而干,脉弦数、上溢鱼际,两尺无力。此属久病入络,络瘀风动,痉厥并作,宜清润通络法兼介类潜阳:生地黄 24 克,丹参 12 克,生白芍 12 克,黄牛角 60 克(另熬4 小时兑服)①,全瓜蒌(炒)10 克,淡竹茹 12 克,黄连1.5 克(另包不煎),旋覆花 10 克,红花 10 克,石菖蒲 3 克,制鳖甲 24 克,制龟板 24 克,牛膝 10 克,锈铁 1 坨(烧红入黄连淬水兑服)②。

①牛角片 1 剂的用量,可供 5 剂水药反复煎用,如无黄牛角,水牛角可代。

②锈铁使用 3 次,即须斟换。

服上方 10 剂后,症状减轻,发作次数减少。复诊:神色较安定,白睛赤脉已去,自觉足冷,发时爪甲仍乌紫,舌质淡红,舌边紫消失,苔黄去,脉弦不数。原方去瓜蒌、竹茹、黄连,加制何首乌 15 克,制附子 5 克。连服 20 剂已停止发作,饮食、睡眠、活动如常。三诊:神清面润,足已不冷,舌淡红无苔,脉弦缓,原方去生地黄、附子,红花减为5 克,加人参 12 克、山药 15 克。继服 10 剂,已 1 年多未再发。

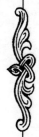

医话:癫痫发作,自觉有一股逆气从足底上冲至头部,为发病的先兆,这一病机属于"冲脉为病,逆气里急","督脉为病,脊强而厥"的表现,虽有巩膜青黯、脉络充血等血瘀阻络的症征,但治法上单纯注意活血通络是不够的,应着眼于阴虚阳亢及奇经病变,在养阴潜阳的基础上活血通络,病势扭转后,两足仍清冷,又在柔剂中加一味刚药——附子,从阴引阳则足部逐渐温暖,达到阴阳相对平衡。

例 2:毒性甲状腺功能亢进

杨某,女,33 岁,湘潭轻工业局职工。1973 年 4 月,

患头晕无力，心慌、心悸，逐渐加重，眼突出，项肿大。5月在地区及省医院检查：基础代谢率增加90%（体重78斤），诊断为毒性甲状腺功能亢进，均主张手术，患者不愿意，10月去某医院做甲状腺部位吸 ^{131} 碘率测定，吸碘率24小时超过84%~86%，月发2~3次，每次3~4天，发作期食欲亢进，每日1 250~1 500克主粮，低热盗汗，医嘱休息，不宜做手术。1974年2月来所就诊时，症征同上，眼突项肿加重，巩膜青黯，脉络充血，手颤，爪甲带乌紫，呈恐怖感，稍动则头晕、心悸，全身疲乏，烦躁失眠，月经不规则，舌质红、边紫，无苔而干，口渴不多饮，脉弦细数。属阴虚阳亢，气结络瘀，宜养阴潜阳，活血通络：人参12克，沙参12克，玉竹12克，丹参12克，生何首乌15克，生白芍12克，女贞子15克，墨旱莲12克，黄药子10克，旋覆花10克，红花6克，夏枯草10克，生牡蛎24克，制鳖甲18克，制龟板15克。服20剂，食欲减至正常，低热盗汗已止，项肿缩小，眼突好转，自觉症状减轻。复诊：巩膜充血消失，爪甲亦转红活，情绪稳定，原方去黄药子加土贝母10克，又坚持服30剂，症状基本消失，1974年6月起已8个月未发，在当地医院复查：基础代谢增加19%，疗效满意，认为不必手术了。三诊：据面色萎黄，舌淡脉弱，给八珍汤加丹参、鸡血藤、制何首乌、生牡蛎以巩固疗效，现已上班工作。

医话：本例眼突、项肿、心悸、脉数、烦躁、失眠，无疑属于阴虚阳亢，但已出现血瘀络阻症征，单纯用介类潜阳法是不能迅速取得疗效的，必须结合活血通络，这就是"欲求南风，须开北牖"的道理，本病与地方性甲状腺肿治法不同，故不用昆布、海藻等含碘药物。

252

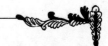

附：刘某，女，28岁，患毒性甲状腺功能亢进，经湘潭地区某医院确诊后，不愿意手术，症征与上例基本相同，亦用前方加减，获得满意疗效。

例3：颈淋巴结肿块

张某之女，8岁，患颈部淋巴结肿块已数月，经抗痨、抗感染治疗，无明显变化。就诊时，肿块肤色未变，大的如胡桃大，小的如豌豆大五六枚，质较硬，按之不移，颈僵硬，活动受限，低热，饮食睡眠尚可，巩膜青黯，舌质淡红，舌边带紫，苔白腻，脉弦。属络阻痰凝，法宜化痰、软坚、通络，用茯苓10克，半夏5克，浙贝母6克，陈皮5克，生牡蛎12克，生何首乌12克，天葵子10克，夏枯草10克，旋覆花6克，爬壁藤15克，守宫5克，全蝎1只，甘草3克。每日1剂（煎3次，上、下午、晚作6次分服）。忌雄鸡、笋子等发物。外用：五倍子30克，山慈菇30克，重楼30克，土贝母30克，天南星15克，半夏15克，守宫10条，蜈蚣3条。共研极细（瓶装封固），每次5分~1两，取食醋熬沸调敷患部（敷两分厚，药上刺孔透气），敷药时于患部垫薄纸一层，以免药物刺激皮肤，药干则以原渣调湿再敷，3日一换，至全消为止。按上方内服外敷10剂后肿块消退1/2，舌转淡红，口干，原方去陈皮、半夏，加人参12克，沙参10克，继服10剂，1个月后复查：面色红润，巩膜青黯消失，颈淋巴结肿块已扪不到。并治好同样的病例3人。

医话：全身病变在局部的反应，应内外兼治。内服药化痰、软坚、通络，须防化燥伤津，外敷药解凝、消肿、通络，因其肤色未变，须防药过温燥则助长炎势，药过寒凉则肿块冻结，调以食醋，则是民间消肿软坚的经验，但本品过用则脱皮，需加入浓茶稀释。

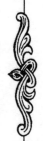

例4：脑炎后遗症

吕某，男，9岁，籍贯广东。7岁时患流脑，高烧惊厥，病后，头晕、头痛、神呆，双上肢肌无力，臂不能举，手不能握，指渐呈鹰爪状，双下肢行步蹒跚，已两年。经广州市当地医院诊断为：脑炎后遗症。1971年10月来长沙就诊，症征同上，面苍白不泽，巩膜色青，神疲嗜睡，语言迟钝，食纳尚可，二便如常，四肢末梢麻木冷感，肌肉松弛，指、趾乌紫，舌质淡，苔润白，口不渴，属气血两虚，寒凝络阻，宜双补气血，温阳通络，用党参12克，黄芪12克，当归10克，白芍6克，丹参10克，附子5克，姜黄5克，炒桑枝15克，鸡血藤10克，红花5克，蜈蚣1条（炙，研细冲服），猪蹄爪3个。每日1剂，煎3次分服。服上方20剂，头痛止，手足转温，四肢麻木消失，行走较平稳。复诊：面色稍润，舌淡，脉弱，仍无握力，原方去附子、姜黄，加鹿角霜10克，猪蹄筋1根（另熬兑），继服20剂，结合体育锻炼及红枣炖排骨以补充营养，手能抬举，渐有握力，行走平稳，体重增加。三诊：面色较红润，舌淡红，巩膜青色消失，爪甲红活，原方去蜈蚣，加山药12克，山茱萸6克，远志5克（炙），石菖蒲3克，又服30剂，智力渐活跃，喜看图书，能自持餐具，现已恢复上学。

医话：根据面色苍白不泽，神疲嗜卧，肌肉松弛，舌淡脉细，为气血两虚之症，四肢末梢麻木冷感，则元阳亦虚，这是病的本质，巩膜色青，指、趾乌紫，这是痛的现象。气主煦之，血主濡之，两者密切相关，因此，应在双补气血的基础上活血通络，也不能忽视末梢麻发冷的阳虚证候，加入附子一味则手足转温，且有助于补气血、通经络，但刚剂须防劫液，用到适可而止。

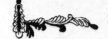

254

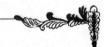

例5：寒痹、痛痹（雷诺病）

胡某，女，30岁，桔子洲造纸厂职工。患上肢手指发麻发冷，皮肤先白后乌紫，针刺样疼痛，每次发作约半小时，得温暖则渐缓解，反复发已两年，寒冷季节更甚，逐渐延及下肢，行动很感困难。经西医院诊断为肢端动脉痉挛病（雷诺病）。来院就诊时自诉病情越来越严重，疼痛时间延长，间歇时间缩短，手足末梢青紫及冷感始终不消失。饮食尚可，二便如常，晚间发作则影响睡眠，舌质淡、边青紫，苔润白，口不渴，脉沉弦细，属阳虚寒凝络阻，宜温阳通络：附子10克，当归10克，白芍10克，桂枝5克，炙甘草5克，丹参12克，鸡血藤12克，摇竹消5克，地龙10克，红花10克，桑枝15克，松枝节3个，生姜3片，大枣3个。服10剂后，手足麻冷减轻，痛缓发少。复诊：舌质仍淡而润，口不渴，脉沉弦，原方减附子为5克，续服20剂，指痛止，下肢仍痛。三诊：原方去桂枝、桑枝、松枝节，附子仍用10克，加白术10克，牛膝10克，绿毛伸筋草15克，另熬猪蹄骨汤佐餐，服20剂后，下肢痛止，四肢温暖，末梢乌紫消失，停药观察，疗效巩固，已上全班，去年冬季未复发。

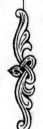

医话：疼痛得温暖则缓解，可见痛由寒凝络阻，根据"气煦血濡"的道理，通络的同时注重温阳，《内经》认为："阳虚则生外寒"，与外感恶寒不同，单纯宣痹则更损真阳，用当归四逆汤加附子，以摇竹消代细辛，以鸡血藤代通草温阳宣痹通络，手足转温，形寒消失是病机好转的关键，附子用量的增减须根据病情进退决定。

例6：风湿热

王某之女，9岁，屡患扁桃腺发炎充血，相继出现长期发热，小关节肿痛，皮肤红斑，经西医院检查：抗链"O"阳性，红细胞沉降增快，诊断为风湿热，给予抗感染及激素治疗，热退而反复发作，迁延不愈已一年余。就诊时，面虚浮，巩膜青黯，脉络充血，潮热盗汗，心烦不安，夜梦中惊叫，手足呈舞蹈状，日中也伴有无意识动作，关节游走作痛，皮肤常出现红斑，爪甲淡紫，食欲差，大便干结，3～4日1次，小便黄赤，舌质红，舌尖有赤瘰，苔薄黄，脉细数，112次/分，属阴虚内热，久病在络，徒治风湿无益，宜养阴息风，清润通络：生地黄24克，丹参12克，赤芍10克，牡丹皮10克，牛角片60克（先熬4小时），防己12克，夜交藤15克，忍冬藤30克，红花5克，桑枝30克。连服10剂，热退，红斑消失，关节痛缓解。复诊：梦中仍惊叫，盗汗、大便干，舌上黄苔虽去，舌质红而带干，舌尖仍有赤瘰，原方去桑枝、忍冬藤，加人参12克，沙参12克，玄参12克，白芍10克，桑叶10克。又服20剂，热退后未再反复。三诊：盗汗止，睡眠较好，食欲增，面色转红润，巩膜赤脉消失，舞蹈动作已不明显，大便仍两天1次，舌红不干，脉弦细，脉率80次/分，原方去防己、桑叶、夜交藤、红花，加制何首乌15克，玉竹12克，甘草5克。服20剂，现已复学3年，疗效巩固。

医话：西医诊断，中医用药，不能机械地"对号入座"，如本例风湿病，表现为"阴虚内热"并见络瘀症征，用《金匮》防己地黄汤加减，标本并治，重在治本，治标在于通络以清瘀热，治本在于壮水以制阳光。本方原治"妄行独语不休"，于夜惊舞蹈亦收到满意的疗效。

例7：类风湿性关节炎

郑某，女，40岁，衡阳市育红小学教师。患全身大小关

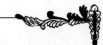

节游走性疼痛已 3 年，手指僵硬，趋向变形，气候变化病即加剧。经西医院检查红细胞沉降增速，诊断为类风湿性关节炎活动期。来长沙就诊时，面浮肿无华，关节痛，指、趾、腕、膝关节更明显，足胫肿，行动困难，头晕，心悸，眠食俱差，形寒肢冷，左侧半身时常作麻，末梢乌紫，巩膜青黯，舌质淡，舌边青紫，苔白润，口不渴，脉沉弦细，属久痛入络，气血两虚，宜辛温通络，益气血：黄芪 20 克，防己 12 克，白术 10 克，丹参 12 克，当归 10 克，白芍 10 克，附子 10 克，桂枝 5 克，穿山甲 10 克，鸡血藤 12 克，红花 6 克，桑枝 30 克，松枝节 3 个，甘草 3 克。每日 1 剂，服 2 剂痛加剧，腹泻 4 次，由于事前预嘱，患者不疑，坚持原方继服，未再腹泻，10 剂后复诊：面肿消失，手足转温，指痛缓解，夜能入睡。原方去桑枝、桂枝，加薏苡仁 15 克，蚕砂 12 克，杜仲 10 克，附子减为 5 克。又服 20 剂，三诊：双下肢肿痛消失，四肢温暖，爪甲红活，眠食正常，面色红润，巩膜青黯已退，舌质淡红，脉和缓，仍原方 20 剂，来信云疗效巩固，体重增加，能坚持工作。

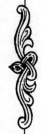

例 8：类风湿性关节炎

田某，男，40 岁，干部。患本病二年余，两手指关节肿痛变形，爪甲淡紫，涉及四肢大关节痛，形寒，下肢作麻，疲乏无力，血压正常，饮食睡眠尚可，眼巩膜色青有瘀滞点，舌质淡红，苔润白，脉弦细，属气虚湿痹络阻，宜益气温阳，宜痹通络：黄芪 20 克，白术 12 克，茯苓 12 克，薏苡仁 15 克，附子 10 克，防己 12 克，五加皮 10 克，蚕砂 12 克，鸡血藤 12 克，红花 6 克，桑枝 30 克（炒），松枝节 3 个（炒），杉枝节 5 个。服 10 剂，关节痛缓解，四肢转温：原方去茯苓，附子改为 5 克，加丹参 12 克，当归 10 克，续

服 10 剂，巩膜及爪甲青紫消失，手足温暖，指关节运动自如，行动如常，能坚持工作，原方去防己、桑枝、杉枝节，10 剂巩固疗效。

例 9：慢性风湿性关节炎

樊某，女，43 岁，干部，住长沙市苏家巷。患膝关节及双侧肩关节酸痛，久治不愈，气候变化时加剧，下肢浮肿，行动困难，双手不能上抬，气短乏力，形寒怕冷，指爪带乌紫，饮食尚可，舌质红，苔白滑，脉弦细，属风湿相搏，血瘀络阻，宜健脾益气，宣痹通络：黄芪 15 克，白术 12 克，茯苓 12 克，防己 12 克，附子 10 克，五加皮 10 克，蚕砂 10 克，摇竹消 5 克，姜黄 5 克，鸡血藤 12 克，红花 6 克，松枝节 3 个。服上方 10 剂，膝关节痛止肿消，手足已温暖，肩关节痛减，爪甲乌紫消失。复诊：仍气虚，舌质淡红，苔润白，口不渴，脉弦。原方附子减为 5 克，加党参 15 克，当归 10 克，桂枝 5 克，黄芪加重到 20 克。服 10 剂，外用蚕砂 250 克，酒炒热，纱布包熨肩关节周围，1 个月后肩关节痛亦缓解，运动自如。

医话：以上 3 例共同特点是形寒肢冷，手足麻木感，此寒凝湿阻络痹，实导源于阳虚不运所致，均用《金匮》防己黄芪汤补气行湿，加附子温经回阳，根据瘀阻症征，再入通络之品如地龙、红花、鸡血藤、桑枝、松节之类，亦是标本兼顾而重在治本。

例 10：再生障碍性贫血

褚某，男，12 岁，住长沙市劳动广场。患低烧，面㿠白，卧床不起，病情日益加重，经某医院检查，全血细胞减少，骨髓象呈增生抑制。诊断为：再生障碍性贫血，血红蛋白 4.5 克 / 升，红细胞 1.2×10^{12}/L，血小板 7.5×10^5/L，给

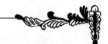

以西药治疗，每隔 20 日输血 300 毫升，但两周后又逐渐下降，共输血 10 次，病无起色，改用中药治疗。就诊时，面白浮肿，神疲乏力，头晕耳鸣，心悸气短，四肢清冷，末梢乌紫，眼睑、唇、舌俱淡，巩膜青黯，爪甲失华，口渴喜热饮，眠食俱差，脉细弱无力，血红蛋白 3.5 克/升，红细胞 0.9×10^{12}/L，认为新血不生与血瘀络阻有关，在双补气血的基础上活血通络：党参 15 克，黄芪 15 克，白术 10 克，炙甘草 5 克，当归 10 克，丹参 12 克，鸡血藤 12 克，生地黄 15 克，红花 5 克，酸枣仁 10 克，龙眼肉 15 克，红枣 5 个，附子 5 克，牛角片 60 克（先熬 4 小时）。服 10 剂，复诊：面浮肿消退，手足转温，已能起床行动，停止输血观察，原方去附子加制何首乌 15 克，女贞子 15 克，墨旱莲 12 克，续服 30 剂。三诊：血红蛋白上升到 7.5 克/升，饮食睡眠均好，体温正常，不再输血。原方去酸枣仁加阿胶 15 克（蒸兑），又坚持服 20 剂。四诊：血红蛋白 11 克/升，红细胞 3.6×10^{12}/L，白细胞 5.5×10^9/L，血小板 1.2×10^{11}/L，面色红润，巩膜青黯消失，体重增加，活动如常，恢复上学。嘱仍服原方善后，现已三年零五个月疗效巩固。

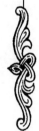

医话：方药中病，贵在坚持。本例始终以归脾汤加减，用参、芪补气以统血，用红花、鸡血藤在于补血必须活血，当手足清冷的时候，加附子以温阳，手足一转温即去此味加女贞子、墨旱莲以养阴，在食饮增进的情况下，再加阿胶则全血恢复较快，小孩不知道本病的严重性，思想没有负担，治愈后疗效巩固。

例 11：过敏性紫癜

刘某，男，45 岁，住本市某设计单位。食鱼 2 次后，出现双侧大小腿部有出血斑点，去某医院检查血常规：白细

胞 3.5×10^9/L，血小板 1.1×10^{11}/L，诊断为：过敏性紫癜，不排除白血病前征。给脱敏及激素治疗，此消彼起，反复发作，感到疲乏不支，改用中药治疗。症见神疲面苍，自诉心悸、头痛、头晕、心烦失眠，两腿新出的斑点色红紫，陈旧的斑点色黝褐，爪甲青紫，舌质淡红而干，脉弦细带数，属气血两虚，血瘀络阻，宜补虚通络：黄芪20克，当归12克，丹参12克，生地黄24克，赤芍10克，牡丹皮10克，牛角片60克（先熬4小时），女贞子24克，墨旱莲30克，鸡血藤15克，红花5克，松针30克。服第一剂紫癜发出更多，坚持服6剂（每日1剂，煎3次分服），紫癜逐渐减少，自觉症状减轻。复诊：神色愉快，斑点稀淡，脉弦细不数，舌质淡红而润，原方去赤芍、牡丹皮，加熟地黄15克，白芍12克，阿胶15克（蒸兑），又服20剂，紫癜逐渐消失，不见陈旧斑痕。复查：白细胞 7×10^9/L，血小板 1.3×10^{11}/L，精神眠食恢复正常，上班工作。

医话：出现红紫斑点，仍用通络法改善微循环，似与病情相反。常观农民车水，速度慢则水流失，速度快则水不漏。行血以止血的道理与此相同。其中牛角之用以代犀角，松针之用来自民间经验。

例12：血小板减少性紫癜

陈某，男，3岁，住长沙县雷锋公社。去年5月因反复出现双下肢出血点，去某部队医院检查，诊断为血小板减少性紫癜，住院6个月用强的松等治疗，无明显变化，10月间就诊于我院。面苍白，精神差，低热，双下肢及腰腹均有新鲜和陈旧的出血斑点，巩膜青黯，舌质淡而润，脉细弱，血常规检查：血红蛋白7.5克/升，白细胞 5.6×10^9/L，血小板 1.7×10^{11}/L，属气血失养，络伤出血，宜益气养血通络：

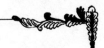

党参 10 克，黄芪 10 克，白术 6 克，当归 6 克，熟地黄 12 克，山药 12 克，龙眼肉 12 克，大枣 5 个，鸡血藤 6 克，红花 3 克，花生衣带壳 15 克，松针 15 克，牛角片 30 克，阿胶 10 克（蒸兑）。每日 1 剂，坚持服两个多月，复诊：面色转红，巩膜青黯消失，皮肤出血点未再发现，活跃如常，眠食均好，复查血常规：血红蛋白 11 克／升，红细胞 3.2×10^{12}/L，白细胞 1.0×10^{10}/L，血小板 6.2×10^{10}/L（据述多次检查是逐渐上升的）。三诊：仍坚持原方，间服猪排骨炖红枣，紫癜消失后未再反复。

医话：此与上例治法基本相同。前者系过敏性紫癜，药偏清润；后者系血小板减少性紫癜，药偏甘温，并非机械地对应，而仍在于辨证论治。

例 13：慢性结肠炎及肠系膜肿块

陈某，女，30 岁，湘潭市江南机器厂职工。于 1971 年患便秘与腹泻交替出现，左下腹部有肿块 3.5 厘米 ×6.5 厘米，经职工医院检查，初步诊断为：①慢性结肠炎；②肠系膜肿块，癌变？劝令活组织检查。患者不愿意，来长沙就诊时，面黄白，巩膜青黯，疲乏气短，大便日泻 3～4 次为黏液便，左下腹（近脐部）肿块 4 厘米 ×7 厘米，质较硬，压痛明显，饮食后腹胀，眠食差，舌质淡，边紫，苔白滑，脉弦涩。属脾虚气陷，瘀阻络痹，宜益气健脾，温润通络：党参 15 克，黄芪 18 克，白术 10 克，茯苓 10 克，半夏 5 克，陈皮 5 克，炙甘草 3 克，隔山消 15 克，乌药 10 克，荜澄茄 3 克，鸡内金 3 克，服 2 剂腹泻加剧，排出垢腻甚多，原方用白炭 3 块烧红淬水代汤煎，服至 10 剂，腹泻已止，下坠感消失，左下腹肿块如前。原方加龙葵 30 克，菝葜 30 克，八月札 12 克，红藤 15 克，地鳖虫 10 克，服至 15 剂，大便

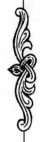

忽下如鱼脑猪肝秽物 4 次，腹胀松，肿块变软。复诊：巩膜青黯消失，舌质淡红，脉弦细，面色精神好转，二便如常，肿块扪不到。原方去龙葵、菝葜、地鳖虫，加当归、白芍各 10 克，服 10 剂。三诊，眠食均好，体重增加，1972 年 11 月恢复工作，至今疗效巩固。

医话：先用健脾胃助消化之剂，基本控制腹泄后，再结合使用化瘀通络、消肿软坚之品，导下瘀血，肿块消失。是否如叶氏所说："瘀血必结在络，络血内反肠胃而后乃下"？这样的例子不止一个，有待进一步研究。

例 14：右上颌窦圆柱瘤

巩某，男，50 岁，干部，在黔阳工作。患右侧偏头痛，鼻孔常带血涕，鼻塞不闻香臭已半年，经广东省某医院两次检查，病理切片诊断为（右）上颌窦圆柱瘤恶变（诊断编号：000261）。手术后，头仍痛，涕中仍带血丝，鼻塞通气不畅，颞浅静脉瘀血，遵嘱就诊中医，据上述症状及口渴、便干、头晕、失眠，舌质红，舌边青紫，患侧颞浅静脉瘀血可见，脉弦带数，属阴虚有热，络瘀则痛，宜养阴清热，化瘀通络：人参 15 克，沙参 12 克，丹参 15 克，生地黄 24 克，牡丹皮 10 克，紫草 10 克，天葵子 15 克，女贞子 30 克，墨旱莲 12 克，夜交藤 30 克，旋覆花 10 克，红花 5 克，丝瓜络 5 克，苍耳子 6 克，辛夷 5 克。上方连服 20 剂，头痛缓解，未再发现血涕。复诊：眠食正常，颞浅静脉瘀血不明显，舌质淡红而润，脉弦不数，原方去苍耳子、辛夷、紫草、夜交藤，加制何首乌 15 克，菝葜 30 克，服 30 剂以巩固疗效。

医话：手术未彻底，还是复发？根据阴虚有热，络瘀则痛的客观指征，给以养阴清热，化瘀通络之剂痛即缓解，方

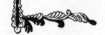

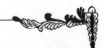

中复入苍耳子、辛夷似嫌温燥，但在养阴清热之中加此二味，则用其长，补其所短了。6个月后复查示"病灶未见新生物。其组织已修复（窦腔缩小）。"

例15：乳腺增生

梅某，女，35岁，省广播电台职工。左侧乳房左上方有肿块如枣核及豆粒大五六枚，胀痛牵引整个乳部及胁腋。经某医院检查：乳腺增生，劝令手术治疗，患者不愿，要求服中药，就诊时，患侧手臂动作受限，情绪紧张，眠食俱差，巩膜青黯，舌质淡红，边微紫，脉沉弦，属气郁痰凝络阻，宜行气化痰，活血通络：香附10克，陈皮6克，炙远志5克，全瓜蒌（炒）12克，土贝母10克，山慈菇5克，蛤蚧粉12克，当归10克，红花5克，鸡血藤10克，海藻12克，丝瓜络5克。煎服15剂，乳部肿胀减，左臂活动不受限，眠食均佳。复诊：原方续服25剂，乳房牵引痛消失，肿块已扪不到。三诊：巩膜青黯消失，舌边紫退色，仍以原方去瓜蒌、土贝母、山慈菇、海藻，加党参15克，茯苓10克，半夏5克。10剂，4个月后复查，疗效巩固。

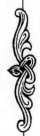

附：谢某，男，14岁，患男性乳腺增生，（右）肿块大如核桃，质较硬，牵引右胁作痛，亦用上方去香附、当归，加马蔺子12克，服30剂，肿块逐渐消失。5个月后复查，疗效巩固。

医话：乳腺病变，多发于情绪易于激动所谓肝气郁结的患者，疏肝解郁是要着。如行经前乳房发胀者加漏芦10克。马蔺子为治疝药，对男性乳腺增生用之有效。

例16：皮肤病（顽癣）

王某，男，27岁。患湿疹成片如顽癣已2年，双下肢瘙痒，出桐油样黄水，流到搔破的部位即行扩散蔓延。曾经

X线浅层照射，愈后复发。就诊时，双下肢及胯部形成黑斑起块，皮肤紫褐，晚上痒甚，影响睡眠，食纳尚好，大便秘结，舌质红尖紫，苔薄黄，脉弦带数，属风湿化热，血瘀络阻，宜清宣通络：苦参12克，丹参12克，生何首乌15克，生地黄15克，赤芍10克，牡丹皮10克，红花6克，菝葜30克，蚕砂12克，蒺藜12克，荆芥穗6克，威灵仙12克，藿香叶10克。连服15剂，皮肤紫褐消失，黑斑转红，又原方10剂，瘙痒止能入睡，结痂已掉。复诊：舌脉正常，原方去苦参、威灵仙、荆芥，加薏苡仁15克，摇竹消5克，服10剂善后。

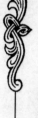

医话：用清热凉血、宣痹通络，无非是改善皮肤血行，亦治风先治血之意。用苦参、威灵仙抗感染以杜绝蔓延之势。蚕砂不但祛风湿，且用于脱敏，藿香加入本方不仅芳香化浊，以"风无湿不恋"，且本品在试管中对常见的致病性皮肤癣菌，有较强的抗菌作用，故取之以成方。

上述16个病例，是运用叶氏通络法的尝试。从实践中观察到这些病例都属久病，均有不同程度的巩膜青黯或脉络瘀血，舌边青紫，爪甲乌紫，瘀斑、瘀点等血瘀络阻症征，这是病在内而形于外的反映，也是运用通络法的客观依据。但这些依据是综合症状之一，而非特异性质。例如，巩膜青黯是色素沉着的表现，可以反映为寒凝、食滞、蛔虫、劳损（包括结核）等不同的疾病，各以其相应的证候如手足厥冷（寒）、嗳腐恶食（食）、腹痛时止时作、唇红（虫）、低热神疲（劳损）等进行综合分析。本文中有显著疼痛者10例（瘀阻），用活血通络虽能达到"通则不痛"的作用，但叶天士郑重指出："痛则不通，'通'字须究气血阴阳"，这是符合辩证思维的。因此，在运用通络法的同时，既要注意疾病

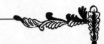

的共性，如"久病入络""久痛入络"及相应的症征；又要注意病人的个性，如气血阴阳的偏盛偏虚，寒热虚实的错综复杂，虽根据"异病同治"的道理，采用了各种通络法，但必须"对于具体的事物作具体的分析"。如病机中出现"阴虚阳亢"（例1、2），就要结合养阴潜阳；出现气虚下陷（例13、16），就要结合益气升陷；阳虚则生外寒（例5、7、8、9），宜益火之原以消阴翳；阴虚则生内热（例6、14），宜壮水之主以制阳光，用其意不拘其方，如表现气血两虚（例4、10、11、12），必须在双补气血的基础上活血通络。治病必须治人，调整全身功能，如《内经》："阳病治阴""阴病治阳""病在上，取之下，病在下，取之上，病在中，旁取之"等，皆调整法。还要注意饮食劳逸对疾病发生发展的影响。"四时百病，胃气为本"，健脾胃，助消化，以增进营养，提高抵抗力，这都是治病治人的要素。

通络法虽是重要方法之一，但不能无的放矢，机械地运用，既要了解"矛盾的普遍性即寓于矛盾的特殊性之中"，又要明确"用不同的方法去解决不同的矛盾"。根据实际情况活用原则，这才能做到"避免了机械唯物论，坚持了辩证唯物论"。

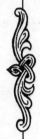

谈中药的相反相成与拮抗意识

我国最早托古人说的《神农本草经》及梁·陶弘景补充《本经》所集的《名医别录》，虽然把药学起源归于神农，但陶氏认为，要取得药学新知，必须注重"田舍试验之法，殊

域异识之术"。"藕皮散血，起自疮丁，牵牛逐水，近出野
老"，他已认识到具有丰富实践经验的方技专家与劳动人民
是新的药学知识的发明者，如"甘草、桔柚止咳，（酸）枣
仁敛汗安眠，陈皮、半夏止呕吐，螵蛸止遗尿、遗精，（薏）
苡仁利水消肿，川楝根皮驱蛔虫"，皆前人之实践经验也。
但其实践经验有简单，有复杂，有偶然，有必然，有可重复
的，有不可重复的。"主观和客观，理论和实践，知和行的
具体的历史的统一"，"实践，认识，再实践，再认识"有待
今后的继续。

配伍禁忌

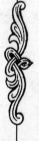

《本经》序录中说："药有阴阳配合……有单行者，有相
须者，有相使者，有相畏者，有相恶者，有相反者，有相杀
者，凡此'七情'，和合观之，当用相须相使者良，勿用相
恶相反者"。这种七情和合配伍禁忌，见于陶弘景《名医别
录》注文之间，例如甘草，以白术、干漆、苦参为之使，恶
远志，反大戟、芫花、甘遂。日本本草学家冈西为人认为，
这些注文是以《药对》为主的。古本《药对》其内容主要是
介绍药物相互之间的畏恶反忌等，并有"相得共疗某病"（即
配合某些药治疗某病）的内容。后者因与畏恶无关，故陶
氏"七情表"中省略了此类资料。《唐书·艺文志》著录"徐
之才《雷公药对》二卷"。徐之才生活年代晚于陶弘景，故
陶氏所引《药对》决不是徐氏所著。自李时珍以下，一般认
为徐氏《药对》是在古本《雷公药对》基础上增修而成的。
而"《别录》引之，非《本经》原文也。"陶弘景云："相反
者，则彼我交仇，必不合宜，今画家用雌黄胡粉相近，便自
暗炉，粉得黄则黑，黄得粉亦变，此盖相反之征。"故历代

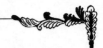

《本草》多有药物相反的记载。如唐·孙思邈云："若不广通诸经，则不知有好有恶，或医自以意加减，药入腹中不能治病，草石相反，使人迷乱，力胜刀剑。若调和得所，犹能安利五脏，于病无所增剧"。意即药乃凶器，有利则无害，诚阅历有得之言。

《太平圣惠方》云："反、恶同用，病既不瘳，遂伤患者，用相须相使者良。若有毒者宜制，相畏相杀者，不尔，勿合用也。"可见相反的最初涵义是，可能产生药性变化的配伍禁忌。故五代《蜀本草》对《本经》文后的七情内容，进行了统计归纳，十八反即来源于这一统计数字。金·张子和《儒门事亲》、明·缪希雍《炮制大法》等，都沿载了十八反歌诀。

金元以来，如张洁古《珍珠囊》的相反药达 59 种；《本草纲目》有 36 种；《本草分经》有 45 种；《本草蒙诠》更提出新的相反，如川芎反藜芦，大戟反海藻、芫花，巴豆反牵牛；清·罗国纲有"黄芪反防风，柴胡反藜芦"之说。

这种看法流传甚广，至今仍有很大的影响。《中国药典》1963 年版规定，"注明畏、恶、反者，系指一般情况不宜使用。"《中国药典》1977 年版，原来的相反、相畏，仍不宜同用。《中国药典》1985 年、1990 年两版，都在凡例十五条中说明："注意项下有禁忌和副作用，属中医一般常规禁忌者从略。"可见这是一个值得重视的实践检验和理性认识、既原则又灵活的问题。

《内经》有原则性的指导思想："病有久新，方有大小，有毒无毒，固宜常制矣。大毒治病，十去其六，常毒治病，十去其七，小毒治病，十去其八，无毒治病，十去其九，谷、肉、果、菜，食养尽之，无使过之，伤其正也。"毒指

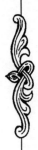

大寒、大热、燥湿偏胜之药，犯胃气，伐中和，即毒性反应也。

对立互补

用药如用兵，有出奇以制胜，相反以相成者。其指导思想亦源于《内经》，"亢则害，承乃制，制则生化"。"亢则害，承乃制"，即言有制之常与无制之变也。这一观点即中医拮抗学说的总纲，也是相反相成之妙用。如东汉张仲景首先在《金匮要略》中，应用相反药物组成两个破禁方剂，如甘遂半夏汤（甘遂、甘草同用），赤丸（乌头、半夏同用）。清·尤在泾对相反的实质，作了深刻的阐述，如注释甘遂半夏汤云："欲其一战而留饮去，因相激而相成也"。语云："若药不暝眩，则厥疾不瘳"，不打破胶着状态，则代谢受阻，此即"制则生化"的道理。清·张璐玉对仲景"赤丸"亦作了剖析，他说："赤丸，乌头与半夏同剂，用相反以攻坚积沉寒……盖药之相反相恶，不过两毒相激，原非立能伤人，后世以为相反之味，必不可同用，陋哉。"但要注意的是，本方方后注云："四味末之（乌头四两〔炮〕，半夏四两，茯苓四两，细辛一两）内（纳入）真朱为色，炼蜜为丸，如麻子大，先食饮，酒下三丸，日再、夜一服，不知稍增之，以知为度"，此诚有毒剧药"方成知约"的传统心法。据统计，含相反药的内服方《千金方》有46方，其中"大半夏汤（半夏附子同用），治胃中虚冷腹满"；"附子粳米汤（半夏附子同用），治腹中寒气胀满"。《外治秘要》45方，其中如"千金半夏汤（半夏与附子同用）治痰饮冷"。

又十枣汤治支满停饮，大戟、芫花、甘遂与甘草同用，"以快下为佳"。胡洽居士治痰癖以十枣汤加甘草、大黄，乃

是痰在膈上，欲令通泄以拔去病根也。《千金》九种气咳欲死方，既有大戟、芫花、甘遂相伍，又有半夏乌头同用，但"捣合蜜丸梧子大，空腹服二丸，日三次，以知为度"。急药缓投，服法是宝贵经验。《太平圣惠方》46方及《和剂局方》，其中如十四味建中汤，于十全大补汤中加附子之热，又加苁蓉之润；加半夏之燥，又加麦冬之凉，"治营卫不足，积劳虚损"，以气血双补之药，驾驭附子以行经，半夏以和胃，使相反相成也。

晋·葛洪云："芫花毒以防风、甘草、桂并解之。"日医鹤冲元逸亦认为："相畏相反之说，甚无谓也，古人制方不拘于此，如甘草芫花未见其害也，其他可知已。"李东垣用消肿溃坚汤加海藻，"治马刀疮结硬如石及瘰疬坚而不溃或溃而不合并皆治之"。李时珍曰："故陶弘景言，古方亦有相恶相反者，仍不为害，非妙达精微者，不知此理。"《医宗金鉴》治瘰疬的妙灵散、消核散等，均以海藻、甘草同用。近世马均祺用"瘿瘤丸，治疗80例甲状腺肿"，刘柏龄"治疗12例颈淋巴结核，认为比不含海藻甘草的方剂疗效满意"。海藻含碘，地方性缺碘的甲状腺肿大，用之是适宜的，它的作用在于病因治疗和软坚消肿，而甘草缓和能保留水分，二药一起局部作用，《本经》云："海藻主瘿气，颈下核，破结散气"，一起全身作用，相反相成也。近人张文元在《中医十八反之检讨》中，收载方剂565个，并对历代医药学家所提出的论点，作了详尽的分析论述，他说反药并用之理，"大抵别为二端，一曰相反并用，彼此牵制拮抗，取其缓和之义。一曰两毒相激，发挥特殊的作用，药性既峻，取效尤速。所谓缓和，殆即今日之拮抗作用；所谓相激，殆即今日的协同作用和化合作用"。

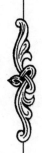

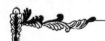
　　然而，中药配伍中有反而不反，畏而不畏者，如黄芪反防风，李东垣云："黄芪得防风而功益大，取其相畏而相使也"，用之固表止汗名玉屏风散，今人屡用之亦无害。在古代《食谱》著作中，常有食物相反的记载，其中如葱与蜜相反，有"蜜加葱，快如风"的传说。1956年湘阴杨林寨农场，劳改犯邹某，乃祖传中医，以葱蜜制成"绛矾丸"，用于晚期血吸虫病腹胀有效。或云，用相反的药治病不怀好意，勒令停用，派余往查，核其配伍之量，认为是无害的，乃取丸与其共同试服3周，未发现毒副作用，如实上报，得以继续使用，对中满型的晚期血吸虫病患者，获得一定的疗效。有些药是本身有毒，如藜芦辛苦寒有毒，为引吐剧药，吐风痰每次量为0.3～0.6克，吐不止则出现昏迷不醒，意志丧失，与防风、瓜蒂配伍，张子和列为吐剂之首，名"三圣散"，并嘱云"以吐为度，不必尽剂"。余友江心正，研究杀血吸虫药，自己试服藜芦3克，吐不止而昏厥，饮以葱汤才醒，此药本身有毒，与上述反柴胡之说，似非必然。张子和用极小量，得吐则止，不可尽剂，这是经验之谈。

　　有畏而不畏者，如《本草纲目》载：巴豆辛温有毒"可以通肠，可以止泻"，畏大黄、黄连，然而得大黄而泻缓，得黄连而毒解。壮马服巴豆油十九滴可致命。《伤寒论》中桔梗白散，含巴豆少许，治"寒（痰）实结胸"，近世用治白喉窒息，可以避免气管切开手术，余在农村行医时曾用此方抢救1例白喉窒息小儿。此药生用性全，熟用性失，吾乡一老医，以患者便秘而开巴豆五钱，煎汤服之，了无便意，亦未中毒。与此相反，亦见采商陆根当"土人参"，炖老母鸡吃以补身体，习惯是以久炖鸡烂，食之无害。1例，丈夫新归，其妻亦用土人参炖母鸡，但其鸡不老而肉嫩，稍炖即

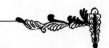

烂，晚上，专给其夫食之。次晨，人不醒，尸已僵，事涉谋杀之嫌。余从医学角度分析，以菌类、苦楝根皮，常因火力不足，服食之后死亡，以旁证之，并令再采土人参如其量，仍炖母鸡4小时，其妇争服之，欲同归于尽却无害。此生熟异其性，非关反畏之说也。

至于"十九畏"，常同用者为人参与五灵脂。《中国药典》1985年、1990年两版，在人参条下只注不宜与藜芦同用。在五灵脂条下，只注"孕妇慎用"，均未提人参与五灵脂相畏。吴鞠通"化症回生丹"人参与五灵脂同用，并非无师之智。徐灵胎治"产后血臌"，以人参五灵脂同用，而瘀下腹平。余治肝胃气痛而中气不足者，常用失笑散（含五灵脂）配人参（党参代），疗效更捷。而五灵脂乃寒号虫屎，首见于北宋《开宝本草》，后人的十九畏中"人参最怕五灵脂"之说，把偶然当必然，是难以置信的。

至于妊娠的服药禁忌，原则上是大寒、大热、攻破有毒之药勿服，但仍宜知常达变，如《内经》云："妇人重身，毒之何如？曰：有故无殒，亦无殒也"。张璐玉云："世人皆以附子堕胎为百药长"，仲景治妊娠"腹痛恶寒，少腹如扇状（好比风吹），当以附子汤温其脏"，主要抓住少腹寒冷如扇状这一阴性体征。否则岂敢轻试。如"内热便结，胎动不安，则用大黄下之以存阴，又为安胎要药"，一属大热，一属大寒，皆体现了"有故无殒，亦无殒也"（即母子均安全）之旨。

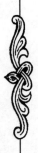

虽然历史经验固然要重视，但《孟子》云："尽信书不如无书"，此言值得深思。如"甘草，以术、苦参、干漆为使"，《药性赋》云："消血杀血于干漆"，如病无血瘀、虫积，甘草何须干漆为使？如"硫黄原是火中精，朴硝一见便

相争"，是指消石（火硝）与硫黄相合，入杉木炭为火药，是我国古代四大发明之一，自然争相焰发。余治1例"缩阴症"，仓卒之间购药难，乃借步枪子弹2枚，取出火药（硫黄、硝石配合），开水冲服，片刻腹中奔响，泻下冷涎约1 000毫升而愈，此亦"有故无殒，亦无殒也"之理。不过朴硝是"水硝"，虽与硫黄"水火不相射"，但前人在《开宝本草》以前，于水、火二硝无明确鉴定区别也。此未言实例，可以存而论之，以上相反与"相反相成"并举以明其义。

实验研究

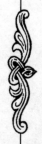

近人想用实验手段来澄清这一有争议的问题。一种意见如窦昌贵认为毒性和疗效是关于中药相反问题争议中的两个重要方面：即一方面相反是配伍禁忌；另一方面是"相反相成"，可用于临床。"从十八反中选取大戟、芫花、甘遂、海藻与甘草配伍，急性毒性实验表明，发生相互作用，而毒性增强，因此从毒性考虑，遂、戟、芫、藻不宜与甘草配伍。但作者亦认为，由于在急性毒性实验中采用的是乙醇浸出液，腹腔注射于小白鼠，与临床给病人口服可能有较大差距，必须考虑制剂、给药方法以及人与动物的差异等问题。"确实，人与动物不同，鼠莽草，人食之而死，羊食之而肥，这是屡见不鲜的事实。

另一种意见是高晓山复习前人有关十八反的各种记载，认为十八反或相反配伍，不是绝对的配伍禁忌，相反并不意味着配合后肯定会对人或动物有机体发生剧烈的毒害。按照前人经验：运用适宜，十八反有可能产生更理想的疗效。"反"，意味着异乎寻常或反常。应注意人体与动物是不同的，限于条件，大多数的十八反配伍实验是在健康动物体进

272

行的，但实验动物与人体有更多的差异。就是人体本身，也还有正邪盛衰的不同，参、芪虽然益人，但对于某些病体可能有害；乌附虽然有毒，对于某些病体却可能有益，这正是我们应寻求的规律。"因从十部清代方书中，找到含十八反配伍的处方85个（除去重复者），这些处方的主治集中于痈疽、瘿瘤、瘰疬、痞积、中风、惊痫等痼疾、险疾（共67方），提示深入研究十八反的应用，有可能为解决某些疑难证提供新的途径。但是在没有全面系统的研究之前，运用相反配伍还应以严肃认真，小心谨慎为是"。

拮抗意识

然而，"相反相成"的拮抗作用，乃自然界一种普通现象，中医学很早就认识到这一作用的存在，并且是中医学的重要组成部分。如《内经》"亢则害，承乃制，制则生化"。元·王安道说："亢则害，承乃制，言有制之常与无制之变也。亢者过极也，害者害物也……既亢，则克胜以平之，承斯见矣。"如热极生风，风生而雨降，此"制则生化"之理也。"盖造化之常，不能以无亢，亦不能以无制焉"，亢害承制之理虽为五运六气而发，推之自然界动植矿物药类，拮抗的存在亦不例外。故林通国认为《内经》"亢害承制"的观点，就是中医拮抗学说的总纲。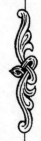

但解决实际问题，仍然在于实践出道理。"没有矛盾就没有世界"，药物中反、恶、畏，远不止十八、十九的已知数，我们要遵循辩证唯物主义和历史唯物主义的精神，去具体地分析全部情况。

如凡药之用，或取其气，或取其味，或取其色，或取其形，或取其质，或取其性情，或取其所生之时，或取其所成

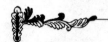

之地，各以其所偏胜，而资之以疗疾，故能补偏救弊，调和脏腑，深求其理，可自得之。

如对剧毒药物的加工炮制，前人积累了许多宝贵经验，一是久煎，如川乌、草乌之类，加包煎 2～4 小时，口尝不麻口为主。如炮制不如法，生用过量则使心脏、呼吸肌麻痹而死，其本身毒性作用是强烈的。余师病虚寒痰喘，郑筱琼老医师给姜附六君汤，一服而平，其中制附子、制半夏反而不反也。一是醋浸烘炒，如芫花、甘遂、大戟，先用水浸透，再用 20% 醋浸泡 2～3 小时后，置锅内文火炒干。通过炮制后，不仅能提高疗效，还能削弱毒性，减少烈性。否则，正如朱橚所说："相反与毒者，制之无法，皆能杀人"（《普济方》）。再就是剂量的大小。《本经》云："有毒治病，先起如黍粟，病去即止，不去倍之，再不去增之，取其以知为度"。金·刘完素制三花神佑丸，含有大戟、芫花、甘遂，用于"除陈莝，洁净府"，丸如绿豆大，初服 5 丸，不知渐增，以取快利为度，名"累进递加法，主观符合客观，就不会贻误病机和影响治疗"。控制药的质与量，是控制毒副作用的关键。但必须理解，"入而增气，物化之常也，气增而久，夭之由也"，制而暂用则砒霜、马钱子是救命良方；无病久服则人参、甘草，乃是戕生毒药。

清·王夫之系统地论述了"相反相成"的辩证法思想，他提出，矛盾双方"相峙而并立""截然分析而必相对峙"的事物是不存在的。如甘草恶远志，《药典》归脾丸既有甘草又有远志；"人参最怕五灵脂"，《药典》化症回生丹既有人参又有五灵脂；官桂畏赤石脂，《药典》女金丸既有肉桂又有赤石脂。《药典》阳和解凝膏既有生川乌、草乌、生附子，又有白蔹、白及，膏药虽属外用，若非相反相成之理，

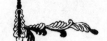

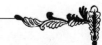

据现代研究，皮肤给药也是可以中毒的，《后魏书》载"匈奴秋收乌头为毒药以射禽兽"（《太平御览·药部》），见血封喉即死。乌、附本身生用即有此剧毒，何待白蔹、白及，配合外用而无害者，正以白蔹之消肿、白及之护膜，缓解其毒性作用也。

近人发现相反、相畏、相恶药间不仅普遍存在拮抗作用这一重要原理，而且利用这一原理组成方剂应用于临床，从应用结果看来，疗效卓著，特别是对于一些疑难病证、沉疴痼疾，因而在这一基础上探索新的抗癌药物，是值得重视的。杨仁斋《直指方》云："有癌疮颗颗累垂，裂如瞽眼（凸出），毒深穿孔，宜急用'地胆'为君"，此药制法与斑蝥同，其毒性亦相类似，现代人有用于治恶性肿瘤。善用药者无拘良毒，如植物药之乌、附、马钱子，矿物药之砒石、水银，动物药之地胆、斑蝥。"必精炮制，慎佐使，量缓急，度病势，而用之百不失一者，上医也"。这里有一个重要原则，即"外因（有害物质）是变化的条件，内因（人的素质）是变化的根据，外因通过内因而起作用"，张景岳云："凡中毒而吐者，当察其所中为何物，如中热毒而吐者，宜解以甘寒之剂，中阴寒之毒而吐泻者，宜解以温热之剂，若因吐泻而脾胃致虚者，又非温补不可"。余曾治1例莽草中毒，某医给黄连解毒汤，吐泻止而肢冷脉微，余曰治病必须治人，乃以四逆汤加人参饲之，夜半肢温脉出，人事清醒而愈。可见中毒是外因，而毒性反应，要重视内因，此相反相成的拮抗意识，而形成的拮抗疗法进一步揭其实质，应坚持认识论的唯物论和认识论的辩证法。

对待中药中的反、恶、畏，也要更新观点，既须重视历史经验，又不唯历史经验论，应在前人正反两方面经验的基

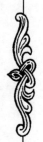

础上，"有所发现，有所发明，有所创造，有所前进"，找出反而不反、不反而反，恶而不恶、不恶而恶，畏而不畏、不畏而畏的规律性东西，更要找出相得益彰，减毒增效的方药，为正确地开展拮抗疗法，提供科学理论依据。

白虎汤类方临证运用小识

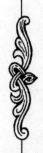

《伤寒论》白虎汤共8条。原文条码据宋本（26、168、169、170〔2〕、176、216、350条，下同）。此外，虽有白虎证的现象而不用白虎汤者1条（25条）。此条"服桂枝汤大汗出，脉洪大者（《玉函经》作'若脉但洪大者'，可从），与桂枝汤如前法"。陆渊雷云："大汗而脉洪大，疑似阳明白虎证，然汗出为桂枝、白虎共有之证，脉但洪大而无烦渴壮热之主证，则非白虎证明矣"（《伤寒论今释》）。故撇开现象抓住本质，仍与桂枝汤，解肌和营卫而汗自止，化气调阴阳而脉自敛，此与下一条同样"服桂枝汤，大汗出后，大烦渴不解，脉洪大者，白虎加人参汤主之"（26条）作鉴别，因为"四大"是白虎汤的主要证治，上条从临界线排疑是借宾定主之法，示人要注意病的本质不要为现象所惑。临证察机要善于在临界线上排疑。然而白虎汤的组成是符合辛凉重剂解热原理的，石膏辛甘大寒以解肌清胃，知母苦润以泻火滋燥，甘草、粳米和胃缓中，此有制之师也。刘完素加生姜3片以济其寒，张锡纯以党参代人参、以山药代粳米，亦甚恰当。如168、169两条白虎加人参汤证，前条有"时时恶风"，类似桂枝汤证，后条有"背微恶寒"，类似附子汤证

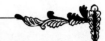

（304 条）。但这都是病的现象，而"大渴，舌上干燥心烦，欲饮水数升"者，乃白虎加人参汤证的本质。为什么出现不协调的症状？汪苓友说："时时恶风者，乃热极汗多，不能收摄，腠理疏，故时时恶风也"。钱天来说："背微恶寒，口燥渴心烦者，乃内热生外寒也，与少阴证口中和而其背恶寒者相鉴别，临证时注意寒热二字，若高热之时，不应寒而恶寒者极须深思"（此热高心弱的表现）。"时时恶风""背微恶寒"等类似阳虚表证，但只要抓住舌上干燥与大烦渴饮水多的主证，就不难确诊。

　　读书识证要注意本校，如"伤寒脉浮滑，此表有热，里有寒，白虎汤主之"（176 条）。宋代林亿云："此云脉浮滑，表有热，里有寒者，必表里字差（误）矣，又阳明一证云：'脉浮迟，表热里寒，四逆汤主之'（225 条）。又少阴一证云：'里寒外热，通脉四逆汤主之'。以此表里差并明矣"。通过林氏本校可见里有寒当作里有热，即表里俱热之意。也可以从反证说明这一问题。如"伤寒脉滑而厥者，里有热，白虎汤主之"（350 条）。程知说："滑则里热，云脉浮滑则表里俱热矣，厥阴条中'脉滑而厥，里有热也'可证此条非里有寒明矣"。此种表里俱热，将导致郁热之邪在里，阻绝阳气不得畅达于四肢而厥，所谓"热深厥亦深"。当知有口燥舌干之证，与"口伤烂赤"相照应，此证刘完素云："或失下热极，以致身冷脉微，而昏冒将死者，当以凉膈散宣发郁热，养阴退阳，蓄热渐以消散，则心腹复暖"（《伤寒直格·主疗》），正体现"脉滑而厥"、"热深厥深"之旨。也应与下一条"手足厥寒，脉细欲绝者，当归四逆汤证"（351 条）作鲜明对照。

　　审证求因要在错综复杂中抓住主要矛盾，如"三阳合

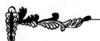

病"既有"身重"的太阳证，又有"难于转侧"的少阳证，更有"腹满谵语"的阳明腑证，应怎样处治？要抓住"口不仁而面垢"气热薰蒸的表现和"若自汗出者"这一白虎证的特征而以"白虎汤主之"（219条）。金飙骤至，热顿除而汗自止。

　　有适应证必有禁忌证，白虎汤也不例外，如"伤寒，脉浮发热无汗其表不解，不可与白虎汤；渴欲饮水无表证者，白虎加人参汤主之"（170条）。这条非常重要，特别是针对时弊而言，有许多外感热病，风寒暑湿之邪郁而为热，应该是"体若燔炭，汗出而散"（《素问·生气通天论》）。若忽视此理，以为是"炎症""病毒"，开手即用苦寒杀菌、清凉解毒以求退热，反复使用，结果挫伤了人体的自然疗能，病不愈而反剧。仲景此条之示禁与"病在阳，应以汗解之，反以冷水噀之，若灌之，其热被劫不得去。弥更益烦，肉上粟起……文蛤散主之"（141条），不啻为此等殊途同归的疗法作一生动的写照。可知这种冷水疗法，对于邪尚在表须从汗解的太阳表热阶段，是不适宜的。以此推之，现代的物理降温法如冷敷头身等也只宜暂用于阳明里热的高热阶段，如恶寒无汗的表热阶段也是不适宜的。噀灌变症的救逆法，原文用一味文蛤散，柯韵伯说："此等轻剂，恐难散湿热之重邪。《金匮要略》云：'渴欲得水而贪饮者，文蛤汤主之'。即大青龙汤去桂枝加文蛤"，审证用方，"则此散而易彼汤为宜"，柯说诚是。"皮上粟起"为水寒外束，非麻黄不解，"弥更益烦"为郁热内伏，非石膏不除，与大青龙汤外寒内热证，同一机制而小其制，且为麻杏甘石汤证到白虎汤证指出了演变规律，即麻黄证失治则发展为大青龙证，大青龙证失治则发展为白虎证，如汗下误用，则可出现"汗出而喘，无大热"

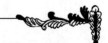

邪热壅肺的麻杏甘石汤证。这些方治，清里以达表，石膏是首选。即使在"其表不解，不可与白虎汤"的同时，仲景还明确地指出"渴欲饮水无表证者，白虎加人参汤主之"（170条）。谁说仲景只能治伤寒不长于治热病？热病属于广义的伤寒，观白虎汤的加减即可窥其鳞爪。如《金匮要略》云："太阳中热者，暍是也，汗出恶寒身热而渴，白虎加人参汤主之"。没有比较就没有鉴别，如"汗后恶寒，身冷不渴者，芍药甘草附子汤主之"（68条），"汗出恶寒，身热而渴者，白虎加人参汤主之"。可见辨证不是孤立进行的，白虎证之恶寒，正如尤在泾所说："热气入则皮肤缓，腠理开，则洒然寒"，其实质是表里热炽，与伤寒恶寒者不同，与168、169条之"时时恶风""背微恶寒"的病机是相同的。

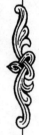

仲景用白虎汤可谓已尽察机应变之能事。在《劳复篇》提出"伤寒解后，虚羸少气，气逆欲吐，竹叶石膏汤主之"（396条），此即人参白虎汤去知母之苦润，加竹叶、麦冬之甘寒，半夏之和胃降逆，为热病后"保胃气，存津液"之良方，其配伍之妙，石膏配人参，气阴兼顾，麦冬得半夏则滋而不腻，叶氏养胃汤从此悟出（《临证指南医案·脾胃》）。前于叶天士的许叔微，治一人，季夏时，病胸项多汗两足逆冷，医者不晓，杂进药，已经旬日，叔微诊之，其脉关前濡（湿遏），关后数（热伏）（《难经·五十八难》），此暑湿相搏，是名湿温，先以白虎加人参汤（治暑未治湿），次以白虎加苍术汤（暑湿同治），头痛渐退，足见温，汗渐止，三日愈"（《普济本事方》）。可见伤于风者，上先受之，伤于湿者，下先受之，"两足逆冷"，是白虎苍术证的特点，所谓"独处藏奸"是也。后于许叔微而善用白虎汤者，其吴鞠通乎，他治"太阴温病，不可发汗，发汗而汗不出者，必发斑疹，汗出

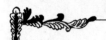
过多者必神昏谵语，发斑者，化斑汤主之"(《温病条辨·上焦篇》)。发斑属血热，此证气血两燔，故以白虎汤加玄参、犀角，清营解毒以化斑。可见白虎汤之加味，从湿遏热伏之治到卫气营血之辨，此非方之灵，实善用白虎汤者得仲景之心法也。

但传形者多，传神者少。如1995年石家庄乙脑流行，诊为暑温之偏于热者，用白虎汤治之良效，次年长沙乙脑流行，按石家庄经验用白虎汤治之不效，察其原因，时在六七月间，当地雨水多，导致本病暑温之偏于湿者，李星鹄老医师用藿香正气散加减以治湿遏，他的秘诀是"不关门"，用卧地泥疗以治其高热，其理由是吸热而不冰伏。36例按法治之，2～3周全部治愈出院，无1例死亡及后遗症。此非方之不灵，实用之者不审证求因也。

然而，白虎汤之主药为石膏，故后人有专门研究用石膏而名著者，清·陆定圃《冷庐医话》载顾松园治热深厥深、王孟英《温热经纬》载余师愚治热疫均能独树一帜。近代孔伯华亦善用石膏，是从燥、渴、喘、呕4症着眼，在他的著作《时斋医话》中讲述很详："谙石膏之疗能，其体重能泻胃火，其气轻能解表肌（解表清热），生津液，除烦渴，退热疗斑，宣散外感温邪之实热，使从毛窍透出。按邹润安云：石膏随击乃解，纷纷星散而丝丝纵裂，无一缕横陈，故其性主解横溢之热邪也"(《本经疏证》)。其性之凉并不寒于其他凉药，但其解热之效，远较其他凉药而过之，治伤寒头痛如裂，壮热如火，尤为特效并能缓中益气，邪热去，中得缓而元气回，治肺热、胃热之发斑或热痰凝结更是要药。无怪乎徐亚枝谓"伤寒脉浮滑，此表有热，里有寒"之白虎汤证，"里有寒，寒字当痰字解，与滑脉相应，于义较协"。王

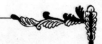

孟英谓："徐君此解可称千古只眼"(《温热经纬·余师愚疫病篇》)，与孔说"热痰凝结"之病理产物，亦无不合。民间治"火伤风"目赤心烦，用灶心土烧红置钵内，加入栀子、石膏淬水澄清，服之良效。可见读书之要，博采之多，在于活学活用，用石膏如此，用麻桂、硝黄、附子、干姜亦莫不如此。南齐·褚澄说："博涉知病，多诊识脉，屡用达药"(《褚氏遗书》)。这种可贵的治学经验，对我们今天发掘、整理、提高祖国医学来说，仍是大有裨益的。

经方妙用发微

物理学家杨振宁博士说："今天的中医，不只是在中国社会，在西方也有重要的地位了。中医对于人的身体的了解，总结出几个字'阴阳、表里、寒热、虚实'，阴阳……是中国文化传统最典型的思想方法。"无疑，这是指汉代经方医学家张仲景在其所著《伤寒杂病论》中总结出的"八纲辨证"，其在《太阳篇》提出："发热恶寒者发于阳也，无热恶寒者发于阴也"(7条)，这显然是感受外邪，以人的不同素质反应作为判断依据的。清·柯韵伯所著《伤寒来苏集》根据《玉函经》将本条列为全书总纲，是得到后之学者认同的。《难经》伤寒有五，属于广义的，仲景伤寒学亦属于这个范畴。语云："百病皆从'伤寒起'"("寒"字意味是"邪"字)。四时百病无论是感冒或感染，都有一个恶寒发热的前驱症状，即有"发热恶寒"或"无热恶寒"，但发热恶寒是机体强的反应，无热恶寒是机体弱的反应，辨病必须辨

人，清·徐灵胎说："天下有同此一病，而治此则效，治彼则不效，且不唯无效，反而有大害者，何也？则以病同而人异也。"辨病常为现代医学所重，辨人常为传统医学所重，"此原子论与元气论的思想体系不同也"。因而现代医学着眼于病因治疗和对症治疗，传统医学则着眼于整体调节和辨证论治。

然而，辨证论治是有机的。仲景经方的理法方药与此是相适应的，故华佗见之曰："此真活人书也。"晋·太医令王叔和整理本书序曰："此对病真方以防世急。"唐·孙思邈在其所著《千金翼方》录其条文曰："此江南诸师秘而不传者。"我们要从马克思主义哲学的整体性、综合性、系统性角度去研究仲景《伤寒论》《金匮要略》中的经方证治，以体现其治病治人"阴阳平衡""整体调节"的特色。

由于疾病是一个邪正抗争的辩证过程，它决不是静止孤立的，而以运动和发展为主要特征。《伤寒论》辨病辨证特点是形式逻辑与辩证逻辑熔于一炉的一部医学实践论之楷模，它首开中医辨病辨证论治方法的先河，并为临床医学研究与发展奠定了病证统一论的"同病异治，异病同治"的以辨证论治为主要特色的理论基础。我们应该努力还它以本来面目，重视按自身规律发展中医，使逻辑思维的辩证法向着学术研究与临床医疗的深度和广度开拓。例如，西医辨病利用现代科学仪器对人体的局部病变明察秋毫，而其治疗针对病因，使用不分寒性热性的化学药物，投于阳性体质的患者则消炎抗菌的疗效可达 100%，若投于阴性体质的患者，则其无效率可达 90% 以上，问题在于治病不治人，辨病不辨证。

但病、证、症、药的有机联系是相关的。著名西医学家

张孝骞认为"病是全过程，证是病的阶段分析，证是症表现的综合"，"中医的临床特点是辨证论治，疾病的变化无穷，粗略地用病名来分类，是不易穷其变的。但中医学的辨证，就是从错综复杂的疾病现象，寻找关键，审察病因，通过分析归纳，使之条理化、系统化，从而得出治疗依据。"如伤寒太阳病，"头痛，恶寒，发热，脉浮紧"，辨证属风寒外束，郁而为热，辐辏于上部而头痛，根据《内经》"体若燔炭，汗出而散"的治法，用发表药则恶寒去，汗出热解而头痛除，如果不按上述辨证方法用药，但见其壮热神烦，而用物理退热法，"以冷水灌之若噀之"（以冷水喷于面部）或者用冷罨法，使皮肤被遏，汗腺收缩，"则弥更益烦"，违反了"顺势疗法"的原则，此治病不治人，整体疗法与只见树木，不见森林的局部疗法之所以不同也。中医宏观辨证，从整体调节，其组方必四气五味、升降浮沉与机体素质相适应，抓住有机辨证的核心则"药随病变，病随药愈"矣。观于此，则历代医家莫不以经方为典范。兹举其既辨病又辨证的临床治验以示一隅。

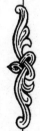

（1）163医院老药工有冠心病史，因劳累突然发生心悸痛，其人"叉手自冒心"，口呼肉桂，该院陈奉觞老医师会其意，诊其脉微缓，舌质淡红，苔白滑，以其痛时喜按，断为心阳虚脉络失温煦之虚痛，用桂枝甘草汤（桂枝10克，炙甘草5克），1剂而缓解。此从偶然的口呼肉桂，到必然使用经方而效如桴鼓，此桂枝之强心通脉，甘草之缓和急迫，所谓"礼失求诸野"是也。

（2）清·徐灵胎说："桂枝汤外证得之解肌和荣卫，内证得之化气调阴阳。"近人总结为"调营卫，建中气"6个字。金树武治1例，女孩，12岁，近两个月来排尿时经常

昏倒，医院检查无癫痫等阳性体征，诊断为"排尿性晕厥"（这是以症状为病名）。就诊于中医，神志清楚，舌质淡红，苔薄白，脉弦缓，诊为"厥证"。辨证属《伤寒大论》所云："阴阳之气不相顺接便为厥"，用桂枝汤3剂而愈，未复发。此桂枝汤调和阴阳，顺接上下，通达内外，又在于建立中气，故能治厥。

（3）桂枝加芍药汤。治疗1例，男性，中年患者，阑尾炎手术后遗留腹痛33年。因术后发生肠粘连，腹痛不止，又做第二次手术，术后仍不见好转，伴肠内积气，腹鸣。查体可见其腹部因手术而绷紧，有压痛，因积气而稍胀满。患者服桂枝加芍药汤（桂枝9克，白芍18克，炙甘草6克，大枣5枚，生姜9克）1周后，长期遗留的腹痛开始减轻。共服药1个月后腹鸣、腹痛均消失。此桂枝化气调阴阳，加重芍药，《药征》云"芍药主治结实而拘挛"，所以能解除顽固的久痛。又1例青年女性患者，每次经期下腹及腰部均感疼痛，第一天最重，必须卧床休息。其面色不佳，脉弱，手足冷，全身倦怠，呈起立性头昏，腹部脐下两侧有抵抗压痛，舌无苔而润。患者月经期用桂枝加芍药汤3个月后，始终未发生痛经。此与上条病异而证同，故异病同治而俱效。（《中国中医药报》2000年2月23日）

（4）柯韵伯云：麻黄汤治"冷风哮喘"。姜春华治1例，女，46岁。咳喘已7年，近受风寒侵袭，胸闷窒塞，呼吸不利，喘咳多痰，喉间作水鸣声，苔白，脉软，以麻黄汤（麻黄6克，桂枝9克，杏仁9克，炙甘草6克）加厚朴9克，服2剂咳喘减轻，原方去厚朴，加陈皮，又2剂咳止喘平，呼吸通畅而愈。按仲景《伤寒论·太阳篇》云：麻黄汤亦重"无汗而喘"。李时珍云："麻黄汤亦肺家专药"，冉雪峰说：

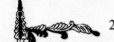

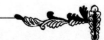

"麻黄含麻黄碱，难溶于水，杏仁含氰酸，二者合用氰酸有溶解麻黄碱的功能，古人二者每合用，何以体会到此？这与现代科学实验暗合，足证古人经验，未可忽视。"近日《参考消息》广告"反反复复咳喘病"，问题在治标不治本，治病不治人。清·尤在泾总结一条经验："哮喘病发时治肺，平时治肾。治肺宜用麻黄汤，治肾宜用《金匮》肾气丸。标本兼治，治病治人，则疗效巩固"。作者遵而用之，信然。

（5）语云："无汗不得用桂枝，有汗不得用麻黄。"而《伤寒论》云："发汗后，不可更行桂枝汤，汗出而喘，无大热者，可与麻杏甘石汤（麻黄5～12克，杏仁10克，炙甘草6克，生石膏24～30克）。"汗出而用麻黄，无大热而用石膏。后世多用本于麻疹、白喉所并发之肺炎屡拯危笃而每收良效，其理由何在？此辨证用药之微妙也。本证为表邪已解，热壅于肺，肺气闭郁所致，其特征既不属于太阳表证，又不属于阳明里证，唯肺热气壅为急，喘息为主要见证。故用麻黄散肺邪、杏仁降肺气、甘草缓肺急、石膏清肺热（喻嘉言语）。临床凡肺热气壅之证，不拘麻疹、白喉……放胆用之，皆收舍病从证之效。

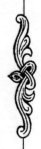

（6）这样违反常规用药是偶然命中，还是有必然因素？答复是有必然因素。如《伤寒论》云："伤寒，瘀热在里，身必发黄，麻黄连翘赤小豆汤主之。"此《内经》"伏其所主，必先其所因"之治也。近贤刘渡舟治1例，男，20岁，周身泛起皮疹，色红成片，奇痒难忍，用手搔之而划线成痕高出皮面。服疏风清热药不效，微恶风寒，小便短赤不利，舌苔白而略腻，脉浮弦，辨为风湿客表，阳气拂郁而有郁热发为黄疸之可能。用麻黄连翘赤小豆汤（麻黄6克，连翘6克，杏仁6克，以桑白皮易梓白皮15克，赤小豆15克，大

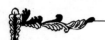

枣5枚,生姜6克,炙甘草6克),仅服2剂微见汗而瘥。按:此"瘀热在里,身必发黄"的前瞻性用药,此例身奇痒者因胆汁逆流入血,发黄疸之先兆也。刘氏识其证,故用麻黄连翘赤小豆汤的阻截疗法,使汗尿利湿热化,消黄疸之患于无形也。

　　近人张东军用此方治疗全无黄疸表现的"疮毒内攻性"急性肾炎,其特征是先有皮肤疮毒,用药涂洗,一夕疮毒消而全身浮肿,尿检蛋白(+++),红细胞、白细胞、脓细胞阳性等。单用激素和利尿药,肿消而复起。中医辨证颜面、下肢浮肿,小便量少色如茶褐,舌边尖红,苔黄而腻,脉濡滑。尿常规检查:尿蛋白(+++),白细胞3~5/HP,红细胞1~2/HP,颗粒管型0~1/HP。证属湿热瘀阻,治以清热利湿解毒的麻黄连翘赤小豆汤(方中麻黄10克,连翘15克,赤小豆30克,桑白皮12克,杏仁10克,生姜改用姜皮5克),连服5剂,尿量大增,肿消大半,尿常规检查:蛋白(++),其余正常。易方善后,肿消,而疗效巩固。或问,仲景治黄疸之方用来治肾炎,病异而证不同,收到如此速效何以解释?曰:仲景经方,辨证论治,不仅在于临床症征,而且深入到病因病机,如黄疸与肾炎虽临证表现不同,而湿热瘀阻的病机相同。这就是《内经》"伏其所主,必先其所因"的最好解释。

　　或问,此方治急性肾炎疗效敏捷,可不可以治慢性肾炎?曰:否。肾炎的病名虽同,急、慢的时间概念不同,因而应变的机体是不同的。其化验检查,肾炎同,而临床表现不同,此以"始传热中(急性),末传寒中(慢性)",应变的机体则因人而异。"急则治标,缓则治本",处方用药是不同的。

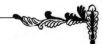

（7）吾乡老中医彭国俊治 1 例慢性肾炎，男，60 岁，在外地反复治疗无效而归梓里。彭老诊之，全身浮肿，目不能睁，幸喜日食三餐，便溏而尿少，但形寒肢冷，无汗畏冷，口喜热饮而不能多，喘咳端坐而不能卧。舌质淡白，苔滑腻，脉弦细而沉。断为阳虚水泛而夹外寒，拟方用《金匮要略》的桂甘姜枣麻辛附子汤。方中麻黄 60 克，桂枝 30 克，生姜 60 克，细辛 15 克，附子 30 克，大枣 12 枚。水煎代茶饮。一医见之曰：此年高体弱万不可服。彭老说，前医病重药轻，不足以开鬼门，洁净府，更不能调阴阳，转大气，所以成了胶着状态。我今留此以观其效。乃坐患者于围椅，并护以棉被，前置火炉，用砂锅煎药，患者口干以小盅时时取饮，旁人认为，汤含姜附，服之口干必甚，谁知附子蒸腾阳气，生姜刺激唾液，饮之反能止渴，此经方之妙也。日夜小量进药，三餐助以热粥，连服 3 剂后，其人发热汗出，大小便均利，患者感到眼可睁开，心下如盘之气渐消，喘咳止，如上法又服 3 剂，汗尿继续，浮肿全消，只足背仍肿，能起居自如。人问病重速效之故，彭老说，《金匮》云"阴阳相得，其气乃行，大气一转，其气乃散"，通过用药调动本身"开门、洁府"的自然疗能，剩余足背微肿，乃以温阳利水的真武汤加黄芪 30 剂善后。此例即"对病真方以防世急"的解说，还在于灵活地使方，而不是机械地使于方。方外之法在于用围椅以避风，用棉絮以保温，少饮多餐以急药缓投（刘河间法），利用热粥以促进新陈代谢，此医者独具匠心，立于不败之地也。

（8）如急慢性肾炎临床症状消失，而尿蛋白迁延不除，成为愈而未愈的症结，因而存在着尿蛋白增高与血红蛋白降低的矛盾，怎么办？已故名医岳美中采用黄芪建中汤的黄芪

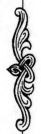

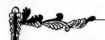

以大剂量30~60克消除尿蛋白，近人研究黄芪配当归以补充肝脏的血红蛋白，从而解决尿蛋白损失问题，即培后天以养先天之建中法也。

（9）或问，经方真顶用，能不能抢救更急之危证？作者19世纪50年代初在家乡行医，夜诊1小儿喉痹，视之乃咽白喉（当地有白喉流行），距城市远不能行气管切开术，因忆著《皇汉医学》的日医汤本求真云："白喉性呼吸困难，乃《伤寒论》三物白散之适应证也"。幸病家即是药店，迅取桔梗、贝母各1钱（3克），巴豆3分（1克）研细米饮调黄豆大，用竹管装药，压舌根缓缓送下，患儿摇头努目，手足乱动，其父母惊叫，余曰无妨，顷刻间，呕出痰涎浊水半盂，额上汗出而啼哭有声，又顷刻大便排出臭水半盂，全身汗出而热降，口呼要喝粥水。余曰：此《内经》所谓"大小便利则实者活"，"粥浆入胃则虚者活"之断语也。诊之，咽腔白膜已随呕吐而消失，但心尖搏动应手，脉细数，舌红口干，继用《金匮要略》百合地黄汤（百合20克，生地黄20克），以养心肾肺胃之阴，坚持10剂，预防已见苗头之白喉后期并发的心肌炎，1个月后随访，疗效巩固。

（10）用药如用兵，兵贵神速，作者治1例，男，46岁，患大便秘结7日，屡服硝黄，大便不通而腹胀如鼓，渐至食入则吐，呈大粪气味，体温38.5℃，当时在场的省防疫大队长说，按西医的临床诊断，属低位肠梗阻，要速送长沙手术，患者哭拒，转求中医设法。据症征分析属中医的"关格证"——关则不得大小便，格则呕吐逆。"关"是病之本，"格"是病之标，乃用《金匮要略》之备急丸（干姜、大黄各14克，巴豆7克制成丸如梧桐子大小）取20粒研细溶于加温的植物油中，用30mL灌入大号注射器中，令患者取侧卧

288

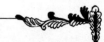

位，露出肛门，将注射器头套上橡皮导尿管，涂以凡士林，送入直肠深处，嘱病人尽量忍便，约20分钟腹中雷鸣，急索便桶，先粪后尿倾盆而出，汗出热退，腹胀消失，酣然入眠。半日醒后，呼口干心烦，此巴豆之副作用也，给以参连汤解之。次日食进人安。此由宿食滞留不化，结于肠间，气道不舒，阴阳反乱是也。《本草纲目》载：巴豆辛热有大毒，生猛熟稍缓，可升可降，能止能行，开窍宣滞，去脏腑之沉寒，为斩关夺门之将。以上2例急症用之，乃拨乱反正之法也。但必须谛审病机，注意药量。

（11）19世纪60年代初余在湘潭专区人民医院中医病房工作时，一日傍晚有两个腹痛病人来就诊，分别检查为急、慢性阑尾炎，急者送外科，慢者送中医病室，结果送时出错，急者送至中医室，我说"既来之则安之"，症见患者向左侧卧，缩其右足以手护马氏点（呈急重病容），压痛及反跳痛剧烈，按之出现惊异状。发热汗出（痛甚），微恶寒，已5日未大便，舌红苔黄，脉沉紧。中医诊断为"缩足肠痈"，血常规检查尚未送来，迫不及待，即书大黄牡丹皮汤（大黄10克，冬瓜子30克，牡丹皮8克，桃仁8克，芒硝10克）加红藤30克，上半晚服一煎，凌晨一点排下大便，痛即减轻，再进第二煎，天明又大便甚多，痛渐缓解，热已退尽。化验报告单从外科转来，证明急性阑尾炎与临床诊断相符，观察1天，血常规、体温正常出院。外科护士将此方抄去，次日来报，慢性阑尾炎服之无效，因此将病人转来。余诊之，腹皮急，马氏点隐痛，按之软，无剧痛，肠无积聚，身无热，面黄白，四末冷，舌质淡红，苔白滑，脉弦带数，此属肠痹，乃用《金匮》薏苡附子败酱散（薏苡仁30克，附子5克，败酱草10克）加红藤30克治之，3剂而

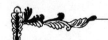

肢温痛止。或问《金匮要略》"胸痹缓急者薏苡附子散主之"，今慢性阑尾炎亦用薏苡仁、附子何以解释？曰痹者，闭也，彼治胸痹而喘息不宁，此治肠痹而二便失调，薏苡仁、附子治整体，又加败酱草以治局部，可见经方上下可用变化如龙。

（12）经方复方的运用。1例肺脓疡，男，21岁，因受寒饮冷患咳嗽胸满。曾用《千金》苇茎汤等久治不愈，时出浊唾腥臭，吐脓如米粥，吐出脓痰量多，沉于水底，臭气溢于户外，咳逆上气，但坐不得卧，低烧不渴，形寒喜热饮，大便微溏，小便清长，舌质淡，苔白滑，脉弦细，诊属冷性脓疡，治宜温肺宣痹、排脓化浊。方药用《金匮》甘草干姜汤、薏苡附子散、皂荚丸复方共6味：炮姜5克，炙甘草5克，薏苡仁20克，附子5克，皂荚3克，大枣5枚。组成温肺、排脓、去浊、促进新陈代谢之经方复剂，此方连服5剂，吐出大量脓痰，形寒减，低烧退，精神振，食纳增。原方去皂荚，加白豆蔻4克，杏仁10克，藿香10克，佩兰10克继进5剂，形寒消失，痰渐少，臭渐除，改用香砂六君子汤善后而愈。按：此方皂荚之用似非常例，然而《金匮要略》云："治咳逆上气，时时吐浊，但坐不得眠，皂荚丸主之"。此脓疡与痰饮病名虽不同，而证候的表现相类似，亦正如尤在泾所说"吐浊（脓）不尽，则其本有固而不拔之势，不迅扫之不去也。皂荚味辛入肺，除痰之力最猛（排脓之力亦猛），饮以枣膏安其正也"。此主以甘草干姜汤、薏苡附子散，一以温肺，一以缓其胸痹。经方活用，辨证而施，所以良药建功。

（13）寒热无定时者往来寒热也，寒热有定时者疟疾也。前者乃邪在半表半里以小柴胡汤主之，后者属疟原虫为患，

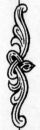

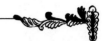

自抗疟西药应用以来固然疗效显著，但穷乡僻壤仍靠中医治疗，其传统经验是用经方小柴胡汤（柴胡15克，半夏10克，黄芩5克，党参12克，炙甘草5克，生姜6克，大枣5枚）加常山（酒炒）10克，草果（面包煨）6克，喻嘉言称屡效。余治1妇，32岁，来自疟区，寒热有定时，血检疟原虫阳性。每日下午先寒后热约4小时，汗出而解，胃脘痞闷而头晕恶心，舌质淡红，苔白滑，脉弦滑，此王孟英所谓"正疟"。与小柴胡加酒炒常山10克，面煨草果10克，于疟发前2小时服之，服后片刻呕出痰涎约500mL，疟发减轻，时间缩短。次日发作前给第二剂，又呕出痰液约200mL，胃痞恶心已消失，发作更轻，服药3剂，不再呕涎而疟疾未发。乃给鸦胆子去壳，用龙眼肉每包4粒，于3次饭后一刻钟每服3包（日服36粒），连服1周，疟愈。查疟原虫转阴，以香砂六君子汤善后而疗效巩固。语云：无痰不作疟，又称"疟为脾寒"，前者不是病因而是病果，后者是受病机体的功能减退。本方小柴胡和表里寒热以调整机体，加常山吐出痰涎以清除病理产物，草果温脾寒以恢复消化功能，鸦胆子极苦，治痢治疟都属原因疗法，显示了"异病同治"的中药特色。

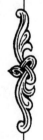

（14）《金匮要略》云："血痹，脉阴阳俱微……外证身体不仁如风痹状，黄芪桂枝五物汤主之。"尤在泾曰："不仁者肌体顽痹，痛痒不觉如风痹状，实非风痹也。"鉴别在于"风痹则痛，血痹则麻"。

1例小学教师，因语言过多而伤气，加之外被微风，双下肢麻木而不痛，足履地如踩棉絮，摇摇欲坠。西医院检查为肌皮神经炎，用维生素治之，时效而反复发作。因求治于中医，余诊其少气懒言，双足有冷感，麻木如隔靴搔痒，眠

食尚可，舌质淡红，脉尺寸俱微弱，宜和营之滞，助卫之行。方用《金匮要略》黄芪桂枝五物汤加附子、薏苡仁，即黄芪 24 克，桂枝 10 克，白芍 12 克，生姜 12 克，大枣 5 枚，附子 5 克，薏苡仁 15 克。每日 1 剂，外用杉树皮 60 克，艾叶 40 克，附子 10 克煎汤晚上洗足，内外兼治，7 日后足冷和麻木减轻，行走落到实处，原方继服 20 剂后精神充沛，语言有力，双足麻痹冷感痊愈。此方和营卫升阳气主逐水湿之痹，通过整体疗法以改善局部，不拘于神经炎这一诊断也。

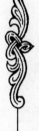

（15）已具有两年冠心病史的张某，女，55 岁，因劳累患冠心病，近来加剧，西医院诊为心肌劳损，心电图检查ST 段下移。发作时胸闷气短，胸闷如石压，提气不上，出气不匀，甚则头晕旋转，夜间平卧则心怀恐惧，心慌心忡常须迅速坐起，且夜间尿多憋不住。舌质淡红，苔薄白，脉弦心律不整。此属冠脉流量不畅，心肌缺血（心悸）。因而影响脑部缺血（头晕），形寒肢冷属脾肾阳虚，夜尿多即其明证。治宜附子理中汤，即人参 10 克，白术 10 克，附子 6 克，炮姜 6 克，炙甘草 5 克，加黄芪 30 克，远志 4 克，酸枣仁 15 克，山药 15 克，杜仲 15 克，补骨脂 4 克，肉桂 2 克，益智仁 4 克，鸡内金 6 克。服 14 剂后，上述诸症均缓解，惟头晕、夜尿不舒，效不更方，原方加天麻、枸杞子，又 14 剂，痊愈。即以本方制成丸剂续服以巩固疗效。此温脾肾之阳，重用黄芪以畅通冠脉流量，以解决心脑供血不足的问题，乃围魏救赵之整体调节也。

（16）风湿热导致的精神失常，伴多动证。患者王某，女，9 岁，屡患扁桃腺发炎充血。出现长期发热，小关节肿痛，皮肤红斑，经西医院检查：抗链"O"阳性，红细胞沉

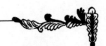

降率增快，诊断为风湿热，给予抗感染及激素治疗，热退而反复发作，迁延不愈已1年余。就诊时，面虚浮，巩膜青紫，脉络充血，皮肤潮红，盗汗，心烦不安，夜梦惊叫，手足作舞蹈状，日间也有伴无意识动作，关节游走作痛，皮肤间常出现红斑，爪甲淡紫，食欲差，大便干结，3~4天1次，小便黄，舌质红，舌尖有赤刺，苔薄黄，脉细数，率112次/分，属阴虚内热，其病在络，徒用刚剂治风湿无益反害，宜养阴息风，清润通络，用《金匮要略》百合地黄汤结合防己地黄汤加减：生地黄24克，百合15克，防己12克，甘草3克，牛角60克（先煎4小时）、丹参12克，赤芍10克，薏苡仁12克，蚕砂1克，夜交藤15克，桑枝15克，连服10剂，发热止，红斑消失，关节痛缓解。复诊夜仍惊叫，但已减轻，原方去薏苡仁、蚕砂加重夜交藤至30克，酸枣仁15克，再服10剂，夜眠安静，盗汗止，多动不明显，大便仍两天1次，舌红不干，脉弦细，率80次/分，原方去防己、夜交藤加制何首乌，又服20剂，愈后复学，疗效巩固。《金匮》防己地黄汤治"病如狂状，妄行独语不休"，用于风湿热，夜惊舞蹈亦收到满意的疗效，真匪夷所思。

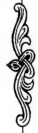

（17）如《伤寒论》五苓散，原只用于利小便、解伤寒、利暑湿，而衡阳曾世荣著《活幼新书》，用此方于惊风痰搐，胡省斋因其子惊风得愈，问之曰："五苓散何以愈此疾乎？"世荣曰："此方内有茯苓可以安心之神，泽泻导泻小便，小肠利而心气通，木得桂而枯，足能犯肝之气，而风自止，所以能疗惊风。"省斋深然之，此治病治人，调整机体法也。湖南医科大学教授虞佩兰，治儿童脑水肿而颅压高致昏迷者亦用五苓散，利尿而醒迷则同属此理也。

近世伤寒专家李克绍治1患儿多饮多尿，在当地医院检

查尿比重为 1.007，诊断为尿崩症，治疗无效。诊见神色脉象无异常，惟舌色淡有白滑苔，像一层薄薄不匀的浆糊，因思此证可能是水饮内结，阻碍津液的输布，所以才欲饮水，饮不解渴，其多尿只是多饮所致。能使不渴少饮，尿量自然减少，乃与五苓散（白术 12 克，茯苓 9 克，泽泻 6 克，桂枝 6 克，猪苓 6 克并服）3 剂而愈。按：舌苔白滑是辨识水气内停的一个特征。如消渴舌红少苔，脉细数者，为阴亏液少，本方是禁用之剂。消渴，舌红少津多见，苔白水停少见，所以辨病必须辨证。

（18）《金匮要略》的下瘀血丸由䗪虫 30 克，大黄 20克，桃仁 10 克组成，研细炼蜜为 4 丸，每服 1 丸，黄酒煎顿服。原治"产后腹痛，干血着脐下者"。日医稻叶克礼著《腹证奇览》云："有瘀血着脐下，则小腹急痛不可忍，甚则手不可近者本方之所主也。"《己戊丹方》云："狂犬咬伤后，即以此方丸剂黄酒煎，连渣服之，每日 2～3 丸，服后大便下如鱼肠瘀物者为验，连服数日，直至大便下微溏色黄者，为一监视巡诊期，暂停六七日，再服再验，看所下物，以无瘀物如鱼肠杂者为止，若非狂犬咬，则服药后决无瘀物，若有瘀物者是狂犬毒之证也。"余与肖梓荣老中医会诊 1 例狂犬咬伤，证见十指螺纹有充血点，舌质青紫，结膜黯红，已出现恐水症状，同主上方，数剂下如鱼肠瘀物，至大便转黄稀无瘀物，止药，愈后未复发。吴兴叶橘泉云："此方曾试用多例果验。"是信而有征的。

（19）《金匮要略》黄芪建中汤即小建中汤加黄芪（黄芪20 克，桂枝 6 克，白芍 12 克，炙甘草 5 克，生姜 6 克，大枣 5 枚、饴糖 60 克）"治虚劳里急俱不足"。日医和田氏曰："诸不足者，气血均不足也。"此方即小建中汤加黄芪，《苏

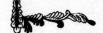

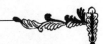

沈良方》云：小建中汤治腹痛如神，然腹痛按之便痛，重按之却不甚痛，此是气痛，重按则愈痛而坚者，当自有积也。但喜按为虚，拒按为实，近世秦伯未用黄芪建中汤治慢性胃溃疡及十二指肠溃疡，根据"诸不足""腹痛"喜按而用黄芪建中汤。方中既有饴糖缓痛，芍药、甘草解痉挛，整体调节在于黄芪补中益气，促进新陈代谢以托毒生肌，愈合其溃疡。余加五灵脂炭、蒲黄炭、槟榔，效果更明显，以其有抑制幽门螺旋杆菌之作用也。

（20）"伤寒，脉结代，心动悸，炙甘草汤主之。"日医方舆輗本方条曰："此为仲景治伤寒脉结代，心动悸之圣方，孙真人用以治虚劳，王刺史用以治肺痿，凡仲景诸方无不变通如此。虽云变通，但此方之妙，在治结代脉，故一名复脉汤也。"谢映庐曰："脉得缓中一止，直以结代之脉而取法焉。"日医勿误药方函口诀云："时而间歇，故致脉结代也，此方滋养心脏之血，流通脉络，不仅治动悸，即人迎脉凝滞，气急促者亦有效。方中地黄、阿胶、麦冬正滋肾之阴以保全根本，人参、桂枝、姜枣、清酒正益心之阳以复脉"余治心律不齐，脉有间歇，心慌心忡者，屡用之良效，如出现胸闷气短者加黄芪；大便不结者以酸枣仁易麻子仁。曾治几例小儿白喉后患心肌炎者——症见心悸、气促、脉细数。本方去姜桂清酒加丹参良效。

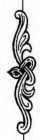

上述经方，是古代医学家千锤百炼实践经验升华之积累，而成为颠仆不破的经典方剂。《汉书·艺文志·方技略》载：有医经（《素问》《灵枢》等）、经方（姚明辉注云："经方者乃上古相传之医方，后世莫能出其范围，故冠以经名也。"）张仲景勤求博采成为当时的经方家，后世公认《伤寒论》113方（缺一方）、《金匮要略》262方，即经方之典型

也。兹文就其"八纲"辨证,"八法"(汗、吐、下、和、温、清、消、补)用药,"尝鼎一脔"以体现其神龙变化、妙用无穷。正如仲景自序所云:"寻余所集,思过半矣。"学者宜刻苦钻研,自得其中三昧也。

《华氏中藏经》学术思想渊源
及对后世的影响

医史之疑,不应阻碍学术的发展;现象之谜,不应影响本质的探索。在传统医学中,有歧议的《华氏中藏经》已列为中医古籍整理重点项目之一,并已通过课题论证。这件工作具有一定的历史和现实意义。本文拟就该书的学术思想渊源及对后世影响作一浅谈,质之同道,以作引玉之砖。

学术思想渊源

秦汉经学师传是没有疑问的,如秦越人之于长桑君,淳于意之于公乘阳庆,张仲景之于张伯祖,后者且撰用《素问》《九卷》《八十一难》《阴阳大论》……皆有所自,独华佗师承不见传志,邓序虽欲填实,其事离奇,其文则不类也。然则华佗是自学成才乎?曰:否。观《华佗传》云:"举孝廉,兼通数经",是学有根底也,专业于医,传20余例验案,"度越纵舍,卒与法会"。学问既深,非无来历,不好学决不能有开创性成就如此者。他读《伤寒论》(应是包括《金匮》的《伤寒杂病论》)而善之曰:"此真活人书也。"

如才非仲景之比，岂能同声相应？扩而言之，则仲景能读之书，华佗亦能读矣。故前人评价："仓公氏以诊胜，仲景氏以方胜，华佗氏以针灸杂法胜，皆不离乎《内经》而师承各别"。观《中藏经》49 论，其首篇——"人法于天地论"是全书纲领。命题思想实源于《内》《难》诸经。"人以天地之气生，四时之法成"也具有明显的道家观念——"人法地，地法天，天法道，道法自然。"首篇 387 字，包括天地、阴阳、四时、五行，其中 17 处言天地，以明人与自然的关系，四处言阴阳，以明协调平衡的关系，错综四时五行，寒暄动静，以观其变，章法类《内经》之文。然而"喜为雨，怒为风，结为霜，张为虹"，此天地之常也；"行为荣，动为卫（此 3 字试补），张为气，发为声"，此人之常也。不仅言天人常变的内在联系，而此段文章之结构实源于汉·《安世房中歌》"丰草葽"及"雷震震"2 章，所谓"三言诗"是也。本章的核心，重在阴阳变化，"天地通塞"亦即《素问·阴阳应象大论》"阴阳者，天地之道也，万物之纲纪，变化之父母，生杀之本始，神明之府也"的同义语。通则阴阳之气治，塞则阴阳之气乱。"天地顺则人气泰，天地逆则人气否。"故云："寒暄不时，则天地之蒸否也；土起石立，则天地之痈疽也；暴风疾雨，则天地之喘乏也；江河竭耗，则天地之枯焦也。"《内经》云："善言天者，必应于人；善言古者，必验于今；善言气者，必彰于物；善言应者，同天地之化；善言化言变者，通神明之理"，此即上文立论之根据。且本论着重指出："人之动止本天地，知人者必有验于天，知天者必有验于人，天合于人，人法于天"，亦即本篇画龙点睛之处，也是源于《内经》"上知天文，下知地理，中知人事"的概括。明于此，"决之以药，济之以针，化之

以道，佐之以事"，则塞者通而否者泰。"故形体有可去之病，天地有可去之灾"，"治不法天之纪，不明地之理，则灾害至矣"。本篇最后说："病有百候，候有百变，皆天地阴阳逆从而生"，亦即《内经》"逆之则灾害生，从之则苛疾不起"之意，"能穷究乎此，如其神耳"。何自信之坚定不拔，无非《内经》"治病必求于本"之旨，揭示于全书纲领寓有深意。

《中藏经》分上中下3卷，上中2卷以脏腑虚实辨证为核心，这一思想源于《内经》形质、气化、脏腑生理，以及《难经》脏腑经脉病变、《金匮要略》以五脏论杂病等，而《中藏经》汲取前人经验，不迹其形而通其意。并借鉴于《素问·灵兰秘典论》专言脏腑生理功能者，演为病理变化而系统地应用于临床，以论五脏、六腑、虚实、寒热、生死、顺逆之法。"皆见于形证脉气，若非诊察无由识也。"并直接引用《灵枢·经脉》篇虚补、实泻、热疾、寒留、不虚不实以经取之之文，将针之、取之，改为温之、凉之、调之，以示针药之用不同也。在针治的基础上发展药治，而越人、仲景不能专美于前。足见本书上、中两篇集《内》《难》《金匮》之长，而辨脏腑、经络、证候、阴阳、表里、寒热、虚实之异，融合生理病理而从整体观察辨证要领，非浅见寡闻者所能及也。

为什么说《中藏经》辨证以脏腑为核心？如论痹病，其言曰："痹者闭也，五脏六腑感于邪气，乱于真气，闭而不仁，故曰痹"。"痹者风寒湿之气中于人则使之然也"（33条）。这里不仅提出了内外相关的致病因素，而且提出了暑热之气致痹。在《内经》风寒湿三气成痹的基础上实有所突破。如论气痹则曰："气痹者，悉忧思怒喜过多，则气结于上，久

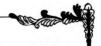

而不消则伤肺，肺伤则生气渐衰"（34条）。《内经》论痹重在外因，此论气痹重在内因，对病机的阐述别开生面。其论肉痹曰："肉痹者，饮食不节，膏粱肥美之所为也，脾者肉之本，脾气已失，则肉不荣……腠理疏则风寒暑湿之邪易为入"（36条）。此与《内经》"邪之所凑，其气必虚"之意同。其论"筋痹者，行步奔急……因而寒热所客，则使人筋急……"，故曰"筋痹"，治"宜活血以补肝，温气以养肾"，可谓要言不烦。"肾气壮则水还于海（肾），肾气虚则水散于皮"（42条），此金针暗渡，诚不刊之论。观此，《中藏经》不仅以脏腑虚实寒热生死逆顺脉证之法为辨证核心，还包括气候环境人体素质及内外因素对疾病的影响，因而是有整体观念的辨证方法，它总结了汉以前的诊疗经验，它与方书的性质不同，试观时代相近而后于《中藏经》的另一部名著《肘后方》，就知道"经"之与"方"分道扬镳了。

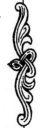

再观《中藏经》察声色形证决生死法曰："凡人五脏六腑营卫关窍，宜平生气血顺度，循环无终，是为不病之本，若有缺绝，则祸必来矣，要在临病之时，存神内想，息气内观，心不妄视（动），着意精察，方能通神明，探幽微，断死决生，千无一误"（49条）。前后列116条决生死见证，非深于医学素养者不能道只字，实属可以重复的宝贵经验记录，其中"存神内想，息气内观，心不妄视（动），着意精察"是中医从宏观方面诊察疾病的要诀，即《内经》"闭户塞牖，系之病者"、道家"用志不纷，乃凝于神"的高度概括。李时珍在《奇经考》中说："而紫阳《八脉经》所载经脉稍与医家之说不同，然内景隧道惟返观者能照察之，其言必不谬也。"

《中藏经》下卷列方60（细检为70）首。用药168种，

较仲景《伤寒论》方多70余种，见于《神农本草经》者93味。方药的剂型分圆（丸）、散、膏、丹（其中外科方17），具有大、小、缓、急、奇、偶、复7方之用。其中奇、偶大方有6。药味最多者为万应圆（40味），药增于《金匮》鳖甲煎丸，实开后世大活络丹、人参再造丸、化症回生丹的先河。其中地黄煎，解劳生肌肉、进食、活血益气，后人的五汁饮实导源于此。奇、偶中方有7。其中补药麝脐丸治骨蒸成劳，肉消毛落，方内有化瘀通络之麝香，有退蒸解劳之柴胡（当是银柴胡）、地骨皮，有滋阴补髓和血肉有情之地黄、活鳖，再伍以白术、山药健脾助化，药简功专，堪称佳构。其中32个偶方（2～6味），疗万病六神丹方不传而名已著，雷允上的"六神丸"作丸如黍米大，实其遗制。生地黄汁浸大黄焙干研极细，每服2钱，生地黄汁或甘草汤调下"治心烦呕血，以利为度。"则上病下取，其效必矣。张锡纯睨破此中奥妙，亦单取大黄配肉桂以矫寒凉之失，名"秘红丹"。实此方有以启之，其中25个奇方（1～5味），如重用大剂单味甘草（12两）两倍于炙甘草汤。煎服解方药毒，突破了历代用甘草的剂量，这是值得研究的。总的用药特点是祛邪为主，如70方中大黄用16次，巴豆10次，麝香、木香、乳香各8次，丁香7次，旨在通肠利气，推陈致新，活血化瘀，流而不滞；酒23次，姜、醋各12次，以强化药物的作用。然而参芪益气，归地养血，苓术健脾，朱砂安神、白蜜、甘草和药解毒，亦未尝偏废。特别是奇方之用，颇符合陈寿《三国志·华佗传》："精方药，其疗疾，合汤不过数种"的记载。华佗同时代有左慈真人地黄煎，有后于华佗的葛玄真人百补构精丸，都是以"真人"之方收入本书的。这与传本书者的爱好不无关系，亦为进一步探索《中藏经》的

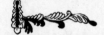

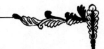

学术思想渊源提供了另一信息。

对后世的影响

语云："莫为之前，虽美弗彰；莫为之后，虽盛弗传。"《中藏经》正是这样承先而启后的，它的学术思想渊源信而有征，不是凭空杜撰，已如上述，凡是一门学术不在其能受，而在其能传。观华佗以后隋以前的医书目录，除《脉经》《甲乙经》《黄帝太素》等经籍外，《肘后方》《小品方》等都是有方无论，或者系论寥寥，而华佗以前论中有方，方中有论者，仲景之书是也，以论为主，附之以方者《中藏经》是也。至唐·孙思邈著《千金要方》《千金翼方》，借鉴《中藏经》的立说形式，则张煌幽渺矣，而在学术继承上，孙思邈亦以脏腑辨证为核心，排列次序亦相同，有论有方，方系于各论之下，而《巽方》13 载有"五精酒"，药 5 味即《中藏经》疗百疾延寿酒的药品组成，其原方无功能主治，而《千金翼方》云："治万病，白发反黑，齿落更生。"何其相印如此？宋·钱仲阳"其治小儿，该括古今"（阎季忠评语），著《小儿药证直诀》亦以脏腑辨证为核心。张洁古著《脏腑标本用药式》，当时直接受益者为李东垣，深受老师的启发结合时代背景将发病机制着重归于饥饱劳役伤脾，著《脾胃论》为脏腑辨证打下了深厚的理论基础。"脾为后天之本"，形成了学术要领，这与《中藏经》"脾者……消磨五谷……养于四旁"，"胃者人之根本也，胃气壮，则五脏六腑皆壮"的思想是分不开的。

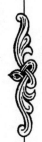

《中藏经》中卷附方 4 个（其中复方 1 个），下卷药方 66 个，对后世影响最大者，为安息香丸（15 味药组成）。后世医书首先于《外台秘要》卷 31，引《广济方》名吃力伽

（白术）丸，药品及主治同《中藏经》，其剂量有同有异，次见于《太平惠民和剂局方》卷3，名苏合香丸，药品、剂量、主治与《外台秘要》同，清·徐灵胎复载本方于《兰台轨范》，并注曰："此辟邪驱秽之圣方，惟冰、麝太多，宜减大半"。近世用于心绞痛有良效，因而各地争相研究，如冠心苏合丸即从此方衍化而出。这不过是其中的一鳞片爪。国家已将《中藏经》列入11部须整理的中医古籍之中，我院李聪甫研究员，已完成了《中藏经》的校注工作，而王冰首注《黄帝内经素问》，陈无己首注《伤寒论》，不得专美于前了。

《中藏经》是一部真伪存疑的古籍，或曰青囊已焚，何有华佗之作？但似不能绝对论断。昔人咏留候云："夜半桥边呼孺子，人间犹有未烧书。"白居易生前诗稿存5处，不能说华佗就没有这一考虑，其次华佗弟子樊阿、吴普非不才。吴普曾传本草和药方，亦如罗谦甫整理东垣之遗著，不是不可能的事。再次，则六朝人掇拾华佗遗意勒成一书，如王叔和有功于仲景之例，其方则裒集而杂举，似与其论不相伦类，但其立方之异，用药之奇，恐非常见所及，本文略论《华氏中藏经》的学术思想渊源及对后世的影响，重言略事者以其在此不在彼。

孙思邈《千金方》对各家学说的影响

翻开《中华人民共和国邮票图鉴》，一枚1962年发行的中国古代科学家"纪念邮票赫然映入眼帘。那上面画着一位广额长须，神采丰茂的古人，这就是闻名世界的隋唐时期的

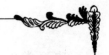

著名医学家孙思邈。

孙思邈，京兆华原（今陕西省耀县）人，约生于南北朝时期的陈宣帝太建十三年（公元581年），卒于唐高宗永淳元年（公元682年），活了101岁。有人考证其活了135岁。刘广州于1982年在孙思邈逝世1300周年座谈会上作学术报告，引证了大量史料说明孙思邈生于公元547年，卒于公元682年，享年135岁，可作参考。人们把他当作"神仙"，称为"药王"，亦称"孙真人"。

他从小勤奋好学，7岁读书，每日背诵一千多字，有"圣童"之称。到了20岁，已精通诸子百家学说，学问非常渊博。隋唐两代帝王屡次请他做官，他都"固辞不受"，而立志医学，要替人民解除疾苦。宋代林亿称："唐世孙思邈出，诚一代之良医也"（《千金翼方》）。

孙思邈的名字跟他的医学巨著《备急千金要方》《千金翼方》联系在一起，像天上的明星，发出耀眼的光辉。

《备急千金要方》共30卷，内容极为丰富。分医学总论、先列妇人，少小婴孺，论曰："文王父母有胎教之法，养子十岁以下，不得苦精功程，必令儿失心惊惧，及不得苦行杖罚，亦令儿得癫痫。"其次七窍、诸风、脚气、伤寒、内脏、痈疽、解毒、备急诸方、食治、平脉、针灸等，共计232门，收方5 300首。特别值得注意的是，书中首创"复方"。《伤寒论》的体例是一病一方，而孙思邈在《千金要方》中发展为一病多方，还灵活变通了张仲景的"经方"。有时三两个经方合一组成"复方"，如朴硝荡胞汤是大黄牡丹皮汤、抵当汤、大黄附子细辛汤3方组成用治不孕症。认为"子宫内有恶物，天阴脐下痛，有冷血不受胎者"（卷2·妇人方上）。又如麻杏甘石汤加鸡子以逐风毒（鸡子有滋养之

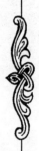

功）（卷8·诸风），诸如此类，以增强疗效。有时一个经方分成几个单方，以分别治疗某种疾病。如小三五七散治头晕目眩耳聋（卷13·心脏）源于崔氏八味丸（卷19）；乌梅、黄连蜜丸治热痢（卷15·脾脏下）源于乌梅丸；桂心、杏仁等分研细，以绵裹如枣大含咽汁，治小儿喉痹（卷5下·少小婴孺方），本方亦治气噎不通，上2味研细炼蜜为丸如枣大，临食先含咽弥佳（卷16·胃腑）等。这是孙思邈对医学的重大建树，也是我国医学史上的重大革新。《千金翼方》系他晚年之作，是对《千金要方》的补编。书名含有和《千金要方》相辅相成，比翼双飞的意思。此书共30卷，其中收录了唐代以前本草书中所未有的药物，补充了很多方剂和治疗方法。首载药物八百余种。这两部书，合称为《千金方》，收集了大量的医药资料，是唐代以前医药成就的系统总结，也是我国现存最早的医学类书，对学习、研究我国传统医学有重要的参考价值。《千金要方》中开宗明义有两篇文章："大医习业""大医精诚"，发扬医德医风为后世医家树立了光辉榜样，报刊上反复宣传，是我们学习的一面镜子。宋代郭思高度评价《千金方》说："世皆知此书为医经之宝"（《千金宝要》）。清代医学家徐灵胎也认为该书"用意之奇，用药之巧，亦自成一家，有不可磨灭之处"（《医学源流论》）。

"用意之奇"：如"卒受惊恐，恍惚振惊，昏迷不醒，艾叶如雀矢大灸两手鬼哭穴，其人即醒"（卷14）。

"用药之巧"：如"豆豉二升，地黄八斤，二味蒸熟晒干为散，食后以酒进方寸匕，日再服之，治虚劳冷（虚热），骨节疼痛无力"（卷19·肾脏）。近人研究地黄含激素，用治关节痛。作者曾用之有效。治消渴方组成药物有天花粉、

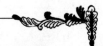

生姜、麦冬、芦根、白茅根。用生姜的理由是"辛以润之"，施今墨仿之治糖尿病，玄参、苍术并用取效。这两部医学巨著，不仅在国内受欢迎，而且还影响到国外，如朝鲜、日本。公元608年，日本来中国学医的医生，就把《千金方》等书带回日本，对日本的汉医影响很大。日本的《医心方》及朝鲜的《东医宝鉴》多取材于此。《千金方》对后世金元明清各家学派的影响更是极为深远。

金元之际，学派蜂起，其主要代表刘完素，倡六气皆能化火，用药多主寒凉。他所创制的一系列名方，如防风通圣散、双解散、凉膈散、黄连解毒汤等颇为后世所常用。然其制方之法度，亦往往借鉴于《千金方》。例如《千金方》治五脏温病阴阳毒之7方（卷9），治时行热毒之漏芦连翘汤（卷10）等，多用豉、葱、麻、升、翘、硝、黄、石膏、黄芩、大青叶、芍药、葛根等诸药，不难发现其主治与选药，与防风通圣散、双解散相当接近。这一事实提示本书对刘完素的用药可能产生深刻的影响。

与河间媲美以张洁古为代表的易水学派，对中医脏腑病机和证治颇多发挥。他的脏腑药式，固直接沿袭《中藏经》及钱乙的学术思想，但在具体选药方面，却与《千金方》有一定关系。试举脏的辨证方药为例。"药式"中所谓补肝的3类：补母（枸杞子、杜仲）、补血（当归、白芍）、补气（白术、天麻）等药物，大多与《千金方》中治肝虚寒的补肝汤，肝欲缓，急食甘以缓之（甘草、大枣），肝欲敛，急食酸以收之（白芍、山茱萸），肝欲散，急食辛以散之（细辛、桂心）。治筋极的丹参散等方（卷11）用药相同。而以丹参为主，本品《本草纲目》名奔马草，辅以杜仲（思仙木）、续断、牛膝、地骨皮治筋极两脚软痛不能步

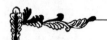

履远行等。而所谓补母的诸品，尤与胆腑的证治中填髓补虚的数方用药如杜仲、狗脊、地黄、阿胶等相合（卷12）。可见张洁古的"药式"在一定程度上汲取了《千金方》的用药经验。

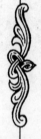

继承张氏学术思想的李东垣，对脾胃之阳的升发有独到之处，擅用补土升阳之法。然《千金方》对脾土亦多论述。特别是本书有关脾脏的用药，部分方剂皆由益气与升阳诸品组成。例如，治肉极热主诸风的石楠散（卷15），以黄芪与升麻同用，中有白芍、菊花以制黄芪、升麻升补太过，亦如东垣用补中益气汤有时少加黄柏同意；治肉极虚寒为脾风的大黄芪酒，选用了参、芪、防、独、苓、术、泽泻、白芍等味，包含着东垣擅用的益气补中，升阳降火之意，亦即《内经》"寒热温凉则逆之，升降浮沉则顺之"之旨。因此，不论就其组方，抑或其主治而言，《千金方》都有可能为东垣的创制新方提供了思路。

朱丹溪虽承河间之学，但独重滋阴降火，谆谆以饮食色欲为箴。这一观点，实与《千金方》的重视保养精气的思想相合。孙思邈强调指出纵欲之害，云："恣其情，则命同朝露"（卷27）；认为："凡精少则病，精尽则死"，并提出了保精之法。这对朱丹溪滋肾阴、泻相火的治法，在学术上理论上是有一定影响的。

更晚的张景岳着重阐发命门的精义，对阴阳互根，精气相生有着深刻的发挥。所创制的左归、右归，左归饮：地、山药、苓、萸、杞、草，右归饮：地、山药、萸、杜、杞、桂、附、草两方具体体现了阴阳互根的要旨。景岳云："善补阳者必于阴中求阳，则阳得阴助而生化无穷；善补阴者必于阳中求阴，则阴得阳升而源泉不绝。"这一学术主张亦

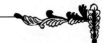

与孙思邈之论说及组方有所关联。如《千金方》对肾颇为重视，在仲景肾气丸的启示下，不仅收载崔氏八味丸（卷19），而且众多的补益之方，以附桂温阳与滋阴填精之品同用。如鹿角丸（卷19）、补益方、干地黄丸等，均治肾虚阳弱，五劳七伤，以附子、天雄、桂心等与地黄、山茱萸、山药、菟丝子、杜仲、人参、黄芪、肉苁蓉、巴戟天等阴阳互求，即与右归丸、右归饮相差无几。还可注意到《千金方》中尚有较多的填补精血之方。如无比薯蓣丸（12味药）（卷19），治诸虚百损，河间地黄饮子与此方相类；治妇人崩中久不止方（卷4），有以鹿茸、龟板、阿胶、地黄等相配合的。方中用牛角鰓，有行血以止血的作用（本品对宫颈癌出血，有缓解之功）。这些方剂的组成，具备了左归及大补元煎的方意，悉以益元填精为主。因而不能不认为，《千金方》实开后世补益真阴诸方之先河。

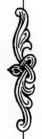

由叶天士创立的温病卫气营血辨证施治，无疑是继河间热病论治之后的重大发展。然其有关的新方，与《千金方》用药不无联系。比如《千金方》从葱豉相配治寒热（卷9·伤寒上），并佐以竹叶、芦根之方甚多（卷十，伤寒下），反映了对风热在表的治法。至于栀豉汤为基础的加味方亦众，比较突出的是《千金方》中有栀子与生地黄相配伍（卷9·伤寒上）。麻杏甘石加白薇、玉竹等（葳蕤汤）治风温之病，脉阴阳俱浮……他如石膏、知母与地黄、芍药相伍等诸方（卷9），更说明气血两燔的治法已初步形成。承气汤的加味亦极为众，包括硝、黄与地黄、玄参的配合（卷18），几与增液（生地黄、玄参、麦冬）承气汤一致；且为后世诸种承气汤复方之肇始。至于凉血解毒的犀角地黄汤则源出《千金方》（卷12）；此外如治胃热渴饮之茯神汤（卷21），以

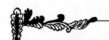
生地黄、麦冬、玉竹、天花粉为主，也为后世养胃汤、沙参
麦冬汤的滥觞；而紫雪的初方亦见于《千金翼方》（卷18），
遂成温病开窍镇惊三宝之一的嚆矢。

《备急千金要方·妇人方下·月水不通二》方31首，其
中活血化瘀的方剂26首（桃仁17克、水蛭15克、虻虫16
克、牡丹皮11克、䗪虫、蛴螬、丹参各7克、干漆6克），
一般都是连类使用，或配以参、术、苓、草，或伍以归、
芎、芍、地，寒则桂、附、姜、萸，热则硝、黄、芩、栀。
虽寒热补泻错综为方，但突出了活血化瘀，推陈致新，继承
了张仲景用虫类药的特长，给清代王清任以极大的启发。

此外，孙思邈对《伤寒论》有精深的研究，"遂披伤寒
大论鸠集要妙以为其方，行之以来未有不验"。他所采取的
以方类证的方法，为后世柯韵伯、徐灵胎等推崇，成为伤寒

学派中的重要研究法之一。孙氏"寻方之大意，不过三种，
一则桂枝，二则麻黄，三则青龙"。《内经》云："人之伤于
寒也，必为病热。伤寒脉浮紧不汗出而烦躁"，乃风寒郁而
为热的临床表现，大青龙发表，寒清里热，为麻黄汤失治之
要着，亦为白虎汤之先声，成为诸如成无己、方有执、喻嘉
言三纲鼎立之说的先导。而攻下派代表张子和，对本书亦多
推重、赞誉，认为"《千金方》风论中散、方，往往皆效"。
可见孙思邈的学术思想对后世影响之广泛。

《千金方》的学术内容非常丰富，如治疟用常山，治痢
用白头翁、黄连，治绦虫用槟榔，治甲状腺肿用昆布、海
藻，治脚气用粳、粱、粟、米、赤小豆等，创获甚多，兹不
赘述。

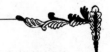

读《中医近代史》

近读邓铁涛教授主编的《中医近代史》，其发端宏大，资料翔实，指事确切，大无不包，小无不举，在思想内容上具有显著的借鉴特色，此范文澜著《中国近代史》之典范重现也，本书上承中医古代历史，下启中医的未来，填补了近百年中医史的空白。《中医近代史》是20世纪初半个世纪以来"西学东渐"——喧宾夺主的中医存废抗争史，也是中华民族炎黄文化的捍卫抗争史。以炎黄文化的根深蒂固，中医中药与广大人民群众的血肉相连，数典忘祖之洋奴，借政府为背景，以"废止旧医扫除医药卫生事业之障碍"的"莫须有"罪名，异想天开挟洋自重，以"西医科学"为幌子，攻击中医传统哲学的阴阳五行……。窃取别人唾余的余岩（云岫），既不知己也不知彼，漏洞百出抛出所谓《灵素商兑》及其《医述》，招来恽铁樵、杨则民、吴汉仙等学者的痛斥，被驳得体无完肤。因为余岩不学无术，未能认识到日（阳）月（阴），木、火、土、金、水，七经天，五行丽地，氤氲气化而生万物，这是从历史长河中观察出来的民族思维，非中医特有，先医用类比方法引入医藉，是其共性的自然体现，也是无可非议的哲学思想。汉儒杂入谶纬（"诡为隐语，预决吉凶"）之谈，重在"天人感应"实属封建迷信之借题发挥，它与中医经典的阴阳五行名同实异。前者唯物辩证，后者唯心主观，不可混为一谈。别有用心之余岩不足责也，贤如章太炎在这一点的错误认识上招来蔡陆仙之讥评，宜其

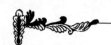

无辞以辩也。章氏推崇《伤寒论》，认为仲景不谈阴阳五行，岂其然乎！仲景在《自序》中提到《素问》、《九卷》（即《灵枢》）、《阴阳大论》，在《伤寒论》宋本7条："发热恶寒者发于阳，无热恶寒者发于阴"，外感虽同，根据人的素质不同而机体反应有阳性、阴性相反的差异，这是《伤寒论》辨证的总纲。12条桂枝汤证，"脉阳浮而阴弱"，3条麻黄汤证"脉阴阳俱紧"，58条"阴阳自和者必自愈"，337条"阴阳气不相顺接便为厥"。仲景之《金匮要略·脏腑经络篇》云："夫人禀五常（尤在泾注云："阴阳五行之常。"）"又在《金匮要略·百合病篇》云："见于阴者以阳法救之，见于阳者以阴法救之。"何尝不谈阴阳五行？因为它是哲学的高度概括，与民族思维是一致的，这正是仲景整体观的体现和辨证论治之精髓。所以《金匮要略·水肿篇》又云："此法当病水，若小便自利及汗出者自当愈"。此"阴阳自和"者之同义语也，与"阴阳相得，其气乃行，大气一转，其气乃散"（阴阳自和的自我调节）类同。此皆运用哲学奥旨，如盐入水中只知其味而不见其形。章太炎尚不能得其典要况余岩乎？宜其吠日见稀也。仲景之后唐宋医家，重方药而轻理论，至金元时代河间主寒凉，子和主攻，东垣补土，丹溪滋阴，皆遵《内经》"时有定位，气无必然"，各以不同的时代背景，远绍《内经》、仲景之学，切合于当时的临床实际，活用符合辩证法的阴阳五行，何尝杂以"天人相感"的谶纬之学！迨至明、清时代王肯堂的《证治准绳》、吴绶的《医宗金鉴》，皆以源于《内经》《伤寒论》《金匮要略》之学说为立论核心，而旁征博引各家实践经验以羽翼之，又何尝杂以谶纬之说？清代中叶，叶、薛、吴、王在前人经验的基础上发展了温病学说，亦未尝杂入谶纬之学，这都是代有发展

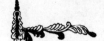

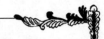

的中医传统，与阴阳五行谶纬之说，不可同日而语。因而中医药发展的历史正是逐渐摒弃巫说中荒谬成分而成为一门科学的历史，它是炎黄文化的组成部分。而余岩不知国情不识民意，置当时四亿五千万人民生命健康于不顾，甘犯众怒与大不韪，宜其以寸莛撞巨钟开始，以蚍蜉撼大树告终。解放后，党的中医政策深入人心。1954年《人民日报》社论："关键问题在于西医学习中医。"1958年毛泽东同志指示："中国医药学是一个伟大的宝库，应当努力发掘，加以提高。"1978年邓小平同志批"56"号文件："要为中医创造良好的发展与提高的物质条件。"1991年江泽民主席提出："弘扬民族优秀文化，振兴中医中药事业。""要发展现代医学和传统医学。"（1982年已载入《宪法》）"要把中医和西医摆在同等的地位。"（见1985年中央指示）国家成立了中医药管理局，中医药的特色和优势得到进一步发挥，卫生部前部长崔月犁主编《中医沉思录》在其序言中说："中医应该走自身发展的道路，中医机构应该突出中医特色（现在西医管中医不在少数），如果形形色色削弱中医的做法不改变，或在漂亮的口号下使中医很快地西医化，那就重复了日本在明治维新以后消灭中医的悲剧"。中医事业不怕余岩的鲸吞，只怕余岩遗留下来的阴影对中医学术进行吞食——中医西医化。

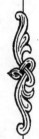

历史学家范文澜说："毛主席多次指示我们要下决心写近代史。"（见《范文澜历史论文选集·序言》）以史为鉴可以知兴衰，前车后鉴，痛定思痛，《中医近代史》之出版，就是肩负着这一使命，它以事实提出两个问题：一是中医教育，重在人文素质，重在教材的统一整理，取精华去糟粕，以实践为检验真理的唯一标准。二是中医立法，即承认其历史地位、科学地位和法律地位，明确其有为才能有位的宗旨。在中西医地位平等的原则上，中医要贵在自重，中医是一种实践性很强的学科，不论学校教育和师承教育，应在法律上鼓励继承创新并有条件地支持使其按自身规律发展，与其他学科一样，吸取新的科学知识，使其走现代化的道路，屹立于世界医学之林。这是我读后小识的呼声。然乎否乎，尚祈指正。

沉思的管窥

中华人民共和国成立特别是改革开放以来，在政治、经济、科学、技术、文教、卫生等方面都取得了举世瞩目的惊人成就，已成为世界上发展最快的重要国家，由入超变为出超，除农业资源、工艺产品外，中医中药是可输出的瑰宝。这不是偶然现象，而是中医中药符合国际医疗模式转变这一客观形势的必然需要。而西方国家对化学药品所产生的阴影，对非传染性疾病如高血压、冠心病、肿瘤等，寄希望于自然疗法。这是人类自身的选择，不以人们意志为转移的，也是"东学西渐"的大好机遇，"发展现代医药和我国传统医药"、"中西医并重"。国家立法和确定的方针已给我们指明了走向。我们怎么办？这是值得沉静思考的严峻问题，其实质就是要不断地从自身规律发展和不断地自我完善，以适应新的形势需要。兹陈管见于下。

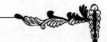

正本清源

中医药本身就是实践性甚强的学科，医源于对自然灾害的防治，药源于对良毒性能的品尝，都是以人类疾病为观察、研究与整个生态环境息息相关的有机个体为对象的。

认识相因，口传心授，逐步将散在的实践经验上升为文字记录。认识则断断续续随着历史前进而不断深化，这是事物发展的客观规律。但"读书十年，天下无难治之病，临证十年，天下无易治之病"，说明理论与现实是有距离的，不可能把所有的书本知识转化为工作能力。问题在于"认识从实践始"，"你要有知识，你就得参加变革现实的实践，你要知道梨子的滋味，你就得变革梨子，亲口吃一吃"，"离开实践的认识是不可能的"。而实践若不以理论（前人的实践经验升华）为指南，又会"变成盲目的实践"。这样，就明白了"学以致用"的本末关系。

马克思对他的女儿讲了一个故事，他说，一个哲学家和文学家乘船过河，哲学家饶有兴趣地问船夫：你懂得哲学么？船夫答：不懂。那末你只有半个生命！文学家又问：你懂得文学么？船夫答：不懂。那末你又只有半个生命！划到河中风起船覆。船夫问：你们会游泳么？都说不会。那么你们的生命就完全没有了！这就是"纸上得来终觉浅，绝知此事须躬行"。语云："拳不离手，曲不离口"都是实践出道理，何况中医药学关系到人的性命呢？民间早有评论："十年易学一个秀才（书本知识），十年难学一个'郎中'（实践经验）"，这是客观事实的写照。解放前中医药受到摧残，解放后中医药受到国家的重视和扶持。积40余年的培养经验——学校教育与师承教育已相提并论，前者重理论知识，

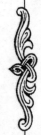

313

后者重实践经验，但两者都是以中医药基础理论为指导的。如果是双轨合并，则相得益彰。无怪乎近年来，有的中医药大学，总结以往经验，认为中医是实践性很强的应用学科，理论与实践的结合是中医学的显著特点。今后要加强实践教学环节，强化技能训练，要真正培养可用之才，在于"早临床，多实践"，要避免和尚式的"念经"，坚持演员式的"练功"。同时要培养其职业兴趣，树立恒心恒业。使"外因通过内因而起作用"，即"临证不忘读书，读书不忘临证"，把当好一个人民医生作为自觉的行动。这是 21 世纪需要的中医药人才，也是中医药学自我发展自我完善的有效途径。语云："滋苗者必溉其根，伐下者必枯其上"，正说明实践是理论的基础。百年大计，教育为本，"21 世纪的专门人才不仅要具有坚实的专业知识和技能，而且应具有广博的人文科学和社会知识，只有加强学生综合素质的教育，才能符合时代的要求"。这是正本清源的有力举措，应重在落实，而予企望之。

断层待续

原来医药一家，《三国志·华佗传》："佗精方药，其疗疾，合汤不过数种，必解分剂，不复称量"。清·薛生白随师应诊，遇一妇腹大如鼓，其师久视之与白药粉一小瓢，而增多减少犹豫不决，薛生白见状，接过其瓢，一瓢即定，与妇服之次日排下石蛔 200 余条而愈。师曰可以出师矣。薛氏从此医道大行，时人称为"薛一瓢"。用药如用兵，医生必须掌握药的性能，才能"知己知彼，百战不殆"，如华佗之手拈分量而心识锱铢，薛生白之量用砒霜而不爽毫厘是也。近代医药分家这是"通古今之变"的历史形势的必然发展，

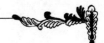

但医药仍然是唇齿相依，至少要达到医知药情，药为医用，准此以论，目前对中医药人才的素质不能不作一评估。学生毕业下到基层，有的扎根不深，浅学不牢，面对疾病缺乏下手功夫，或者干脆改行，或者拿听诊器，开西药，被"炎证"牵着鼻子走（夏度衡教授语）。如1例眼病，西医诊为病毒性角膜、结膜炎，同院中医"适燕而南其指"，用板蓝根、鱼腥草、黄连，连服月余，不仅眼红不退而沙涩加剧，并出现腹泻、形寒。所谓"热症未已，寒症又起"，此治病不治人之咎也。老中医改用温中解表，3剂即红退痛止而愈。如此小恙而不治，所谓"忧在萧墙之内也"。

休戚相关的中药人员，亦有同样的隐忧。作者曾遇1例乳腺增生患者，煎服中药1剂即电告中毒，他本身就是药剂员，乃嘱请老药师校对原方，倾查药渣，回电是原方的马蔺子错捡了马钱子，云患者惊厥抽搐怎么办？余曰：迅以鸭蛋清10枚注入胃中引吐黏涎，再用肉桂磨汁服之以甘温之药解苦寒之毒。经一日一夜，而厥回搐定。此老中药师合作而获救也。据现代研究，生马钱子服30毫克即可致命，此服5克为什么未死，其一是经火久熬已减其毒；其二肉桂制马钱子毒是传统经验（见鲍相璈著的《验方新编》），而以近人研究肉桂从血清药化学角度看，以肉桂中的肉桂酸为口服后血中有效的移行成分在起作用。可谓前人经验得到科学的依据，这是意外收获。但更重要的是，未经系统训练的人员，不识寒热温平，苦辛酸辣，只知对号司药，真是危险！以上举例事非偶然，情非个别（据邵阳、常德、安乡、石门、慈利等市县调查）。当前中医中药并非后继乏人，而是后继乏术的断层可忧。20世纪90年代初国家有鉴于此，举办了全国性中医药专家经验学术拜师大会，第一批500名三年制，

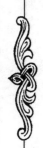

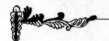

验收合格评给职称，出版了《杏林传真》，毕业生充实了当地的医疗骨干，并形成师承制度，可是中国人口 12 亿，农村占 80%，是医疗的薄弱环节，按照这一速度和数量，何时才能普及下去，况且各地区中医药名老师资，已晨星寥落，时间就是生命，若不加上"抢救"二字，则不仅继承创新受到影响，而且有真才实学中医人才的断层待续而难续矣。

洋为中用

中华民族从秦汉以来就是一个善于统一内部吸收外来文化和成果以丰富自己内容的民族。1840 年鸦片战争打破了清朝的闭关锁国，随着船坚炮利而导致"西学东渐"，对此，身历其境的林则徐、魏源，大声疾呼："师夷之长以制夷"（师是手段，制是目的），"中国要向西方学习"（立足本国，放眼世界）。

近 100 年来在中国形成了两个不同学术思想体系的中、西医学。各自的社会实践是：中医尚元气论，西医尚原子论，这是主要分界线，中医重气化、宏观辨证和整体综合；西医重形质，微观辨病和局部分析，更重要的是，中医治病必须治人，西医治病必须查因。互有特色，各具所长，学术思想结合可以求同存异，技术有机结合，则是相得益彰，已见于现实者，如针麻手术，大面积烧烫伤治疗，骨科小夹板固定等。清代思想家郑观应说："内证主以中法，外证参以西医"，岂非互补提高。但"内"与"外"是可变的而非绝对的。

然而，"中医药学的理论特色是有机的人体观，重视人体的空间结构和时间结构，依据系统整体反应功能构建的藏象经络理论，这些是有别于西医的独特认识，应该通过现

 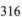

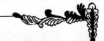

代的基础性实验研究加以科学阐释和实事求是的科学论证"，并借重科学仪器，在疾病的诊断上，早期识变。这就是"洋为中用"的关键所在。

多余之言

此为从阿 Q 正传到香港回归所想起的。600 万香港人民洗雪了 150 年殖民统治的耻辱，而自发地激动地以中国人民的心愿回归了祖国的怀抱。我们中国人吸收了西方医学技术，为什么还要贴上一个"西"字的标签？按鲁迅笔法，名不正则言不顺，我国宪法："发展现代医药和我国传统医药"没有提"西"字是有卓见的。国家"中西医并重"的方针，是指技术而不是指名份，这是显而易见的。但要郑重声明："西医"与"西服""西餐"不同，后者是指物不是指人。语云："言者无罪，闻者足戒"，故表而出之，然乎否乎，仅供同志们参考。

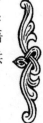

潜能和机遇

周总理于 1956 年作过一次关于知识分子问题的报告，其中谈到知识分子要做到 3 件事"社会实践、业务实践和理论学习"。这是辩证的、唯物的哲学观点，也是中医学术思想的灵魂，因为中华民族是一个富有辩证思维传统的民族。一门学科是否有生命力的标志之一，是注意和研究它的人的多寡。从这个角度上来说，中医正显示出她越来越强大的生命力。近年来，中医药学术研究领域表现出空前的繁荣和活

跃。中医的各个系统、各个侧面都有开拓者在探索。大到中医与文史哲的关系，细到中医多学科及专科研究都取得了可喜的成果。20世纪80年代以后在中医固有的经典理论基础上派生出中医生理学、中医思维学、中医美学、中医时间医学、中医治则学、中医数术医学、全息医学等学科，将中医的博大精深尽快展示给世界。近年来，是中医书刊出版最多的时期，中医的报刊占其他自然科学报刊之首。国内和国际的交流，也数不胜数。1991年10月，我国政府成功地在北京召开了世界传统医学大会，发表了《北京宣言》，使中医的地位更加巩固。江总书记为国际传统医药大会题词："弘扬民族优秀文化，振兴中医中药事业"，不啻为发展中医药事业注入了新的活力。

有医学家预言：21世纪的医学世界将是中医的世界。这无疑说明，中医药以其自身的特点和优势，加以不断的创新和突破，是完全可以在国际医学之林处于领先地位的。

自1972年尼克松访华以来，世界各国先后出现针灸热。中医中药包括针灸之所以在国际上能引起重视，并得以推广，不仅因为有其独特疗效，还因为当今世界的医疗保健更加崇尚自然，医学专家们纷纷寻找无害疗法，这是理所当然的趋势。中国是一个植物药王国，而中医中药恰恰适应了这一需要，这是我们的优势。但不能满足于现状，中医要扬优抑短，革弊创新。邓小平同志很关心中医学的改革，曾于1978年"56"号文件批示："为中医创造良好的发展与提高的物质条件"。中医学的优点是有着整体和心身合一的科学观念，有悠久的辨证论治历史，有众多的独特治法，如汤液醪醴、膏丹丸散、针灸、按摩、气功、敷贴、沐浴、拔罐、热熨、熏洗和食疗、精神疗法（治病必须治人，治人必须治

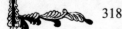

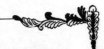

思想）等，同时中医药在现代生活中的预防保健、养生抗衰老等方面是现代医学所望尘莫及的。

然而，不能自我陶醉，故步自封。应积极继承创新以适应新的形势需要。在这个问题上大致有三种倾向性意见，一种是强调继承，认为中医药理论体系是完整的、完美的，潜能是很大的。要原原本本、毫不走样地予以继承。另一种强调发展，主张创新。提出引进现代科学技术，采用多学科的方法，包括西医西药知识来研究中医。第三种意见认为，中医药学理论的继承与发展是辩证统一的整体，继承是发展的根据和前提，发展是继承的结果和目的，一般说来，第三种意见比较全面，为绝大多数学者所接受。

可见，中医药有数千年历史，符合国情具有深远的社会基础，故现代医学与传统医学都要发展，这一政策被庄严地载入我国宪法，《国民经济和社会发展的十年规划和"八五"计划纲要》也将"中西医并重"列为我国卫生工作的基本方针之一。八届一次人大代表视察国家中医药管理局时，认为中医中药必须统一管理，并认为中医中药同属于一个理论体系，几千年来都结合在一起，相互间有着天然的联系，医知药情，药为医用，"唇齿相依"，密不可分。全国政协委员亦指出，中医药统一管理这 5 年来，中医药事业有着突破性进展，全国现有 2 300 多所中医院，而且大都是新建的，都在100 张床位以上，这是由于各级领导重视，政策、经费倾斜的结果。

但我们要科学地抓住机遇，加快发展。大家知道世界性的医疗模式，已由单一的生物医学发展为社会、心理、自然等多方面因素的综合性医学。中医具有"整体调节，阴阳平衡，辨证论治，自然疗能"等优势，越来越引起人们的重

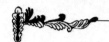

视，正如钱学森所说："人体科学一定要有系统观，这就是中医的观点"。已故名医施今墨说："中医的存在和发展，在于它的临床疗效。"有人说："中医只能治慢性病，不能治急性病。"这是误解。霍乱、痢疾、白喉、天花、麻疹等急、烈性传染病的中医疗法，都是从几千年实践中总结出来的。这些治疗急症的宝贵经验，辨证施用，是有肯定疗效的。自西风东渐，时尚新异，中医出现"用进废退"的趋势。因而在客观环境中，缺乏辨证论治的新理论，缺乏急救的新手段，缺乏有突出疗效的新方药。但关键还在于当代中医界需要对于急症问题在观念上有所更新。在这个方面，重庆、天津、上海、广东、福建、湖南等省市在 1980 年代中期到现在，在急症临床与用药研究上做出了各自的贡献。

　　然而，中医与西医虽属两个不同的学术思想体系，但治疗疾病的目的是一致的。所以，台湾医界看好大陆中西医结合，认为"中西医结合起源于大陆，是当前颇具希望的一种手段"。我们湖南从这方面总结出几条经验："中医宏观辨证，西医微观辨病"；"以证带病，病证结合"。西医注意局部重在分析，中医则注重整体重在综合，各自扬长避短，相辅相成，这样，源于中西医而高于中西医。因此，新的理论，新的手段，新的方药，特别是急救设备、剂型改革，从互补中相得益彰，说明中西医不是谁吃掉谁的问题，而是同步发展，共同提高。医学无国界。中医药要参与到国际上去，必须强化国际意识。资料表明，我国目前生产的 783 种西药，有 97.4% 是仿制品，只有 20 个药品是我国自己研制的，这说明我国的西药研制能力是相当薄弱的，而用中药创制新药则是我国的一大优势，这正是发展中医中药千载难逢的大好机会。中医药必须走出国门，面向世界。一俟世贸协

定签订，西药发展会受到更多的限制，这将有利于中药新品种的开发，较多的科研成果必将转化为商品。更值得注意的是，中医的自然疗法被越来越多的人所接受，为适应市场经济体制，进一步提高中医药的内涵质量，扩大服务范围和国际交流，参与时代竞争，无疑具有广阔前景。

从中西医学比较中吸取营养自我提高

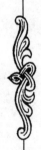

近阅德刊文章"中医药逐步全球化"。据该文统计，目前大约有30万名医生在140多个国家实行中医、针灸治疗方法。

在德国，用中国针灸医疗的病员多，这是因为中国是针灸发源地，当地居民普遍认为中国医生医术高明，有一定的号召力。德国的医疗保险机构支付接受针灸治疗所需的费用。

在英国的一些大学开设了中医课。17世纪建店的北京最古老的同仁堂药店于1995年在伦敦开了分店。

在美国以尼克松1970年代初访华，我国用针刺麻醉手术，成功地治愈了其随行记者阑尾炎为契机，经过传媒，针刺疗法在美国传开而逐步合法化。目前，仅加洲有执照的针灸医师已达2 600多人（这些针灸医师60%是大学本科毕业生）。美国采取中医治疗人数也明显地增加了。《纽约时报》注意到，在纽约市民中，富人和名人也纷纷选择中医。他们相信"温和的替代疗法"。美国许多医学院和培训班也开设了中医课。中国问题专家沙伊德说：许多人之所以用中医治

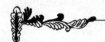

疗慢性疾病，是因为他们总是担心西医治疗带来的副作用可能超过治疗效果。

目前，全美有 20 多个针灸医疗中心，从事针灸研究和治疗，诊所 200 多家。研究项目有 200 多个，所治疾病主要有冠心病、高血压、糖尿病、关节炎、肥胖症、过敏性疾病等数十种，特别是中药、针灸治疗艾滋病出现了较好苗头而很受关注。现有规模较大的中医针灸学校 20 多所，40 多个针灸学会或基金会，近 10 种中医、针灸杂志。

在法国，全国 12 万医师，其中有 8% 兼操针灸、中医或传统医学疗法。他们顺应自然之风，向传统医学寻求出路，20 世纪 90 年代法国的针灸、中医从业人员达 1 万人。

在日本则源远流长，公元 562 年大和时代末期，亦即中国的唐代，鉴真和尚东渡，中医学传入日本。直至 1875 年，在 1300 多年的漫长历史中，医学的主流是中医学。19 世纪末，明治初年，日本向往西方，中医学逐渐被限制，并取缔中医，采用德国医学。20 世纪 30 年代，昭和初年，日本掀起了复古思潮，一批西医改学中医的人士如汤本求真等，借此时机在社会上大力呼吁，从此出现中医复兴，名皇汉医学。进入 20 世纪 80 年代后，汉方医学发展迅速，目前有 60% 的临床医师使用汉方制剂。

在加拿大约有中医针灸从业者 2 000 余名，中医、针灸诊所遍及全国各省。

在古巴，在 1992 年其卫生部指定国家针灸委员会担负起在古巴发展针灸的责任，这一系列的举措，使中医针灸疗法在古巴得到了迅速的发展，还成立了国际性的团体，古巴高级中医人才是经过中国培养的。

墨西哥是唯一在官方教育计划中重视针灸的拉美国家，

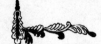

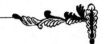

并设立了专门的针灸学学位。除中医针灸基础理论课外，还有耳针、针麻、电针、激光针等临床课的内容。

在新加坡，近80年来，中医药逐渐成为新加坡人民卫生保健事业的保障，调查显示，该国中医师1 500人以上，中药店1 000家，中医接诊病人占全国门诊总数的20%。还有西医师欲探求中西医结合之路，潜心研究中医学术和针灸术。现代医学逐渐暴露的问题和西药的毒副作用已受到重视，人们崇尚自然，越来越重视传统医学，而中医正是最佳的选择。新加坡多数居民和政府要员已达此共识。

在非洲，1960年以来，中国援非医疗队，活跃在许多非洲国家。不少非洲人了解中医、中药、针灸，并屡受其益，为中医药在非洲的发展打下了深厚基础。

这是中医药走向世界的管窥一斑，也是自然规律不以人们意志为转移的一个见证。著名中医学家吕炳奎说："随着科技和社会的进步，全球疾病谱和医疗模式的明显改变，原来主要危害人类健康的生物性传染病的发病率越来越低，取而代之是因自然环境的破坏、生活水平的提高、社会老龄化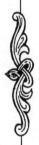等带来多因素参与的功能性疾病、免疫性疾病、心血管疾病、高血压病、老年病、精神病、内分泌代谢系统疾病、肿瘤等已跃居疾病谱的主导地位，这类疾病西医尚无满意疗效，而恰恰是中医的特长"。

我国科学家钱学森说："医学革命的方向就是中医的方向"。这不是不幸言中而是理有必然，一是关系人体素质的慢性疾病增多；二是化学药品治病不治人的毒副作用越来越明显；三是人们倾向于自然疗法；四是热衷于非药物疗法，特别是饮食治疗。

中国的传统医学为什么有这些长处？它的答案是，物理

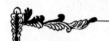

学家杨振宁博士在香港讲演《中国文化与科学》时说："今天的中医不只是在中国社会，而且在西方也有重要的地位了。中医对于人的身体的了解，总结出几个字，'阴阳、表里、寒热、虚实'，'阴阳……是中国文化传统最典型的思想方法。'"中医谨察阴阳而调之为整体调节、自稳平衡理论打下了坚实基础，这一治病求本的学术思想，历史和现实证明，古今中外概莫能外。

但继承必须创新，在继承的基础上创新，是中医按自身发展规律不断前进的动力。

因此，中医药不能在特色、优势的温床上睡大觉，《易》云："满招损，谦受益"。"水能就下方成海，山不矜高自极天"。况中医的历史和现实，是不断"古为今用，洋为中用"而充实壮大自己的，如温病学说就是在《伤寒论》的基础上发展起来的；《本草纲目》就是在历代纵的《本草》和横的吸收国内外经验成果而收集为鸿篇巨制的，英国生物学家达尔文曾称赞"《本草纲目》为中国古代的百科全书"。该书载药 1 892 种，其中 374 种是李时珍新增的。解放后，1975 年江苏中医学院新编的《中药大辞典》收载中药 5 767 味，比《本草纲目》多两倍，就是贯彻了"古为今用，洋为中用"这一指导思想的。

众所周知，中西医是两个不同的学术思想体系。

中医是从三千多年的临床实践总结出来的经验中，归纳、演绎、推理出来的医学理论，它受到元气论、形象思维等历代哲学思想的影响，它的"天人相应"学说是机体整体观、机体与环境统一观的体现。阴阳、五行、脏腑、经络、气血、津液、八纲辨证等学说都充满了对立统一的相互的辩证思维。体表与内脏、脏腑与五官、脏腑与脏腑之间的密切

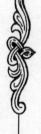

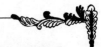

相关、互相联系的思想，在病因病理学中发生发展的平衡调节观，治疗工作中"审证求因"，辨证论治原则，都有着极其丰富的学术内容，是一个伟大的医学宝库。

西医起源于古希腊与罗马，在希腊文化中并没有创造出像中医学这样的伟大宝库，只是在欧洲文艺复兴后，西方医学站在原子论的观点上，以形式逻辑为基础，经过重大的变革才形成现代西医学。西医受发展中的自然科学影响较多。注重分析局部病理组织细胞的改变，观察微细、准确、客观，疾病发展过程中都可用现代仪器测定，能制作各种实验病理模型，在严格控制条件下，重复各种实验研究。

中医西医由于历史条件影响，都存在一定的不足或缺点，中医往往对疾病的认识与治疗缺乏精确的客观指标作依据，往往只凭病人的主诉和医生的直观检查，难以排除主观因素的影响，理论阐述比较笼统。西医学比较注重分析局部器质的和功能的病变，较少注意机体的整体性和各部分之间的密切联系，往往受细胞学说机械唯物论的影响，因此，中西医结合研究，必须在辩证唯物主义思想指导下，"一分为二"地认识中、西医学各自的优缺点。

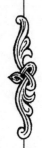

两个不同的学术思想体系，但各有所长，各有所短，互相学习，共同提高，这是人心所向，众望所归。《中国科学技术史》作者李约瑟博士于 1984 年在日本东京第 17 届世界内科讨论会上，重申了他多年形成的一个最重要的观点，即中医和西医技术上结合比较容易，但要使两种医学哲学取得统一，恐怕是极为困难的。

他这一论断，是针对不同国度的中西医心存畛域，自限鸿沟而言的。

新中国建立以来，党的中医政策深入人心，20 世纪 50

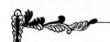

年代中期《人民日报·社论》："关键的问题是西医学习中医"。我国著名西医专家张孝骞在学习中医经典著作的几点体会中指出："中医临床的特点是辨证论治，疾病的变化无穷，粗略地用病名来分类，不是易穷其变的。祖国医学的辨证，就是从错综复杂的疾病现象，寻找关键，审察病因，通过分析归纳使之条理化、系统化，从而得出治疗的依据。这样辨识出来的证，不同于症状，症状只是疾病的各种表现，而证是症状的综合，并标志着病变的部位、性质和病因。"这种学习体会，是以深厚的炎黄文化为基础，以学术思想不分畛域为前提，此学以致用，以服从真理为依据，起李约瑟博士而问之，亦当为之首肯。

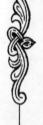

20世纪80年代《中华人民共和国宪法》规定："发展现代医药和传统医药"。1996年年底党中央、国务院召开的全国卫生工作会议，将中西医并重，发展中医药，列入"九五"计划和2010年远景目标并写入了"中共中央、国务院关于卫生改革与发展的决定"重要文件中。该文件明确提出："中西医要加强团结，互相学习，取长补短，共同提高，促进中西医结合"。然而，中国的中西医都是炎黄子孙，都怀有民胞物与的感情，积40年中西医结合的艰辛努力取得了举世瞩目的成绩，如针麻手术、小夹板固定治骨折、无菌空间加中药治疗烧烫伤、水蛭吸血消瘀行断肢再植等，其成功经验是，辩证唯物主义思想就是中西医结合研究指导思想的哲学基础，首先要以"一分为二"的辩证观点，充分肯定中医与西医两者的优点，分析两者的缺点与不足，把两者的优点和精华在辩证唯物论思想指导下结合起来，由低层次的西药加中药到中层次的西医微观辨病、中医宏观辨证再发展到学术思想上的结合。近人陈如泉教授集众思广众益，主编

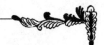

了《中西医结合方法学》是信而有征的。

但中西医结合不等于中西医合流，而是从中西医学比较中互相学习，互相吸取营养，自我提高（而不是"自我从属"），以期取得高于中医、高于西医以独特的成效，屹立于世界医学之林。

师门回忆

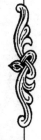

先师柳大绅（1864—1930），号缙庭，长沙榔梨市长桥人。20世纪20年代，长沙民间传言"长桥柳，出名医"。其以医显者柳介庐，寓长沙琉璃世界；而以医隐者即先师柳缙庭，寓长沙静乐庵。二公都是清末秀才，又是家传医学的继承者。

先师与同时之名医郑筱琼、彭韵伯相友善，每于晨起即相会于天然台茶楼，纵谈各自学术思想、临床治验。郑为肾命学派，对《薛立斋医案》《张景岳全书》手不释卷，擅长于温补以淹博见称；彭为温病学派，对叶、薛、吴、王之学研习颇深，以善治温热病而名噪。先师钻研《内经》《伤寒论》，究心于《医宗金鉴》及陈修园、叶天士之学，不仅善治外感，且长于内伤杂病。郑、彭二老因学派不同，常争至面红耳赤而后质于先师，师一一剖析之。尝曰："不平则病，'谨察阴阳所在而调之，以平为期'。且时有常位，气无必然，况乎人之素质不同。业医者当如操舟之工、临敌之将，岂宜先存成见？"两公虽首肯其说，但互不相让，自矜如故。然而，其情深谊笃，十数年如一日，约会则争为东

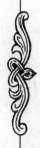

道主，晚年过从尤密。郑老曾笑谓我曰："你常在此观战，各家巧拙，当悉罗胸中矣！'当仁不让于师'，亦可自抒己见！"从此，我更以执经问难，承三老不吝指教，遂奠定了博采众长之治学方向。

日久，因受韩愈《进学解》的影响，自忖专习《伤寒论》不如博览各家学说之有益，先师谆谆诫之曰："《伤寒论》上承《内经》，下启百家，乃辨证论治之准绳，临证应用之基础，准绳不握则章法紊乱，基础不固则学无根柢！"且曰："清代何书田云'文是基础医是楼'，文史哲是基础中之基础，为必修课，医学《灵》《素》《难经》《伤寒》《金匮》《神农本草经》是主修课。先约后博可矣"。乃出示手抄秘本《舌赋》一卷授我（见拙著《医学精华录》），并郑重其事曰："此学习《伤寒杂病论》之钥匙也"。我拜而受之，拳拳服膺。

一日，我随师应邀至长沙南门口广货店出诊，时已黄昏，其家人环泣于病榻之前，主妇急切求师诊脉。师命燃灯，则见患者昏厥如尸，四肢冰凉，脉伏不见，抉口察舌，舌质坚敛，色紫而苔黑如煤，舌尖起刺。目睛红，唇干而不知索饮，大便泻水而极臭。师按其胸腹，诊其趺阳，俯首若有所思。忽闻室内有药气，询煎何药？主妇即言前医所处之方药，可否先服1剂？师检视其方，系四逆汤加人参。师谓余曰："此老为肢冷脉伏、大便泻水等假象所惑，而将睛红舌赤、胸腹灼热如焚，尤其小便赤涩，趺阳搏动有力等热深厥深、阳极似阴之证断为阴证，诚千虑之一失也！"乃急书犀连承气汤。尽1剂，下溏臭粪1盂，人即清醒。续进1剂，肢温脉出，口渴知饥，复诊，以竹叶石膏汤善后，糜粥自养而愈。由此，余遂坚志以学《伤寒论》。

　　每跟师应诊，师反复强调须"一证一得"。一日，出诊于天心阁，患者系同胞两姐妹，同患麻疹。其姐发热面红，目赤畏光，苔黄纹紫，两腮疹点微红，面色红；其妹面白身冷，微微汗出，偎于母怀之中，苔白纹青，疹点隐约而不显，师试之于我，将主何方，我对曰："均应透疹，宜宣毒发表汤"。师曰："前者固可，后者断不可，从病立方，乃'适燕而南其指'，从证立方，乃因人而异。"师为其妹疏以桂枝汤。并再三叮嘱病家，此药只能煎服1次。归途中师言此二女当夜皆可透疹，次日复诊果如其言。我对用桂枝汤颇不理解。师曰："善诊者先别阴阳，临诊时须察素质；慎思之，明辨之，然后方可言立法处方用药。"并剖析其同异："其姐顺证显见，法当辛凉宣透，故用宣毒发表汤以助之，其疹自透；其妹正气不足，营卫失调，表邪未解，疹毒内伏，故用桂枝汤解肌发表，调和营卫，则阴证见阳，其疹必透，若再服此方，则又助热伤阴矣！"似此一证一得，且学且练，明于理法，验于方药，而心领神会。故常为师所嘉许。

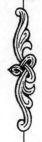

　　时值夏秋之际，雨季之后，盛暑炎蒸。一日清早，庵里的厨工拜倒在柳师足下，哭诉他的胞兄昨晚快要死了，故连夜赶回求师救命。师曰：病人在哪里？答：在捞刀河。师父二话没说，要我背药箱随往，水程20里，山路5里至病家，其家人正在围着病人哭叫。师走近床边，注目视之，面色油黄，目睛固定，高烧昏迷，启视其舌质深红，其苔白腻，口气臭秽，胸腹之热灼手，胸部有红色疹点，不食已3日，不知索饮已1日，小便短赤，大便如豌豆羹，均极臊臭。师切其脉濡而缓，恰与高热相反。众问何如，师曰可救，乃对余曰：此西医谓之"肠伤寒"，中医名为"湿温症"是也，临

诊时，师带有胡文虎的万金油，命在场的人分涂鼻孔，曰：此病有传染性，涂鼻以芳香辟秽也。诊毕书方，师曰，此"湿遏热伏"，由卫气入营血之证也。乃用《张氏医通》生犀饮加味，师报药命我书方：犀角3钱（先煎1小时），生地黄1两，黄连2钱，苍术5钱，古金汁1杯（以人中黄2钱代），加茵陈1两，连翘5钱，藿香叶3钱，鲜石菖蒲3钱，鲜荷叶1张，煎成以铜调羹取药撬开口齿饲之，药难下咽，师用卧龙丹搐患者鼻孔，则涕泪交流，目动而能咽矣。嘱1日夜尽药两剂，第二日服1剂来报消息。第三日中午其弟回庵，喜形于色向师磕了3个响头，声称救命恩人，云服药头两剂，半夜以后汗出馊臭粘手而热退，人即清醒，服第3剂，今晨热已退尽，胸部红疹消失，已知饥索饮。与家人对话，头重如蒙已消失。师谓我曰，此药轻宣温化、凉血解毒，所以汗出热解而速效，但湿邪虽化，由于热炽阴伤，将有夜热朝凉、状如疟疾的后续证，可书吴鞠通的青蒿鳖甲汤（青蒿、鳖甲、生地黄、牡丹皮、知母）7剂与之以善后，越7天来报，曰先生真神仙也，携方回去，以为病愈不需要再用药，但两天后果然出现夜热早凉，同"打摆子"一样，速捡善后之方，5剂后寒热全除，师嘱以糜粥将养而愈。

随诊最后1年，值我堂婶产后患感冒，就近邻延请女科名家诊之，医见其发热烦躁，脉洪大鼓指，以其产后乃用白虎汤加当归、生地黄，服1剂发热烦躁未止而下利不禁。乃请我师临诊，师察其体温虽高而四肢末梢清冷，面赤睛红而色淡无神，烦躁时，扬手掷足禁之则止，口虽干而饮水则不咽，舌质淡而胖有齿印，舌苔色黑而润滑，脉虽洪大，但重按则无力不鼓。师断之曰："此《伤寒论》'下利清谷，里寒外热，其人面色赤'之少阴证也，面色赤者戴阳也。"此属

真寒假热之证，由于产后体虚，并针对其阴盛格阳之烦躁，疏方：茯苓四逆汤（参用人参、干姜炮制），并引《济阴纲目·发热门》云："用茯苓者，使天气降而阳气回，阳回而热自退也；热甚者加炮姜，则不惟从阳引阴，亦可从阴引阳，'火就燥而归根'也"。服1剂微汗热退，烦躁始宁，服第2剂，脉已收敛，下利止而四末转温，复诊，病人能起床梳洗，诉头晕止，心已不忡（此初诊未言之证，已在全方涵盖之中），口知味而能进食，但恶露未尽耳。师乃易方用人参养营汤加荆芥炭、炒山楂、仙鹤草以善其后。

　　1930年秋，长沙市霍乱流行，当时称为"虎疫"。患者散居在小吴门、小西门、大西门等水陆交通线。大多是从事劳役工作者，与急性胃肠炎的鉴别诊断：先呕后泻，腹痛，大便泻出黄如糜者属急性胃肠炎；先泻后呕，腹不感痛，泻出如米泔样，甚则如洗肉水，发病急，脱水快，24小时内即出现手足转筋及目陷，声嘶者为霍乱。吾师按宋本《伤寒论》385条："霍乱，头痛发热，身疼痛，热多欲饮水者，五苓散主之"；"寒多不用水者，理中丸主之。"凡诊属寒证肢冷，脉沉细者，师用附子理中汤并赠给预制的来复丹（见《太平惠民和剂局方》卷五），师根据民间经验，原方加白矾1两（托长沙走马楼松鹤龄代制），丸如梧桐子大，每服30丸开水送下，日夜2次。此方协调阴阳，澄清肠胃，但有胃气，无不获安。随师义诊日十余人，按辨证方法治之，助饮淡盐开水，并按《外台》法将米醋烧热以棉片浸透拧干，乘热敷于转筋处。一般2～3天脱险。师曰：来复丹此吾家祖传之秘也，汝宜切记。后2年又出现霍乱，吾师已归道山，余用来复丹治之亦获良效，但内服汤药则因人而异，或用理中、或用五苓、或用王孟英燃照汤，辨证施治，但治病的来

复丹不变。

难忘的师训："临证时自信处方不误，服药到口即病变者，宜查药渣，多系检发错误"。此诚金石良言。余1933年刚开业，某营长的爱人病头重鼻塞，时为春夏之交，余开藿香正气散加白芷、细辛三剂。初服后即胸闷气闭，手足抽动，牙关紧咬。余探脉沉伏、眼睛怒张，乃倾药渣，见细辛独多。还有2剂与原方处方对照，细辛五分错发五钱。余立即针刺十宣穴出血，再以卧龙丹搐鼻取涎甚多。人即清醒，症即缓解，原方剩下2剂，其中细辛均减为5分，继续日服1剂，3日后复诊，其头昏重如裹，恶心鼻塞等湿蒙清窍症征消失。患者之夫喜形于色说，赔礼道歉者不是您而是药店漏校药单分量的人。可见医药关系是唇齿相依，休戚相关。师常诫我将孙思邈"胆欲大，心欲小，智欲圆，行欲方"不但当作座右铭，而且要镂骨铭心，我中心藏之，拳拳服膺。

先师治学谨严，经验宏富，耳提面命，诲人不倦，可谓"明镜不疲于屡照"而师惠无穷。其终年66岁，葬长沙南郊雨花亭，我岁时祭拜，1938年清明节祭墓诗云："长桥相望雨花亭，葬骨南郊似委形。一颗医星埋地下，春风吹处草新生"。至今犹未敢稍忘师训及其为人颂扬之医德医风也。

重症肌无力

本病多见于少年儿童，可突然发作，久治不愈，影响学习生活。其主要症状为暂时发作的眼睑下垂、斜眼或复视、面肌无力、咀嚼、吞咽困难及语言诸肌的软弱。现代医学认

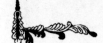

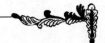

为其病因是"神经和骨骼肌接头处传送障碍"。

祖国医学根据其上睑下垂而称之为"睢目"（亦名"浸风"），《目经大成》则称之为"眼废"。

其原因多因脾肾气虚，肤腠疏松，经脉弛缓，风邪乘虚而入。但"邪之所凑，其气必虚"。患者的父母常代诉，小孩忙于功课，复习到深宵，呈饥疲状态，次晨起床睁不开眼皮，去医院检查被诊为重症肌无力，用西药新期的明等治疗，始效而终不效，以致眼肌缓纵或垂覆于目，或面肌无力，咀嚼困难等。中医认为目为肝窍，眼睑属脾胃，五脏六腑之精华皆上注于目。治疗应从整体出发，宜益气补中，健脾助化为主，方以党参15克，白术10克，茯苓10克，黄芪20克，当归10克，陈皮5克，升麻5克，桔梗5克，苍术10克，蚕砂10克等（为少年儿童眼肌型重症肌无力，可随年龄增减）。

案例：钟某，男，12岁，学生，津市人，患左眼胞下垂已3个月，经西医院检查后，诊断为"重症肌无力"。服药治疗未效。就诊中医，患者眼胞睁不开，抬头望天仅有一线光感，疲乏无力，少食懒言，终日嗜卧，不愿活动，口不渴，舌质淡而润，脉缓弱无力，据脉证分析，脾主肌肉，眼胞属脾胃所司，脾虚则气不运、湿不化，湿胜则眼肌重着无力。以上方连服30剂，食纳渐增，精神振作，眼能半开，而视力较弱，原方减桔梗加枸杞子、菟丝子、桑叶继服10剂，眼全开与右眼相等。6年后考入大学寄来照片，疗效巩固。

本方即补中益气汤减柴胡，加桔梗以开提肺气，眼睑下垂，多伴有眼胞微肿，故加苍术、茯苓以胜湿，且苍术得蚕砂，能增强其明目作用，刘老曾用本方治愈多例重症肌无力

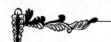

患者，疗效甚佳。

全身性重症肌无力治例：易某，女，43岁，住岳阳毛田。1995年12月就诊。因家庭儿女多，负担重，劳累过度，情绪忧郁，突患全身无力，四肢活动受限，逐渐眼肌下垂，右侧为甚，特别是语言不能出声，咽喉吞咽从鼻腔呛出，有4个月病史，经岳阳市某医院检查诊断为全身性重症肌无力，认为神经肌肉间传导功能阻滞，致某些横纹肌无力运动，属自身免疫性疾病。给予新斯的明治疗。因疗效不明显乃转入湖南省中医药研究院住院治疗。仍用新斯的明，上、下午各1针，每针维持4小时，过时则上述症征依然出现，患者之夫诉其家乡有同样患者詹姓小孩在我院门诊治愈，乃点名求治，由病房医师邀请会诊，症见眼肌下垂，吞咽受阻，肢体活动受限，舌质淡红，苔薄白，脉弦缓，不按时注药则纳食、排便困难。属中医痿痹范畴，治宜健脾益气，温阳通痹，借以兴奋全身功能。处方：党参20克，白术10克，苍术15克，茯苓12克，炙甘草5克，黄芪30克，当归12克，酒炒白芍12，附子5克，水蛭5克，肉桂1克，蜈蚣2条，杜仲15克，补骨脂5克，菟丝子15克，炒桑枝30克，升麻8克，砂仁5克，生鸡内金5克。每日煎服1剂。另人参5克，苍术15克，炒桑枝30克，煎水代茶，上方与中药交叉服。

在服药的当天下午即停注新斯的明，3剂后声音出、吞咽无阻，5剂后眼肌复位，两眼等大，每日1剂，连服14剂，饮食睡眠正常，二便自如。其夫陪同步行来门诊复诊，携药出院返回毛田。

医话：本例迅速治愈的关键在于：①病人对医生先产生了信仰，精神疗法起了作用。②脾主肌肉、四肢，针对劳倦

334

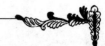

伤脾给以健脾助化是用药的基础。③方中黄芪、苍术突出重用，以激活整体调节之机。④蜈蚣、水蛭虫类通络，蜈蚣有强壮功能的作用；水蛭除活血化瘀外，本身有收缩功能，对提振眼胞有良好作用。此治病治人有机结合，"使方而不使于方也"。

"蒸笼头"与"脱影症"

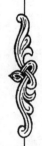

在医疗实践中，常遇到这样的病例，在进食饮汤或看到刺激性食品如姜、椒等，即满头汗出如雨，虽时属冬令严寒季节，亦头面蒸蒸热气腾腾，俗称为"蒸笼头"。又常遇到另外一种病例，夜卧遍身出汗，次晨被面及垫褥下层的棉絮、稻草皆湿如水渍，仰卧、俯卧、侧卧都留下1个人影，俗称为"脱影症"。

两者的病因病机与自汗、盗汗是有区别的。阳虚自汗，当遍及全身或汗出有冷感，不会热气腾腾；阴虚盗汗，首先是湿透内衣，不会内干外湿。且祖国医学有这样的记载：天寒衣薄尿多汗少，天暑衣厚则汗多尿少，这是自然调节。此2病恰恰相反。多出现在寒冷季节，时令不能潜其阳故头汗，不能制其热故脱影，此虽病态，一般患者并没有超出健康范围。有人认为，前者属于"食入于阴，长气于阳"的习惯性过敏反应，后者属于离体的水分亦如蒸笼头一样，遇到外界的冷阻而凝成水滴。2病既属于个体的特异性，亦属于机体的理化作用。中医治此类疾病常从整体观出发，认为汗、尿均为津液所化，其出于腠理者为汗，出于膀胱者为尿，欲治

其汗，当利其尿，使湿热有下渗之机，欲实其表，必先疏其风，使卫气行固密之职。前人经验如泽术麋衔汤（白术、泽泻、鹿衔草）有利尿疏风作用，玉屏风散（黄芪、白术、防风）有疏风固表作用，《醉李医话》及《名医类案》均重用或单用桑叶。刘老治头汗，常用白术、泽泻各12克，茯苓、白芍各10克，牡蛎15克，鹿衔草10克，冬桑叶20克（烘干研细），药汤分3次调服。

医话：治脱影症，用黄芪20克，白术10克，防风5克，牡蛎15克，泽泻10克，冬桑叶20克（烘干研细），药分3次兑服。每日1剂，均坚持服15剂以上，能收到与时令相一致——尿多汗少的效果，两病均可重用或单用冬桑叶，明代缪仲醇说"桑叶甘所以益血，寒所以凉血，甘寒相合故下气而益阴，是以能主内热出汗"。因此，单用本品亦收到"异病同治"的疗效。

蛋白尿论治

蛋白尿是慢性肾炎病种中的主要症状之一。脾气散精，灌注一身，脾虚则不能运化水谷精微，上输于肺而布运全身，水谷精微反与湿浊混杂，从小便而泄；肾主藏精，肾气不固，气化蒸腾作用减弱，致精气下泄，出于小便而为蛋白尿。故脾肾不足是产生慢性肾炎蛋白尿的关键。大量蛋白从尿中排泄，正气日益损耗，脾肾更见亏虚，形成了恶性循环。急性肾炎经治疗后，尿蛋白不易消除者，与湿热未清有关，除辨证治疗外可重用土茯苓、菝葜、仙鹤草、益母草

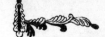

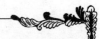

（有明显的活血利尿作用），对消除蛋白亦有效。如小便短涩，可用楤木、半边莲、龙葵（滑以去着）。胆固醇高者加用运脾助化之品，颗粒、透明管型多者，应加补肾之品，如菟丝子、杜仲、枸杞子、芡实、金樱子等。

如蛋白质损失过多，阴损及阳，临床可见一派阳虚的症状，诸如浮肿、面白、畏寒等。若单用温阳而不滋阴，往往不能收到预期效果，宜重用黄芪（岳美中经验）佐山药、薏苡仁、菟丝子、杜仲、枸杞子、女贞子、赤小豆，形寒加附子，尿赤加白茅根。温阳应与渗利结合，温而不利对病情的转归是不利的。

有的病人，服中药消肿后，不久水肿又起，究其原因，化验：血浆蛋白偏低。可加服《千金》鲤鱼汤：鲤鱼1条1斤左右，生姜30克，葱60克（后下）末，醋30克共炖，不放盐，喝汤吃鱼，常有显效。蛋白尿持久不消，可用鱼鳔（蛤蚧粉炒珠）研粉，装入开孔的鸡蛋中，用纸封口，再用黄泥湿纸包裹置火中煨熟，另煎黄芪30克，黑豆15克，送

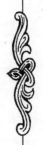

鸡蛋嚼碎吞服，每日1个，10日为1个疗程。方中鱼鳔固涩精微于下。用大量黄芪者下病上取，补气以摄精也。

慢性肾炎肾病型后期，肾脏功能开始衰弱。这时的主要矛盾便转向高血压、贫血及氮质潴留。有氮质血症时，禁止使用紫河车及各种胶类；总之，一切血肉有情之物，都应禁忌。

慢性肾炎高血压病例，一般多属虚证，为肾水亏损，肝木失养之证，水不涵木，肝阳上亢，法当滋阴潜阳为先，用《医学衷中参西录》建瓴汤加减：山药、牛膝、代赭石、生龙骨、生牡蛎、生地黄、白芍、柏子仁，磨取锈铁水煎药（具益肾平肝，降胃之功）。

肾功能不全所产生的贫血，其治疗应根据脾为后天之本，肾为先天之本进行辨证，此属于脾肾不足，气血双亏。采用健脾益肾，双补气血类药物，如人参养荣汤加补骨脂、菟丝子、骨碎补、鹿胶等。此类药对肾性贫血虽有养血作用，但遗憾的是血中非蛋白氮会同时升高，所以在肾性贫血有氮质血症时，用药宜消补兼施。如四君子汤、当归补血汤合焦三仙、鸡内金之类，加入枸杞子、菟丝子、肉苁蓉、仙鹤草等，各种胶类药严禁联合应用，以免助长氮质血症的发展。

若血中非蛋白氮突然增高，可权用灌肠透析法，近人采用大黄15克，玄明粉10克（后入）、半边莲15克，蒲公英15克，附子15克（兴奋肠肌不致麻痹），加水2 000毫升，煎至300~400毫升，加入玄明粉过滤，先用温开水灌肠排便，然后患者取侧卧位，用20~222号肛管，从肛门插入约20厘米左右，用加热之透析液，每次150~200毫升，缓缓滴入肠腔，30~40滴/分，每日1次，每晚取60毫升作为保留灌肠。本法从肠道排毒泄浊，以降低血中氮质和血钾，减轻肾周围水肿，改善肾血流量，有利于肾功能的恢复，正虚明显者可加扶正之品，如参、芪、二术、桂、苓之属（岳美中法）。如大便泄泻频繁者，则停止使用，改服芪桂真武汤。

中医外科学术源流

祖国传统医学中的外科学发源甚早，《周礼》记载：疡

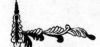

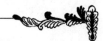

医含"肿疡、溃疡、金疡、折疡祝（注），劀（刮）杀之齐（剂）"。又说"凡疗疡，以五毒攻之"。汉代郑康成注："今医方五毒之药，作之合黄堥（瓦器），药液置石胆、丹砂、雄黄、矾石、磁石其中，烧之三日三夜，其烟上着，以鸡羽扫到，以注疮，恶肉破，骨则尽出"。可见2000多年前，我国的疡医就掌握了治疗冷性脓疡多骨疽的方法。在病理机制上，《内经》指出"营气不从，逆于肉里，乃生痈肿"。在病因上提出"膏粱之变，足生大丁"。在临床症征上，描述了"石疽""猛疽""夭疽""脱疽""肠覃""石瘕"等病名。后者并具有内科疾病的外科手术指征，所以三国时代的华佗在精于内科的同时并精于外科，"若疾发结于内，针药所不能及者，乃令先以酒服麻沸散，既醉无所觉，因刳剖腹背，抽割积聚，若在肠胃，则断截湔浣，除去疾秽，继而缝合，敷以神膏，四五日创愈，一月之间皆平复"。华佗也不是外科病都开刀，如他治"军吏李成苦咳，昼夜不寐，时吐脓血，以问佗，佗言君肠痈，咳之所吐，非从肺来也，与散两钱服之，即吐二升脓血，于此渐愈。"可见内痈非手术疗法，华佗已行之于前，后人也有不少医案，古代外伤科用药，最重鲜品，如南北朝时期宋武帝刘裕，小字寄奴，就用生草药敷金创，效果良好，至今名此药为"刘寄奴"。当时"刘涓子从宋武帝北征，有被疮者，以药涂之，随手而愈"，他得"鬼遗方"十卷，皆治痈疽之法，其实都是民间疗法的经验总结，在封建迷信的影响下，借鬼神以立异鸣高。先于此，晋代的葛洪著《肘后备急方》列出"治五痔及脱肛"的方法，实开辟了肛肠外科的先河。他治疟疾采用青蒿生捣绞汁，服之良效。近世研究出治疟的"青蒿素"，就是受《肘后备急方》的启发。

读旋覆代赭汤用于
"异病同治"后的体会

366部队医院内科医生学习祖国医学经典著作——《伤寒论》，根据中医辨证论治原则，化裁旋覆代赭汤治疗脑干脑炎、冠心病胸部堵塞感，治疗锑剂严重反应，疗效满意，又用本方加减治疗肝癌、肺癌、食道癌均改善了症状，延长了存活期。这是可喜的医疗实践。谈几点个人体会于下。

旋覆代赭汤的主治：《伤寒论》原文"伤寒发汗，若吐若下，解后，心下痞硬，噫气不除者，旋覆代赭汤主之"。

陆渊雷说："伤寒方非专为伤寒而设，亦有杂病存焉。"本文作者能大胆地推广应用，是有理论根据的。《方极》云"旋覆代赭石汤治心下痞硬，噫气不除者"，说明日医亦认识到本方适应证伤寒与杂病是共通的。不必拘于汗吐下后，凡胃气虚的症见"心下痞硬，噫气不除"者，乃食物发酵化气，消化不良的反映。胃肠功能减弱，消化不良，必然影响胃纳脾运，因而影响营养的吸收及抗病功能的降低，以导致其他疾病的发生和发展，故治疗其他疾病必须抓住脾胃这个中心环节。前人经验"四时百病，胃气为本"、"万病不已，宜以中治"，是有一定道理的。

旋覆代赭汤与胃纳脾运的关系：叶天士说："脾宜升则健，胃宜降则和，"本方的主治是胃虚气逆不降，故用人参、甘草、生姜（重用）、大枣以健胃补虚，并借人参、生姜振起肠胃功能的衰弱以促进新陈代谢。使旋覆代赭汤能奏除痞降逆之功。半夏之用在于除痰涤饮以廓清痞噫之源，且本品能分清降浊有调节胃降脾升的作用。可见仲景对于本方的组成，是以调整机体发挥自然疗能为手段的，这与《伤寒论》用厚朴生姜半夏甘草人参汤治汗后腹胀满同一机杼，彼有厚朴治胀满，此用旋覆花治痞噫，都要借重人参、甘草、生姜、半夏扶正培本调整功能才能发挥药物的作用。所以说"治病必须治人"，就是这个道理。

后人用旋覆代赭汤的经验：周扬俊说："予每借用此得治反胃噎食气不降者神效。"《治疗杂话》云："余历试数人，果得小效，然毕竟不治。"说明此方至少有缓解病情的作用。喻嘉言治一人患膈气（噎膈），水米不入，始吐清水……呼气将绝，先与理中汤扶其脾胃之气，然后用旋覆花1味煎汤，调代赭末2匙与之，才入口便觉气入丹田矣（见《寓意草》）。喻嘉言先给理中汤后与旋覆代赭，实暗合仲景制方之本意。

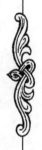

张锡纯治膈食制参赭培气汤。他认为"治此证者当以大补中气为主，方中之人参是也。以降气安冲为佐，以清痰理气为使，方中代赭石、半夏、柿霜是也。又虑人参性热、半夏性燥，故又加知母、天冬、当归、柿霜以清热润燥、生津生血也。用肉苁蓉者以其能补肾即能敛冲，冲气上达则胃气易于下降。且此证者，多有便难之虞，肉苁蓉与当归、代赭石并用，有润肠通结之功。若服数剂无大效，当系贲门有瘀血，宜加三棱、桃仁各二钱。"张氏制用本方，提出了4条经验：①治此证当以大补中气为主，故名其方为参赭培气汤；②患此证者大便多难，必兼用润肠通便之药；③如服本方无效，要考虑瘀血内阻；④此方重用代赭石不用旋覆花，

因旋覆花《本经》原言味咸，系产于卤地，咸而兼辛治膈甚效，今试之苦而不咸，用之似无效验。可见喻、张二氏在前人实践的基础上，出以己意化裁成方，扩大了旋覆代赭汤的应用范围，对后人启发很大。366 医院用本方加减治疗脑干脑炎等 4 种不同的疾病，抓住"病异而证同则异病同治"这个治则，对不同疾病、不同阶段，在外部联系上出现了共同的症征，如"呃逆（噫气）、呕吐（咳逆）、胸闷（心下痞鞭）、咽喉紧迫（吞咽困难）、腹胀痛（肋缘下痞鞭痛）"等，与此相关的在内部联系上出现了共同病机"胃虚气逆""肝胃不和"，则可以根据"异病同治"的辨证观点，采用旋覆代赭汤。但"使方而不使于方"，如脑干脑炎，则着重于平肝息风；锑剂反应，则着重于养肝和胃；冠心病的胸部梗阻，则着重于行气活血；肿瘤病在辨证论治的同时，结合针对性强而比较特殊有效的药物。避免机械唯物论，坚持辩证唯物论。

养身保健的自我体会

在和平与发展的国际环境中，出现了世界性的人口老化这一社会问题，如何从科研的角度提高老年养身保健的素质，这是当务之急。在 20 世纪 80 年代中期 5 个"老有所"的组织措施和方法，是符合老年人身心要求而卓有成效的。在这方面谈一谈自我体会。

老有所学：因为脑神经是用进废退的，我常观察到一般老干部在离退休前，日常接触事物，动用脑筋而智力倍增；

离退休后，闭门谢客不用或少用脑筋则智力减退而神衰健忘。我有鉴于此，每天坚持读书看报，写政、经、文、史、哲日记和教学笔记，累积 300 多万言。经常回顾更能帮助记忆，周恩来同志说："活到老，学到老，干到老"，这是至理名言，因为"活"是物质文明，"学"是精神文明，精神可以转化为物质，使我们活得更好，干得更好，所以学是首要的。

老有所为：纵观历史，老年人是有所作为的，如吕望兴周，廉颇存赵，四皓安刘，马援卫国……左宗棠 64 岁抬枢出师，收回了伊犁，保住了新疆，而新中国的元老，更没有离退休的界线，仍然忠诚谋国，再造辉煌。这是我们学习的好榜样，拿我自己来说，要继续钻研发挥自己的专长，为临床、科研、教学再作贡献，努力完成党和人民交给我传帮带的政治任务。

老有所养：首先是精神之养，因为老年人的特点，"一旦不如意，容易发脾气"。使周围的子女不敢接近，这样，就影响了物质之养。清代陆润庠写了一个《百字铭》，其中有一句话对老年人很重要，"涵养怒中所，提防顺口言"。唐代的张百忍就做到了这一点，他一门和气，五代同堂。现代虽不主张"五代同堂"，而一家之计在于和，仍然是可贵的，这样，才能达到"有酒食，先生馔"，那又何愁物质之养呢？

然而不论自养、他养，自我保健是很重要的。我行之几十年有效的是"欲食有节，起居有常，劳逸适度，精神愉快"，最重要的是"笑一笑百年少，愁一愁白了头"，所以前人总结一条经验，"欢笑是长寿妙品"。

老有所乐："心中要有忘忧草"，那就是我们自己在心中

开掘的永不枯竭的快乐源泉——乐观、自信和希望。但精神之乐常来源于物质之乐，在于经常培养自己的正当爱好，如吟诗、作画、写字、弹琴、下棋、种花、桥牌、力所能及的体育活动，皆有助于精神物质文明之乐。我最喜欢的业余爱好是吟诗、写字、种花，它既可以陶冶性情，又可以增添活力，但"甘脆肥浓是腐肠之药，娥眉皓齿为伐性之斧"，这是"死于安乐"之乐，是要引以为戒的。

老有所医：主要是自我保健，有病早治，无病早防，要以预防为主，不抽烟，不喝酒，不仅能缓解高血压、冠心病，而且对各种肿瘤特别是对肝癌、肺癌的发生与发展有直接影响。但治病必须治人，治人在于调整功能，自我提高免疫力。我坚持的是宋代苏东坡的养身保健经验："头宜清凉，足宜温暖，导引肢节，吐故纳新"。我一年四季以凉席枕头，三百六十五晚以暖水洗足，以太极拳代导引，以静养功行吐故纳新。更重要的是不轻易服药，小有不适，即以艾条自灸关元、足三里谓之保健点，连年健康检查，体检表上都是（－）。今秋游西北张家界、东南炎帝陵，同志们都关心我，怕摔跤骨折，我说我有个秘诀，不会摔跤的。宋代的司马温公告诉我："重足而立，视地而行"，则安然无恙。趁此机会把自我养身保健的体会和盘托出，以供同志们参考。

食疗须辨证用方

唐代孙思邈《千金方》注重以饮食平疴，明·李时珍

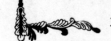

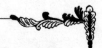

《本草纲目》很重视饮食疗法，其中收载谷物 73 种，蔬菜 105 种，果品 127 种，载 410 种动物药中，有很多可供食用，为现代营养学提供了丰富的资料。

食疗方法是基于利用食物性味之偏，以矫正脏腑功能之偏，使之恢复正常以达到治疗目的。在运用食疗时，应注意以下两点。

（1）重五味调和，忌五味偏嗜：五味各有所归，"是故谨和五味，骨正筋柔，气血以流，腠理以密"。

（2）重素食，忌厚味：《寿世保元》载："善养生者养内，不善养生者养外，养内者以恬愉脏腑，调顺血脉，使之流行冲和，百病不作；养外者恣口腹之欲，极滋味之美，穷饮食之乐，虽肌体充腴，容色悦泽，而酷烈之气内蚀脏腑，精神虚矣，安能保合太和以臻遐龄？"古有食医，专司营养，远在《吴普本草》上即载有猪肚治积聚癥瘕。陈修园《医学从众录》也收载猪肚大蒜汤治鼓胀。民间单方一直认为猪肚是退水肿的食饵性药物。此外，如桂皮炖羊肉，生姜煨子鸡，葱豉煨柴（乌）鱼，苏叶炒鳝鱼等，其中寓有深意，认为胃肠不健，消化不良的病人，单纯进以富含蛋白和动物胶质的食物，由于吸收障碍，不仅无益，反而召致腹痛呕泻，姜、桂、苏、蒜烹调，能帮助消化，促进吸收，这是食疗实践中的宝贵经验，还有冬瓜煨子鸡，泥鳅煮丝瓜。对阴虚肿满的病人，不宜姜桂辛辣之品，颇相适应，可见食疗也须辨证用方，不可千篇一律。

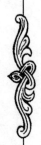

在预防衰老过程中谈养生之道

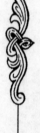

人们熟知衰老的外部特征，如思维不清，反应迟缓，体力下降，视力减退，皮肤起皱，白发增生等。

虽然衰老是一种不可抗拒的自然规律，但古今中外长寿老人证明，注意摄生，讲究养生之道，可以使衰老的进程放慢，推迟衰老的到来。三国时代应璩写了一首《三叟》诗，传授了3位老人的长寿秘诀——"内中妪貌丑"（节欲），"量腹节所受"（慎饮食），"夜卧不复（覆）首"（保持呼吸新鲜空气），而得以流传至今，为人们所珍重。这对我们有很大的启发，推迟衰老，必须研究衰老的规律和影响衰老的因素。有人认为"寿命是天注定的"。其实古代教育家孔子在《家语》中早就说过："人有三死，而非其命也，己取之也，夫寝处不适，饮食不节，逸乐过度者，疾共杀之"，故《内经》云："圣人不治已病治未病，不治已乱治未乱"，这阐明了预防思想的重要，如果预防保健思想发挥了作用，人们是能够自我延长生命的。根据生物学的一般规律，最高寿命相当于性成熟期的 8~10 倍，人类的性成熟期是 13~15 岁，因而推算人类最高的自然寿命应该是 100~150 岁。有人问长寿有遗传么？人类学家鲍戈英洛兹曾转述过一个故事：一位过路人看到一位 80 多岁的老人在门口哭泣，他觉得很奇怪，就问为什么要哭？老人说挨了父亲的打。于是过路人去看他的父亲，这是一位 113 岁的健康老人，这位老人说他儿子不尊敬祖父，过路人更为惊异，又求去见他祖父，他祖父

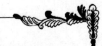

整整 143 岁。这说明上一代健康对下一代影响极大。所以，《内经》说："其知道者，法于阴阳，和于术数，饮食有节，起居有常，不妄作劳，故能形与神俱，而尽终其天年，度百岁乃去"，提出"积精全神"。注意"葆精""裕气"，使之百岁犹有壮容，得以怀抱"老骥千里"之志。因之，在预防衰老过程中谈养生之道，有着十分重要的现实意义。

益肾保精

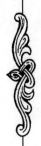

肾在维持生命活动以及抗衰延年中起着重要作用，历代医家十分注重肾在人体各个时期的变化。"女子七岁肾气盛，齿更发长……五七阳明脉衰，面始焦，发始堕"；"丈夫八岁肾气实，发长齿更……五七肾气衰，发堕齿槁"。明代医家李梴亦说："人至中年，肾气日衰，加之佚欲，便成虚损。"说明肾对人体的生长、发育、壮盛和衰老的全过程起着决定性作用。肾藏精，精化气，肾气的盛衰，决定着生命盛衰的不同阶段，所以说"肾气盛则寿延，肾气衰则寿夭"，"肾气绝则不尽其天命而死也"。因为肾气虚衰之时，五脏六腑皆摇，功能失调，整个机体出现衰老现象。因之，益肾保精在预防衰老过程中占有重要的一环。

戒房劳："欲固寿命之原，莫先于色欲之戒也。"益肾保精首重节欲，"若房劳过度则伤肾"。若"醉以入房，以欲竭其精，以耗散其真，不知持满，不时御神，务快其心，逆于生乐，起居无节，故半百而衰也"，可见纵情色欲，竭尽精气，不知道保持精气的充满，是过早衰老的原因。张景岳认为："欲不可纵，纵则精竭；精不可竭，竭则真散。盖精能生气，气能生神，营卫一身，莫大乎此。故善养生者，必宝其精，精盈则气盛，气盛则神全，神全则身健，身健则病

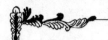

少，神气坚强，老而益壮，皆本乎精也。……无摇汝精，乃可以长生"。宋代文学家欧阳修在其《秋声赋》中亦云："动乎其中，摇乎其精……渥然丹者为槁木，黟然黑者为星星"，阐明了精在人体的作用，强调"善养生者，必宝其精"。可见，不知房劳伤肾，导致疾病丛生，不知持满御神，以至遗泻无度，精关不固，轻则体弱肾亏，未老先衰，重则诸疾缠绵，寿短命折，故有"服药千朝不如独宿一宵"之说，其目的在保精。《寿世保元》更具体地说："弱男则节色，宜待壮而婚"，"男子破阳太早，则伤其精气；女子破阴太早，则伤其血脉"。

历代养生家和医学家都主张节制房事，避免过分地消耗，清代医学家徐灵胎说："知填精而不知寡欲，则药焉有功效"。许多学者认为青壮者宜节欲，老年人宜绝欲。对珍惜精气，保护肾机，延长生命有着积极的影响。

敛肾气：肾为性命之根，保健强身，是抗衰老的中心环节。戒房事是防止精气外泄，保持肾气旺盛，守丹田则能使精气内聚，肾气充盈。老年人多呈"上盛下虚"，所以练气功者主张引气下行，息息归根，气贯丹田，使上体轻灵，下元充实，清阴上济，亢阳下降。前贤认为："夫修身之士，不识丹田所在，咸指脐下一寸三分为言，此为禀气之原，犹若果实受气于根柢，坎离上下，以此为中宫，气脉升降，以此为根柢，根柢否塞，则水火不能升降，心火炎烁，肾水枯竭，百病由此而生。上则头昏眼花，下至腰痛疝瘕痔结。甚或真阳不固，多致夭折，良可悲已。人诚能以气功为却病延年之法，敬而行之，或行或坐，或立或卧，念念不忘。旬日之间，血气循规而不乱，精神内固而不摇，继续坚持则衰者起，萎阳愈，疲癃转康健之躯，枯槁回温润之色，达到增精

补髓，养气助阳，眼目光明，疝痔消失，身轻力健，百病咸除，功简而效速，诚为保身之至道，却病之秘诀也"。说明气功保健是抗衰老的一个方法。通过意守丹田。使肾气收敛充盈，血气循规而不乱，虽有疾患弗能害矣，由此提高本身抵抗力，增加自然疗能而达却病延年的功效。此外，呼吸导引、太极拳、八段锦均有异曲同功之妙。

肾与脑："脑为元神之府"，"记性灵机在脑"。古代养生家认为"神安则寿，神去则夭，故不可不谨养也"。中医认为肾脑相关，脑的正常活动与肾精的充养是分不开的，健脑全神首先得保养肾精，这与"节欲保精"关系十分密切，也可以说脑力的充沛反映了肾气的充盈。汉代史学家司马迁说："精神不用则废，多用则疲，疲则不足；用之则振，振则生，生则足。"说明科学地使用大脑，有益于神清智聪，抗衰延年。

然而，大脑亦像其他器官一样"用进废退"。临床可见许多老干部未退休前理繁治剧，精力充沛，思维敏捷，退休后，少用脑或不用脑，则寝卧不安，精神恍惚，百病丛生。亦有日以继夜"思其力之所不及，忧其智之所不能"，用脑太过，引起大脑高度持久地紧张，导致失眠、多梦、精神萎靡不振，甚则精神分裂，亦非鲜见。大脑的逐渐退化是自然规律，我们对此并非无能为力。科学家通过多年的研究总结，提出以下 10 点减缓脑退化速度的措施：①年轻时勤学好动；②中年后坚持大量阅读；③用脑劳逸适度；④宜兴奋、抑制交替，避免长时期使用一个域；⑤注意饮食，多吃蔬菜水果；⑥保持充足的睡眠；⑦避免过度的疲劳和精神紧张；⑧生活要有规律；⑨保持好奇心，进行量力而行活动；⑩经常活动四肢，以减轻脑的负担。

健腿足：俗云"人老腿先老"，它反映了人的生长、发育和衰老，腿足具有支柱全身，承担人体运动功能等作用。中医认为脾主四肢，肾主骨，肝主筋，故人至老境，步履稳重与三脏有密切的关系。因之，有人说："在人类进化的漫长历史过程中，大脑的发达不仅增添了智慧，也增长了寿命。而直立起来的双脚，按照脚－脑－工具的理论，正是促使脑子发达的基础"。此外，散步除锻炼脚劲外，还可以养神消食，改善心肺功能，促进血液循环。《素问·四气调神论》主张"夜卧早起，广步于庭"。孙思邈《千金翼方》认为"行三里二里，及三百二百步为佳"。十叟长寿歌云"饭后百步走"。不可忽视散步是一项最适合老年人的体育活动，但在活动中要预防摔跤，65岁以上的老人容易摔伤股骨大转子。摔跤的主要原因是老年人保持身体平衡的能力下降。宋代司马光注意了这个问题，他说："要重足而立，视地而行"。按照他讲的去做，是可以避免摔跤的。

"足宜常濯"是抗衰老保健的一个方法。"足为人之底，一夜一次洗"。老年人常患阳气不能温达四肢引起下肢厥冷，用温热水洗双足，能扩张毛细血管，流通血脉，消除疲劳，安神入睡，临睡前用38～40℃热水泡洗双脚，对老人自有裨益。我省一位名老中医从自己行之有效的切身经验说："惩其忿，窒其欲，温其腹，暖其足，勿以胃肠暖冷物"。可谓要言不烦。

调脾（胃）裕气

在衰老的成因中，五脏除肾以外，脾（胃）在五脏之中也是不可忽视的重要方面，脾为后天之本，气血生化之源，脾胃健运，肾气才旺。《灵枢·五味》篇："五脏六腑皆禀气

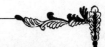

于胃"。脾胃功能的盛衰，直接影响人体生命活动必需物质精微的来源，关系到生长、发育和五脏六腑功能的维持。把住脾胃这一关，在抗衰老过程中有着积极的影响。

饮食有节："尽其天年，度百岁乃去。"其中不可忽视的就是"饮食有节"。要调理脾胃，首先应把握饮食有节。历代养生家、医家对此非常重视，认为"高年之人，真气耗竭，五脏衰弱，全赖饮食以资气血，若饥饱失宜，调节失度，动成疾患"。过饥过饱则"饮食自倍，肠胃乃伤"。多食肥甘厚味则"膏粱之变，足生大丁"。

宋代苏东坡在养生方面也注意到这一点，他有一首诗："秋来霜露满园东，莱菔生儿芥有孙，我与何曾同一饱，不知何苦食鸡豚"。他提倡"杂食"。现代实验证明：杂食第一个好处是能够改善氨基酸的配比，弥补蛋白质的不足。因此，巧妙地做到"粗细混合"，荤素相间，干稀互补，既可提高食品的利用率，又可防止文明病（指高血压、冠心病、糖尿病等）的发生，同时不会酿成蛋白质缺乏之害。第二个好处是可以防癌抗癌。科学家发现，有些致癌物质是脂溶性的，可存积在人体的脂肪内，日积月累，容易促使某些癌症的发生。体重超过正常标准40%以上的，癌症死亡率特别高。第三个好处是可以调胃口，每天变换食物，可以刺激食欲。节制肥甘厚味对养生防病有现实的指导意义。

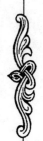

饮食是摄纳营养，维持人体的生长、发育的来源，"谷肉果菜，食养尽之，无使过之，伤其正也"。"饮食有节"，"谨和五味，骨正筋柔，气血以流，腠理以密，如是则骨气以精，谨道如法，长有天命。"

淡食为最：语云"甘脆肥浓是腐肠之药，娥眉皓齿为伐性之斤"，正所谓"厚味伤人无所知，能甘淡薄是吾师"。中

国人传统习惯饮茶。近人研究茶有抗老化作用。日人福生吉裕研究，发现胆固醇当中，对人体有益的物质，如果饮用绿茶，就可以使对人体有益的胆固醇留在体内，且可以产生预防动脉硬化的效果。药学博士奥田拓研究证明，绿茶中所含单宁可控制人体中产生的过酸化脂质，能防止人的老化，且茶可以阻断人体内亚硝胺的合成，每天饮用1杯茶（5克绿茶、红茶或多维茶），有可能降低癌症的发病率。

防患未然：脾胃是脏腑之中心，五脏六腑都依赖脾胃供给营养物质，是机体赖以生存的源泉，对预防疾病的发生和发展起着重要作用，所以说"胃气壮，五脏六腑皆壮"。要使胃气壮，必须注意饮食卫生，把住病从口入这一关。要把住病从口入，首先应忌食不洁之物，因为"秽饭、馁肉、臭鱼，食之皆伤人"。可见食不洁变质之物以及生冷是酿病之媒，美味之品虽能补养身体，若腐败变质，或感受疫毒，或某些动物本身含内毒素均可导致人体中毒，所以把住"病从口入"是非常重要的。同时，由于老年人脾胃功能下降，在饮食方面特别应注意滚、烂、淡和"细嚼缓吞"，这是符合胃肠道需要的。

本文强调"先天之本在肾"，"后天之本在脾"是否有科学根据？中西医结合专家沈自尹教授研究证实"补肾"和"健脾"在神经内分泌免疫方面具有延缓衰老的功效，并提出了其原理，为临床辨病、用药提供了科学依据。

国外生物学家们警告"人的衰老，最危险的是神经细胞的衰老"。而长沙马王堆汉墓出土竹简养生方的养生秘旨，就有"还精补脑"之说。可见肾脑相关与先、后天之本是不可分割的整体。这为防患未然提供了重要线索。

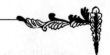

养性怡神

情志活动与内脏关系十分密切，正常的情志活动有益于心身健康，异常的情志活动则往往成为重要的致病因素，故在抗衰老过程中不但应注意先天之本——肾、后天之本——脾，还应考虑人的情志活动与抗衰老之间的关系，注意养性怡神。切戒"以酒为浆，以妄为常"。毛泽东同志曾说过："动为纲，素经常，勿喜怒，酒少量。"酒，古人看成是怡情悦性的饮料，但少量有益，多服有害。澳大利亚科学家发现，酒精能使人的大脑变小，一个长期饮酒过量的人，其大脑要比正常人小 100 克左右。此外，烟是生命的窃贼，人类吸烟历史，据考不过 300 余年，众所周知吸烟是引起肺癌的媒介，人们称之为"癌棒"。今年 5 月在天津召开的首届国际吸烟与健康会议指出："吸烟若不积极加以控制，则到 2050 年时，每年将有 200 万人死于同吸烟有关的疾病，其中 90 万人将死于肺癌"。

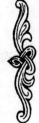

烟、酒在表象看是怡情悦性，兴奋神经的"妙品"，如果不加节制，无疑是损害健康，促人生命的"利剑"。故历代养生家把调摄情志作为养生防老的重要途径，对戕害生理的"怡情悦性"是深恶痛绝的。

尊道重德："嗜欲不能劳其目，淫邪不能惑其心，愚智贤不肖，不惧于物，故合于道，所以能年皆百岁，而动作不衰者，以其德全不危也"。历代医家无不重视道德的修养，华佗之弟子吴普及孙思邈等先贤都是身体力行取得实效。清代袁枚在《随园诗话》中说："自古名医皆登上寿"。近世如深受人民爱戴的朱德同志，他为国为民，一生勤奋，胸藏江海，气量过人，他一生受过无数次打击、挫折、诬陷……他

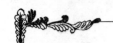

之所以获得长寿，如在他身边工作多年的顾英奇说："朱德同志一生为革命事业奋斗，锲而不舍，就像一位农民那样耕耘劳作，只不过他耕耘的是山河改造，播下的是幸福种子。他有理想，终生追求；无私心，少个人忧患；因此，豁达乐观，健康长寿"。所以，做一个有道德的人，有利于人民的人是健康长寿的保证，如徐特立、齐白石、马寅初、董必武、叶剑英等，都是这方面的典范。

豁达乐观：情绪愉快的习惯，幽默、风趣、欢乐、轻松的气氛，对健康是有益的，苏东坡说："笑一笑，十年少，愁一愁，白了头"。"欢笑是长寿的妙品"是很有道理的。人的情志活动与身体健康关系十分密切，中医学认为七情为致病的重要因素之一。高血压病人会因大怒而发生脑溢血，冠心病人也会因情绪波动而发生心肌梗死，不良情绪可能是癌细胞的催化剂，多愁善感往往是"闲人"易得的病，真正由于工作忙碌而累死的人很少，相反因为心情不畅快，长期闷闷不乐，精神忧郁而死的人却常见，如汉代的贾谊，红楼梦中所描述的林黛玉都因忧伤而短命。长寿老人大都开朗乐观，从容温和，"形体不敝，精神不散"，"高下不相慕"，时时保持乐观愉快的性格。

自我排解：自我排解就是对事物有一个辩证的认识，《千金要方》主张"凡人不可无思，当以渐遣除之"。《友渔斋医话》提倡"遇逆境，即善自排解"。"塞翁失马，安知非福"的典故，正是对自我排解最好的说明。任何事物都有二重性，皆有倚伏，"福兮祸之所伏，祸兮福之所倚"。这实际包含了一个辩证法思想。正像居里所说："当我像嗡嗡作响的陀螺一样高速旋转时，就自然排除了外界各种因素的干扰。"科学家的目标专注与气功疗法的意守丹田摒弃杂念，有异曲

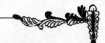

同工之妙，自我排解，精神专注的工作，对促进身体健康是有益的。

衰老是一种自然规律，祖国医学对养生之道与老年病的防治有较深入的研究，积累了丰富的经验。本文主要在预防衰老过程中就益肾保精，调脾（胃）裕气，养性怡神谈了一点有关延缓衰老不成熟的认识，仅供同道参考。

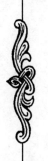

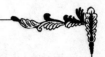

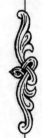

1910年农历11月8日，出生于湖南省湘阴县塾塘乡（现汨罗市弼时镇）桃花洞。

1916年在横冲私塾发蒙，"口哼一本人之初，更兼邻舍牧黄牛"。

1917年9月～1920年，随父母在长沙就读于长沙普育小学。

1921年2月～1924年12月，就读于长沙南阳街周熙焕私塾，学完四书、五经，旁及《史记菁华》《古文观止》及唐诗宋词各三百首。

1925年2月～1927年12月，随父学习篾工维持家计，以"书有未曾经我读，事无不可对人言"鞭策自己"勤工俭学"，为求解读，以《康熙字典》为师。

1928年3月～1931年12月，因母病获长桥柳缙庭老中医治愈，当余岩借政府为背景，在"废止旧医扫除医事卫生事业的障碍"的恶劣环境下，父母支持我拜柳老为师学习中

医内妇儿科。忆师训："柳氏医风有定评，视予犹子夜传经。先从四典求根本，次及诸家索准绳。借鉴前人通诊籍，须知此事在躬行。读书阅历多临证，今古良医老愈精。"学习、临床 4 年，师溘然长逝，遵师遗嘱，继拜"有仲景风"的杨春园老中医继续临证 1 年，蒙赠《中国医学大成》1 部，勉其深造。

1933 年 3 月~1938 年 11 月，获得长沙市国医公会会员资格，经长沙市公安局考试及格，在长沙东长路开业行医，牌名"仲山医社"。

1935 年滨湖大水，灾民屯集长沙韭菜园、孤儿院一带，伤寒、霍乱、疟痢流行，参加义诊 3 个月，"临证不忘读书，读书不忘临证"，收效甚捷，获得灾民好评。

1937 年 7 月，送友去延安从戎诗云："河山破碎几时还，投笔从戎众欲攀。北望硝烟锋火急，英雄事业在延安。"

1938 年 11 月文夕大火，避难返桃花洞故乡，赁居桃花洞开设诊所，继续行医，应诊不暇，足迹遍周围数十里。乡贤赠以联语"德种杏林追董奉，春回桃洞属刘郎"之誉。

1939 年冬，家乡第一次被日寇侵占，寇退登影珠山，满目凄凉，不胜悲愤，因吟七律 1 首："攀登直欲破云游，黄叶西风证晚秋。突兀巉岩招我隐，荒芜田野令人忧。遥天雁洒千行泪，古寺钟敲一片愁。最是不堪回首处，平原锋火漫天浮。"

1940~1943 年，家乡前后又 3 次沦陷，千疮百孔，十室九空，灾民食树叶草根度日。

1945 年 8 月，喜闻日寇投降，赋诗 1 首："阵阵追骑号令明，三湘秋雨夜行军。已寒封豕长蛇胆，犹听金戈铁马声。抗敌八年终复国，思亲万里始归根。英雄事迹留河岳，

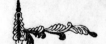

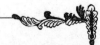

壮志牺牲竹帛荣"。

1946年2月～1949年8月，日寇投降，祖国光复，大兵之后，必有大疫，疮痍满目，瘟疫流行。吾乡地当要冲，传染尤易，疟、痢、天花、伤寒、霍乱等病，纷至沓来，予应诊远近，不分昼夜，不避寒暑，历时两年余，上述传染病始渐熄灭。当时国民党政府虽云取缔中医，然吾乡4万人口，只有1个西医看护，其防治疾病非中医药莫属也，因此，日中应诊，晚上著书，写出《医学精华录》1部约25万字。

1949年8月湖南解放，喜赋："一声号角响林溪，重见河山插赤旗。遍地愁尘随叶扫，满天阴影逐风移。悲残野老敲新鼓，喜极儿童卸旧衣。蠹国小虫何处去？太阳光下泣凄其。"

1951年夏，任湘阴县第四区卫协分会主任，组织全区联合诊所成立。中华人民共和国成立前，医药皆独立分散，有的乡有医无药，有的乡有药无医，常因此延误了治疗。联合诊所的成立，医药人员组织起来定点开业，真正做到了便民利民，受到人民称赞。

1952年冬，参加湘阴县各界人民代表大会，赋"夜行"七绝一首："寒风猎猎月微芒，路上歌行夜未央。喜见明星环北斗，不知人迹板桥霜。"

1952年12月～1955年4月，任湘阴县第四区卫生所所长，组织当地医药人员协同省防疫大队预防和扑灭旧社会遗留下来的麻疹、疟、痢、乙型脑炎、白喉等急烈性传染病。受到省、县政府表扬。

1955年5月，调湘阴县参加防治晚期血吸虫病的中医药工作，深入疫区收集民间经验，总结交流。

1956年6月，调湘潭地委血防办工作，深入疫区，蹲

点临床，写出《晚期血吸虫病腹水辨证分型的治疗方法》（已发表）。1956年下期担任湘潭专署中医进修班班主任（每班60人，前后共6期），负责校务和讲课，受到"为人师表"的荣誉。

1958年3月，根据在疫区治疗晚期血吸虫病的传统经验，研究出"复方防己黄芪丸"，在湘阴、岳阳、临湘治疗晚期血吸虫病腹水510例，省血防办公室组织专家在湘阴白马寺验证30例，近期疗效为85%（1959年载入叶桔泉主编的《血吸虫病研究资料汇编》）。

1959年10月因中医工作获中央卫生部奖状。

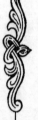

1960～1962年，针对当时多发病——水肿、妇女子宫脱垂、小儿疳疾以及传染性肝炎等，深入疫区调查研究、设点治疗，收集老中医治疗经验，写出对上述4种疾病的《防治手册》，由湘潭建设报印发各地，收到良好防治效果。

1963年3月～12月，在岳阳蹲点，写出《大蒜金钱草汤治疗晚期血吸虫病黄疸腹水30例》，在《血防通讯）上发表。

1964年3月，调湖南省中医药研究所，与岳阳血防所合作，负责晚期血吸虫病的临床研究工作。写出51例研究总结论文，《中医杂志》已校清样，因"文革"开始停发。后摘要转载于中央《血防通讯》，并聘为全国血防委员会委员。

1966年3月，在湘阴白塘乡蹲点，治疗晚期血吸虫病。送药上门，历时1年研制出"软肝缩脾丸"，对肝硬化脾肿大有良好作用。后3年该地医师李晓峰来信索去原方制药施治，以满足患者的需求。

1969年3月～11月，在省毛泽东思想学习班学习。1970

年深入民间采风，广泛收集防治疾病的单方验方，精选成 3 册（湘江印刷厂印行），为省办中草药展览作好资料准备。

1971 年 5 月，参加在云南召开的全国中草药展览会，赋诗志感："远望北斗星，昆明四季春。移风新地貌，易俗振人心。生产双飞跃，医防一色清。八方歌范版，来此励精神。"在姚安、楚雄一带，学得 5 个不同的"白药"秘方。

1972 年 3 月~1974 年 12 月，任省中医药研究所临床研究室副主任，研究出上腭混合瘤、鼻咽癌、肺癌、乳腺癌、食道癌等治疗方法（详见医论、医案）。其混合瘤疗效实物标本在省展览馆展出。

1975 年 2 月，论文《通络法在临床上的运用》载于《湖南医药杂志》。

1975 年~1978 年，读长沙马王堆出土《竹简养生方》及《帛书五十二病方》后，进行学术研究，写出论文。

1975 年 3 月~1978 年 12 月，任省中医药研究所理论研究室副主任，与李聪甫先生合著《〈脾胃论〉注释》和《金元四大家学术思想之研究》，均已出版，获得 1978 年全国科学大会奖状及国内学者的好评。

1976 年 3 月再次当选为湖南省中医药学会常务副理事长，与邹高祈同志主编《学术年会资料》。

1977 年 2 月，当选省人民代表。

1978 年 3 月，写出《尿路结石的辨证论治》载于《湖南医药杂志》。

1978 年 9 月，写出《中医治疗晚期血吸虫病部分资料述评》，由省血防办组织交流印发。

1979 年 4 月，写出《学习〈伤寒论·太阳篇〉的体会》，

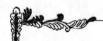
编入《伤寒论研究文献摘要》（陕西科学技术出版社出版）。

1979 年秋，晋升副研究员。参加全省选拔 500 名中医骨干的评审工作。

1979 年 9 月，论文《评叶天士对咳嗽的辨证论治》载于《湖南中医药杂志》。

1979 年 11 月，当选为中华全国中医学会理事。并参加全国学术交流会议。论文摘入《汇编》。

1980 年 3 月，写出《李聪甫医案选评》载于《湖南中医药杂志》。

1980 年 8 月，主编《湖南省老中医医案选》第一集，由湖南科学技术出版社出版。

1980 年 9 月，写出《祖国医学与血吸虫病免疫关系的探讨》，在省血防委员会宣读。

1980 年 9 月，我所开办硕士研究生班，任班主任兼伤寒学、内经学导师。

1981 年 5 月，主编《湖南省老中医医案选》第二集，由湖南科学技术出版社出版。

1981 年 8 月，写出《麻疹特殊病例治验》载《广西中医药》1981 年第 6 期

1981 年~ 1982 年，编著《伤寒论类方辨证》和《内经讲义》及《教与学》。

1982 年 2 月，再次当选为省人民代表。

1982 年 6 月，结合抗衰延寿研究，写出《从祖国医学谈寿夭的辨证关系》（在省老年学会讲演）。

1983 年被省评为研究员，并被聘为湖南省中医药高级职称评委。

1984 年 8 月，写出《〈老〉、〈庄〉思想对养性摄生的

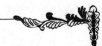

影响》。

1984 年 9 月，写出《孙思邈〈千金方〉对各家学说的影响》，在陕西孙思邈纪念碑落成学术交流会上宣读。

1984 年 9 月，写出《从〈伤寒论〉探讨临床科研思路方法》，载于《全国中医内科科研方法讨论会论文选》。

1984 年 9 月底，集体去北京参加国庆 35 周年盛典，天安门观礼志感："节日欢腾望眼迷，心花奔放竞芳菲。雄鹰势展星河近，礼炮声隆海岳归。大地风清增景象，高秋云敛吐晶辉。天涯信息和平鸽，中外同观万羽飞（台湾飞归信鸽定居首都）"。次日中央全体领导在人民大会堂接见，合影留念，汇成欢乐海洋。

1984 年 11 月，参加全国中医学会第二次代表会议，连选为第二届理事。

1985 年元月，写出《从历史经验谈抗衰老与寿夭的关系》，引起社会关注。

1985 年 3 月，写出《冠心病辨证论治举隅》，在省卫生厅举办的中医内科提高班讲授。

1985 年 3 月～12 月，承担湖南省卫生厅下达的抗衰延寿课题，任组长，研究出古汉养生精，直到现在成为衡阳中药厂拳头产品药后，获省科技进步奖二等奖。

1985 年 5 月，写出《〈脾胃论〉精华及运用》，在广州第一军医大学讲授。

1985 年 12 月，写出《孙思邈养生十法》述评，载于《新中医》1986 第 2 期。

1986 年，获卫生部文明先进工作者称号。同年我所升院，被聘为省中药高评委员会委员。

1986 年 5 月，写出《李东垣养生学术思想》载于《传

统老年医学》(湖南科学技术出版社)。

1986年6月,写出《葛洪养生学术思想》载于《传统老年医学》。

1986年9月,任光明中医函授大学湖南分校校长,学制四年,主编《中医儿科学》列为函大教材,"八五""八六"两期共培养合格毕业学生1 234人,至今成为农村、工矿的医疗骨干。并整编办学文献共30万言精装两册,并题诗云:"同栽桃李献人群,明道从来不计功。但愿新枝高旧竹,山乡深处度春风。"

1987年,获湖南省优秀科技工作者称号。

1989年,获湖南省劳动模范称号。

1990年,载入《中国人物年鉴》。

1990年9月,参加全省科技大会,写出《科技兴农与卫生保健》论文,并在《自然科学杂志》上发表。

1991年,载入《中国当代自然科学家人物总传》。

1991年,荣获国家有突出贡献的专家称号。

1992年元月,被选为全国中医药专家学术师承制老师,在省拜师大会代表老师讲话。

1992年,写出《〈伤寒论〉"反"字的浅析》,在《中国医药学报》7卷6期发表。

1992年5月,主编湖南名医《奇效医案》,由湖南科学技术出版社出版。

1992年,写出《漫云癫狂多心病,从脑辨治亦有功》,载入《癫狂病专辑》(中医古籍出版社出版)。

1992年,写出治肿瘤《察个体差异,因人以施治》论文,载于《肿瘤专辑》(中医古籍出版社出版)。

1992年8月,写出《谈中药相反相成与拮抗意识》,在

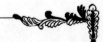

《光明中医》杂志发表。

1993 年 5 月，编著的《脾胃学真诠》已在中医古籍出版社出版。

1994 年前后，共培养出硕士生 11 人、继承生 2 人，均成为我院及外院骨干。

1994 年 4 月，评黄建平教授《中西医比较研究》，获得好评。

1994 年 6 月，研究出《肝癌二级预防》，进行学术交流。

1994 年，获湖南省人事厅授予三等功。

1995 年 4 月，读《欧阳履钦学术思想研究论文集》后小识。

1995 年，读俞长荣教授《论医集》小识，发表在《福建中医药》杂志。

1955 年 5 月，《长寿之路》序已出版。

1995 年 9 月，读《审美要论》小识，已发表在省委宣传部刊物上。

1995 年 10 月，写出读《略论科学的多元化境界》一文小识（见香港《唯象中医学研究》1996 年 2 期）。

1995 年 10 月，读《略论科学的多元化境界》后致李致重教授。

1996 年 4 月，写出《感染性休克与相关急证的临床治验——辨病辨证中西异同》。7 月在深圳全国学术交流会上发表。

1996 年 4 月，《谁说中医不科学》一文的辩论致李致重教授。

1996 年获首届湖南省科技之星的称号。

1996 年 7 月，读李致重《病、证、症沿革和证候定义

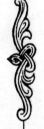

的研究》小识。

1997 年，获首届湖南省白求恩奖章。

1997 年，继续 1996 年糖尿病（消渴）的证治研究并写出论文。

1997 年，《中医药学走向世界的若干理论问题——接轨、改轨还是辅轨》小识致李致重教授。

1997 年 12 月，论中医药《继承创新，发扬优势》在《中国中医药报》1997 年 12 月发表。

1998 年 2 月，完成《刘炳凡医案》300 例。

1998 年，编著《黄帝内经临证指要》（湖南科技出版社）。

1998 年 6 月，为孔庆玺教授等编著的《厥症论治》写序，该书由云南科学技术出版社出版。

1999 年 1 月，为王明辉研究员等编著的《中医气学说理论与临床应用》写序，该书由中国医药科技出版社出版。

1999 年，《治疗急、慢性肾炎的反思》发表在美国《综合医学杂志》1 卷 2 期。

1999 年 3 月，著作《黄帝内经临证指要》获湖南省中医药科技进步奖一等奖。

1999 年 9 月，写出《内经脏腑功能的系统思维》，应国家中医药管理局邀请，参加撰写全国名老中医专家临床经验高级讲授班授课的讲稿，已刊入《碥石集》。

1999 年，著成《养生颐年古今鉴》《杏苑影珠集》均已出版。

1999 年，主编《湖湘名医典籍精华》13 卷，9 大册，于国庆 50 周年前进行了首发式。

1999 年，读《中医近代史》小识，在《中国中医药报》12 月发表。

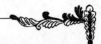

　　从 20 世纪 50 年代中叶~90 年代末，共写著作 21 部，已出版 16 部（待出版的有《医学精华录》《伤寒金匮证治要典》《刘炳凡医案》《医林谈艺录》《现代文史散珠》等），有 5 部公家出版未计。论文 73 篇（见年谱的 29 篇），书评 21 篇（见年谱的 7 篇），书序 7 篇，课题 40 篇，成果方评 33 篇，药评 17 篇。笔记 51 本约 1000 万字（含医学理论、临床、科研、教学、文、史、哲、自然科学、社会科学、人文地理、名胜景观、学习笔记等）。剪报 13 册约 130 万字（供写作参考）。

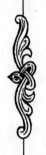